青豆書坊

—— 阅读·思考·生活 ——

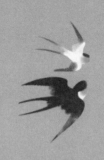

用中医智慧，赋能天下家庭

愿天下孩子，都能身心健康

中医文化家庭共读和青少普及丛书

二十四节气
顺时正养 秋收

羊爸爸　俞小燕 ◎ 著绘

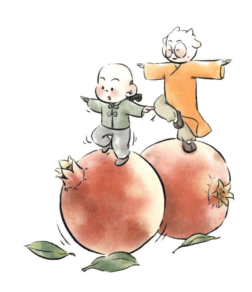

SPM
南方传媒　新世纪出版社

·广州·

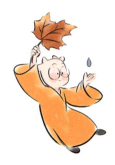

图书在版编目（CIP）数据

二十四节气顺时正养. 秋收 / 羊爸爸, 俞小燕著绘.

广州 : 新世纪出版社, 2025.5（2025.7重印）. -- ISBN 978-7-5583-4832-7

I. R212-49

中国国家版本馆CIP数据核字第202593HH58号

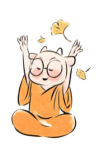

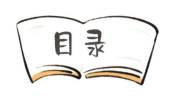

目录

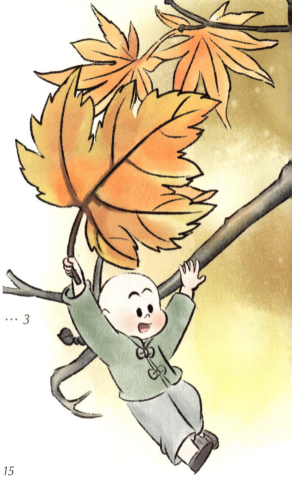

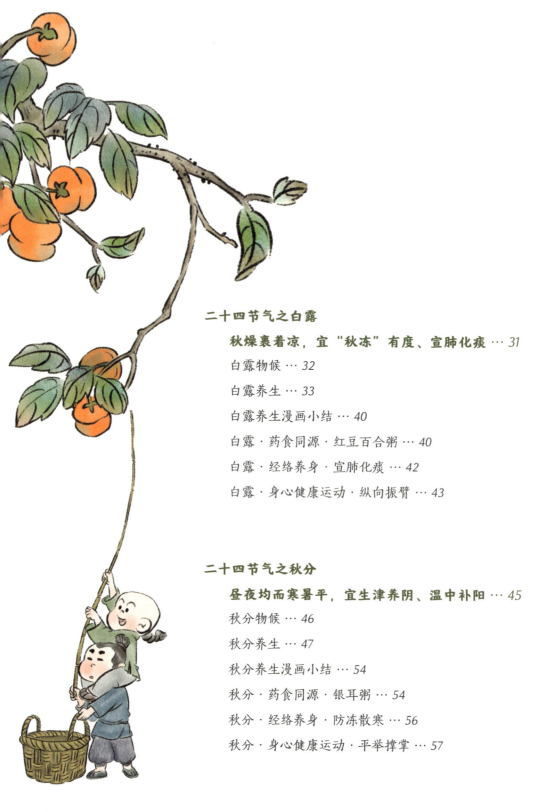

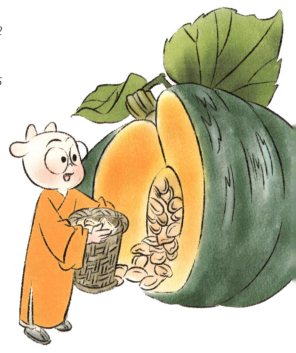

扫码优惠购买本书配套广播剧
和孩子随时收听顺时养生智慧

在山的那边海的那边有一个羊羊镇，羊羊镇风景秀美，四季如画，村民们顺应天时，衡量地利，日出而作，日落而息，生活美满又充实。

羊羊镇里有一位羊爸爸，羊爸爸一直跟羊羊镇的村民们生活在一起。羊爸爸收了一位小徒弟，名叫小豆丁。

没人记得羊爸爸多少岁了，只知道，每当有孩子出生，羊爸爸就会出现，陪伴他们成长，守护他们的健康。

有一天，小豆丁从《黄帝内经》上看到"春生夏长，秋收冬藏"。这是什么意思呢？小豆丁想了好久也不明白。他想，羊爸爸一定知道。于是，他叫上好朋友小花，去找羊爸爸。我们的故事，就从这里开始了。

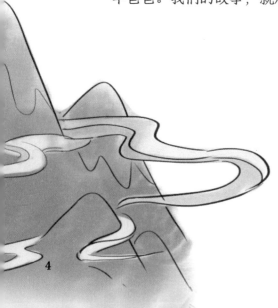

人物简介

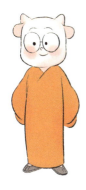

羊爸爸

很多年前的一个夜晚，天空划过一颗流星，羊爸爸开始了研习中医、探寻生命奥秘的旅程，立志要守护孩子们的身心健康，陪伴他们成长。

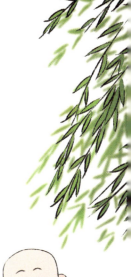

小豆丁

天真可爱，聪明好学，对中国传统文化很感兴趣，跟着羊爸爸学习中医知识，经常黏着羊爸爸问这问那。

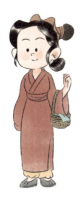

小豆丁妈妈姜半夏

脾气火辣，心思细腻，美丽善良。受羊爸爸影响，热爱中医，也一直在学习中医。喜欢做笔记，记录小豆丁的日常生活，一心为孩子的健康着想，鼓励并支持小豆丁学习中医文化。

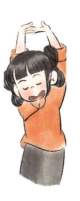

小花

小豆丁的好朋友，性格活泼开朗、热情大方，经常与小豆丁一起去找羊爸爸。

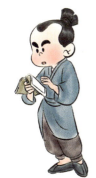

大壮

小豆丁邻居家的小孩，经常和小豆丁一起玩，喜欢欺负弱小，在羊爸爸和小豆丁的影响下，也慢慢喜欢上了中医，改掉了坏毛病，和大家成了好朋友。

子午流注图

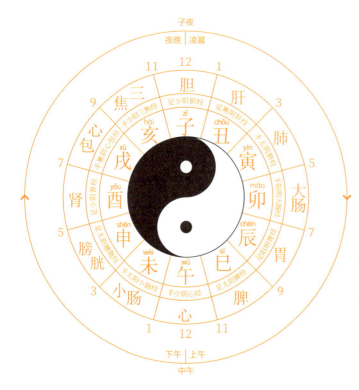

子午流注图表示的是人体生命系统在一天十二个时辰中的盛衰运行规律。

"子"代表阳生，为阳气之首；"午"代表阴生，为阴气之初；"流"代表阳生的过程；"注"代表阴藏的过程。"子午流注"意味着阳极生阴、阴极生阳的运动规律。

子午流注图把人的十二条经脉在十二个时辰中的盛衰规律有序地联系起来，又通过人体的五脏六腑与十二经脉相配的关系，预测出某脏腑经络的气血在某个时辰的盛或衰，以此为基础进行养生、治病，可以达到事半功倍的效果。

亥时 21:00—23:00
宜：心平气和，入睡。

子时 23:00—1:00
宜：睡觉，保护阳气。

丑时 1:00—3:00
宜：熟睡。

寅时 3:00—5:00
宜：熟睡或导引吐纳。

卯时 5:00—7:00
宜：起床喝温开水、排便。

辰时 7:00—9:00
宜：及时早餐，营养需均衡。

巳时 9:00—11:00
宜：适量饮水，抓紧时间学习、工作。

午时 11:00—13:00
宜：吃午餐，小憩养阳气。

未时 13:00—15:00
宜：多饮水，净化血液，调理小肠经。

申时 15:00—17:00
宜：适量饮水，运动，抓紧时间学习、工作。

酉时 17:00—19:00
宜：休息。

戌时 19:00—21:00
宜：吃晚餐、散步，做能让自己放松和心情愉快的事情。

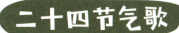

二十四节气歌

春雨惊春清谷天，夏满芒夏暑相连，

秋处露秋寒霜降，冬雪雪冬小大寒。

每月两节不变更，最多相差一两天。

上半年来六廿一，下半年是八廿三。

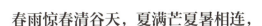

注："廿"读作niàn，意为二十。

🔶 节气的计算以阳历为准，每一节气开始的时间并不总是固定的，有时前后相差一两天。

🔶 上半年每个月的两个节气，前一个节气的日期在六号前后，后一个节气的日期在二十一号前后。

🔶 下半年每个月的两个节气，前一个节气的日期在八号前后，后一个节气的日期在二十三号前后。

🔶 春三月包括立春、雨水、惊蛰、春分、清明、谷雨这六个节气，时间在每年阳历的二月、三月和四月。

🔶 夏三月包括立夏、小满、芒种、夏至、小暑、大暑这六个节气，时间在每年阳历的五月、六月和七月。

🔶 秋三月包括立秋、处暑、白露、秋分、寒露、霜降这六个节气，时间在每年阳历的八月、九月和十月。

🔶 冬三月包括立冬、小雪、大雪、冬至、小寒、大寒这六个节气，时间在每年阳历的十一月、十二月和一月。

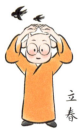

立春

2月3日—5日

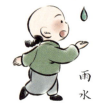

雨水

2月18日—20日

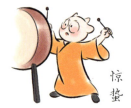

惊蛰

3月5日—7日

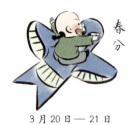

春分

3月20日—21日

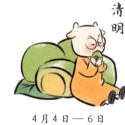

清明

4月4日—6日

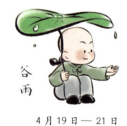

谷雨

4月19日—21日

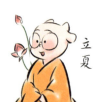

立夏

5月5日—7日

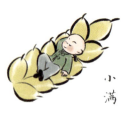

小满

5月20日—22日

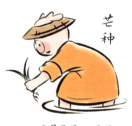

芒种

6月5日—7日

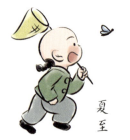

夏至

6月21日—22日

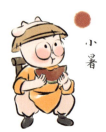

小暑

7月6日—8日

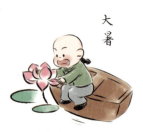

大暑

7月22日—24日

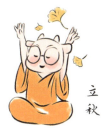

立秋

8月7日—9日

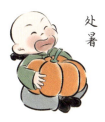

处暑

8月22日—24日

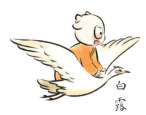

白露

9月7日—9日

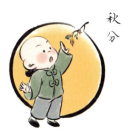

秋分

9月22日—24日

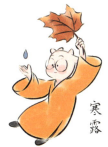

寒露

10月7日—9日

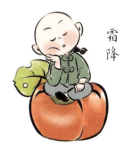

霜降

10月23日—24日

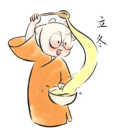

立冬

11月7日—8日

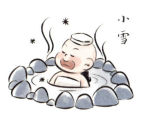

小雪

11月22日—23日

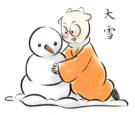

大雪

12月6日—8日

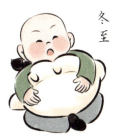

冬至

12月21日—23日

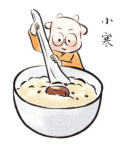

小寒

1月5日—7日

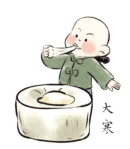

大寒

1月20日—21日

万物收敛
滋阴润肺

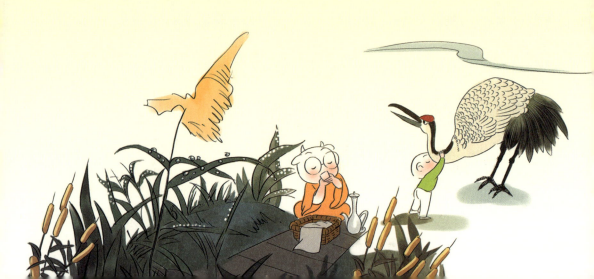

秋三月，此谓容平。

天气以急，地气以明。

早卧早起，与鸡俱兴，使志安宁，以缓秋刑，收敛神气，使秋气平，无外其志，使肺气清，此秋气之应，养收之道也。

逆之则伤肺，冬为飧^{sūn}泄，奉藏者少。

——《黄帝内经·素问》

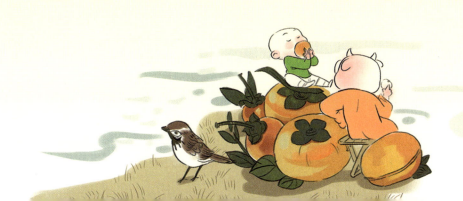

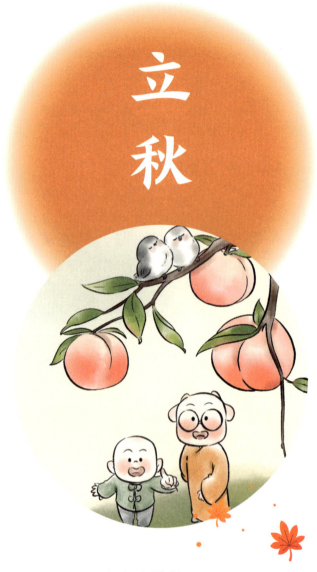

立秋

城中晚夏思山

[唐] 齐己

葛衣沾汗功虽健，纸扇摇风力甚卑。

苦热恨无行脚处，微凉喜到立秋时。

竹轩静看蜘蛛挂，莎泾闲听蟋蟀移。

天外有山归即是，岂同游子暮何之。

二十四节气之立秋

秋收阳气，宜消暑润燥、补肺气

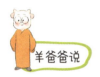

羊爸爸说

立秋是秋季的初始。

《月令七十二候集解》里说："立，建始也。五行之气往者过来者续于此。""立"标志着一个季节的确立和开始，而"气"是贯穿二十四节气的关键，当五行之气的"往者""过来者"交接时，新的季节便开始了。

《管子》中记载："春者阳气始上，故万物生。夏者阳气毕上，故万物长。秋者阴气始下，故万物收。冬者阴气毕下，故万物藏。故春夏生长，秋冬收藏，四时之节也。"

立秋是阳气渐收、阴气始下的转折时期，生命随之呈现阳消阴长的状态，是万物成熟收获的季节。

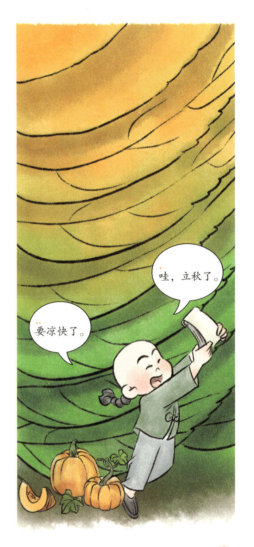

哇，立秋了。

要凉快了。

立秋物候

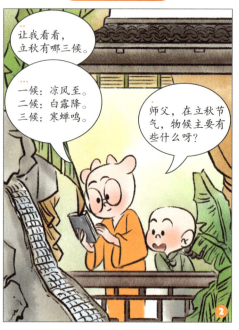

让我看看，立秋有哪三候。

一候：凉风至。
二候：白露降。
三候：寒蝉鸣。

师父，在立秋节气，物候主要有些什么呀？

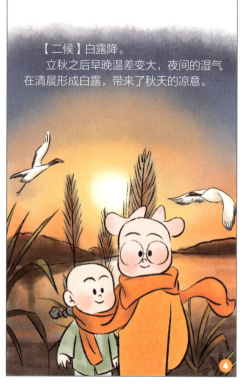

【二候】白露降。
立秋之后早晚温差变大，夜间的湿气在清晨形成白露，带来了秋天的凉意。

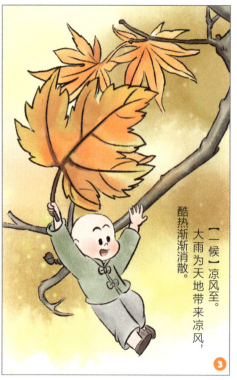

【一候】凉风至。
大雨为天地带来凉风，酷热渐渐消散。

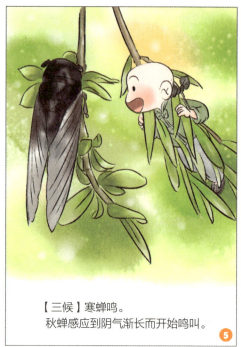

【三候】寒蝉鸣。
秋蝉感应到阴气渐长而开始鸣叫。

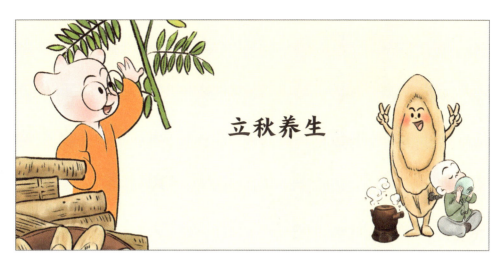

立秋养生

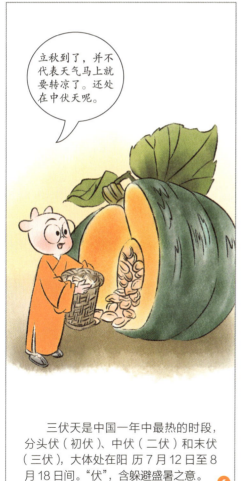

立秋到了，并不代表天气马上就要转凉了。还处在中伏天呢。

　　三伏天是中国一年中最热的时段，分头伏（初伏）、中伏（二伏）和末伏（三伏），大体处在阳历7月12日至8月18日间。"伏"，含躲避盛暑之意。 **6**

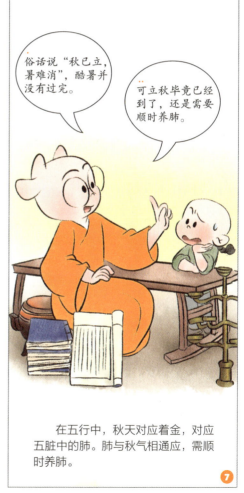

俗话说"秋已立，暑难消"，酷暑并没有过完。

可立秋毕竟已经到了，还是需要顺时养肺。

　　在五行中，秋天对应着金，对应五脏中的肺。肺与秋气相通应，需顺时养肺。 **7**

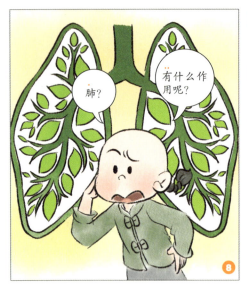

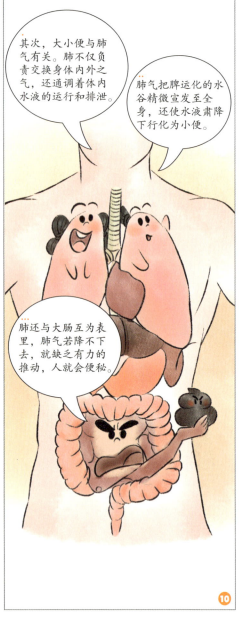

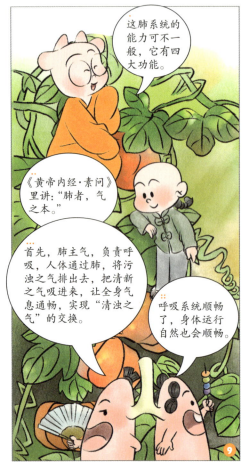

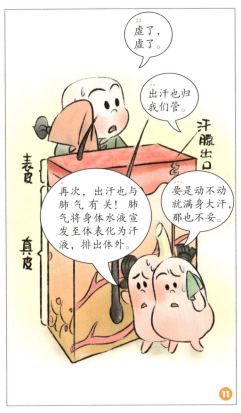

虚了，虚了。

出汗也归我们管。

汗腺出口

表皮

真皮

再次，出汗也与肺气有关！肺气将身体水液宣发至体表化为汗液，排出体外。

要是动不动就满身大汗，那也不妥。

⑪

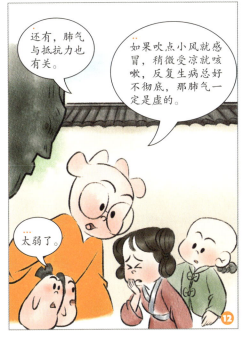

还有，肺气与抵抗力也有关。

如果吹点小风就感冒，稍微受凉就咳嗽，反复生病总好不彻底，那肺气一定是虚的。

太弱了。

⑫

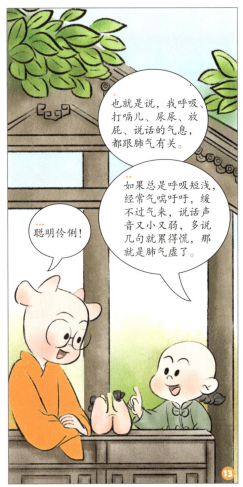

也就是说，我呼吸、打嗝儿、尿尿、放屁、说话的气息，都跟肺气有关。

如果总是呼吸短浅，经常气喘吁吁，缓不过气来，说话声音又小又弱，多说几句就累得慌，那就是肺气虚了。

聪明伶俐！

⑬

羊爸爸说

对外，肺气主管着一身的卫气，卫气就像在城墙上巡逻的士兵，远远看见病邪过来就会及时抵抗。

对内，肺气掌管着皮肤腠理的开合，该出汗时就打开，不该出汗时就关闭。但如果门关不严了，稍微一动就满身大汗，那便是肺气虚的表现。

肺朝百脉，百脉之血都汇聚于肺，在肺部经过气体交换以后，又朝向百脉。也就是说，肺系统可辅助心系统维持正常的血液循环。若肺气虚弱，不能助心行血，身体就会出现唇青舌紫等血瘀症状。

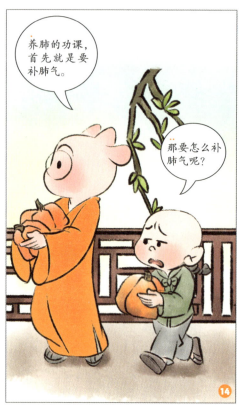

养肺的功课，首先就是要补肺气。

那要怎么补肺气呢？

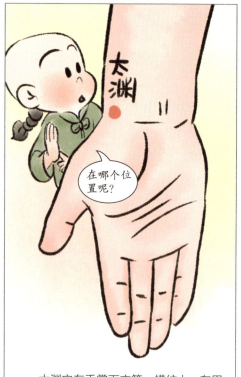

太渊

在哪个位置呢？

太渊穴在手掌下方第一横纹上，在用手摸有脉搏跳动处的桡侧凹陷中。

按揉这个穴位，对身体虚弱、气不足、讲话有气无力、面色苍白、咳嗽、气喘都有很好的改善效果。

第1步　按揉太渊穴

可以按揉太渊穴，它是手太阴肺经的穴位，是肺经的原穴、肺的元气所发之处。

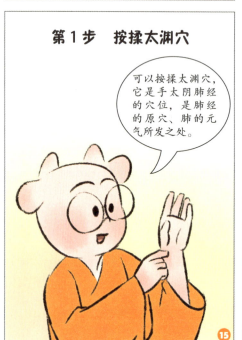

每天早晚各按揉一次，每次三分钟，两只手交换按揉。

按揉时，用大拇指的指腹按压太渊穴，并做环状运动。按揉力度以感到酸、麻为宜。

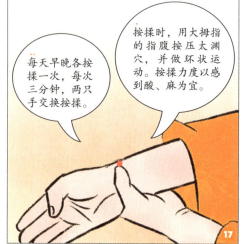

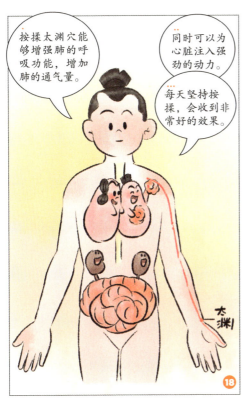

按揉太渊穴能够增强肺的呼吸功能，增加肺的通气量。

同时可以为心脏注入强劲的动力。

每天坚持按揉，会收到非常好的效果。

太渊

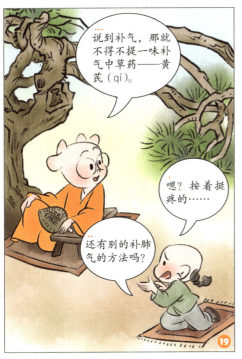

说到补气，那就不得不提一味补气中草药——黄芪（qí）。

嗯？按着挺疼的……

还有别的补肺气的方法吗？

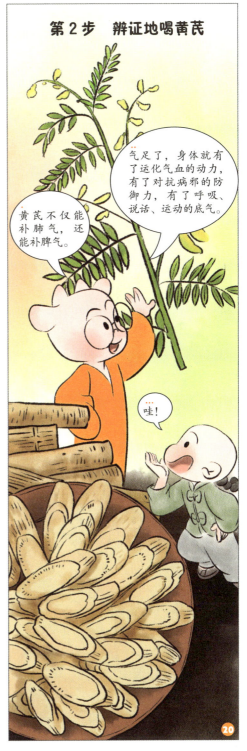

第2步　辨证地喝黄芪

气足了，身体就有了运化气血的动力，有了对抗病邪的防御力，有了呼吸、说话、运动的底气。

黄芪不仅能补肺气，还能补脾气。

哇！

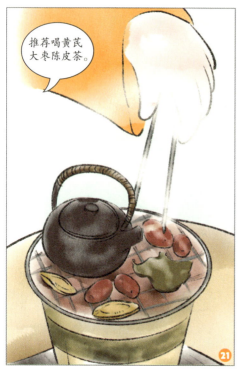

推荐喝黄芪大枣陈皮茶。

㉑

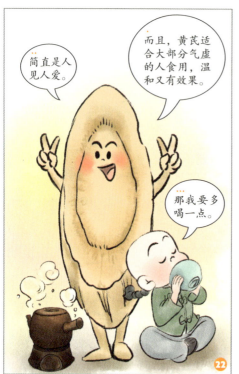

而且，黄芪适合大部分气虚的人食用，温和又有效果。

简直是人见人爱。

那我要多喝一点。

㉒

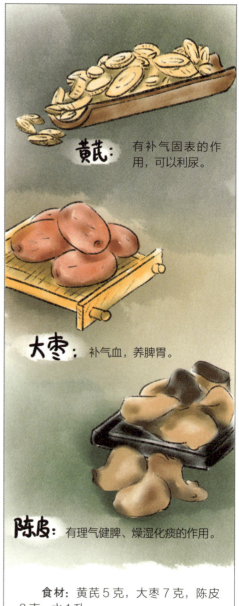

黄芪：有补气固表的作用，可以利尿。

大枣：补气血，养脾胃。

陈皮：有理气健脾、燥湿化痰的作用。

　　食材：黄芪5克，大枣7克，陈皮3克，水1升。

　　做法：将黄芪、大枣、陈皮洗净，掰开大枣，无须去核，将食材都放入养生壶（或砂锅、炖锅）中，加入1升水，烧开后再小火煮30分钟，即可饮用。

　　三者搭配，既可以预防或减轻腹胀、排气多，又可以防止因黄芪的甘温补气导致气机阻滞，诱发或者加重湿气。

㉓

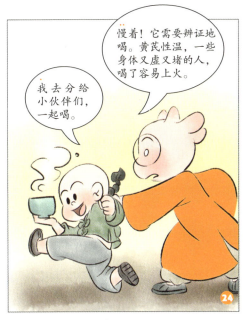

慢着！它需要辨证地喝。黄芪性温，一些身体又虚又堵的人，喝了容易上火。

我去分给小伙伴们，一起喝。

24

羊爸爸说

阴虚火旺的人由于体内阴液（血液、津液等）不足，无法充分滋养身体，导致体内阴阳失衡，阳气相对旺盛，形成虚火。

这类人一般会内心烦热、睡不着，或者睡着后大汗，口燥咽干，头晕目眩，耳鸣，舌头红并且舌苔少，还可能午后潮热，夜间发热，手足心发热，多梦，等等。

湿重的人通常舌苔厚腻，皮肤油腻，起湿疹，消化不佳，身体困重，小便混浊；如果是女性的话，还会白带多。

热盛的人通常面色红赤，发热，口咽干燥、肿痛，有皮肤困扰，小便短赤，大便黏或便秘，急躁易怒。

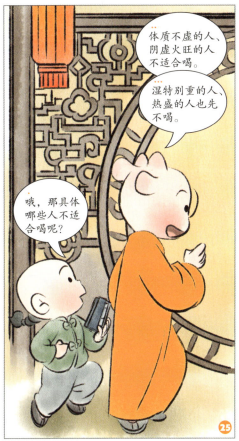

体质不虚的人、阴虚火旺的人不适合喝。

湿特别重的人、热盛的人也先不喝。

哦，那具体哪些人不适合喝呢？

25

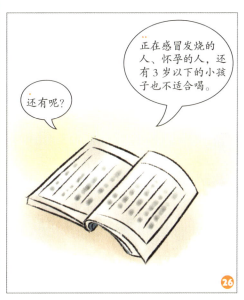

正在感冒发烧的人、怀孕的人，还有3岁以下的小孩子也不适合喝。

还有呢？

26

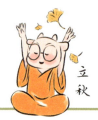

立秋

立秋养生漫画小结

　　立秋是秋季的开始，气温由热转凉，早晚温差逐渐明显。秋应于肺，肺气虚的人，对不良刺激的耐受性较弱，易产生悲忧的情绪。

　　立秋后，肺气虚的人要养肺补肺气，平时可以按揉太渊穴，大部分气虚的人可以喝黄芪大枣陈皮茶。但是也要结合每个人的身心情况辨证地喝。

　　阴虚火旺的人、湿特别重的人、热盛的人、正在感冒发烧的人、怀孕的人，以及3岁以下的小孩子等不合适喝黄芪大枣陈皮茶。湿重的人、热盛的人，适合吃荷叶粥。阴虚火旺的人，适合喝银耳汤。

立秋·药食同源

荷叶粥

（清热解暑、升发清阳、凉血止血）

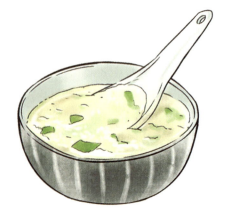

主料

粳米	适量
新鲜荷叶	少许

做法

1. 将新鲜荷叶洗净，切小块，装入纱布口袋，备用；
2. 将粳米洗净放入锅中，添入适量清水，将粳米煮至8成熟；
3. 将新鲜荷叶块放入锅中，大火煮开，小火慢熬即可。

荷叶

諸药以草为本

性味

性平，味苦涩。

归经

入心、肝、脾经。

功用主治

清暑利湿，升发清阳。止血。治暑湿泄泻、眩晕，水气浮肿，雷头风，吐血，衄（nǜ）血，崩漏，便血，产后血晕。

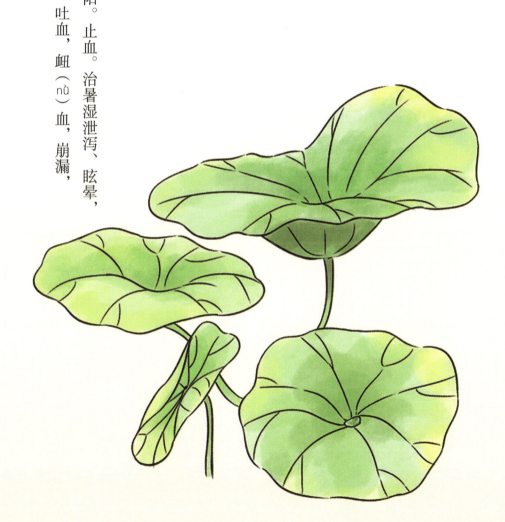

滋阴润肺

阳气渐收，阴气渐长，暑去凉来，凡精神情志、饮食起居、运动锻炼皆以"内收"为原则，以"阴津内蓄，阳气内收"为首要。

配合如下调理手法，可滋阴、除燥、养肺，让"三伏"调理的效果事半功倍。

（取手肘部）逆运内八卦 1 分钟，清大肠经 1 分钟，平肝经 2 分钟，清肺经 2 分钟，清胃经 2 分钟，补脾经 2 分钟，清天河水 2 分钟，取天河水 2 分钟，补肾阴经 2 分钟，分阴 2 分钟，捻手背 1 分钟；

（取腿部）揉足三里穴 1 分钟；

（取足部）揉太溪穴 2 分钟；

（取背部）揉肺俞穴 1 分钟、厥阴俞穴 1 分钟、脾俞穴 1 分钟，正捏脊 10 次。

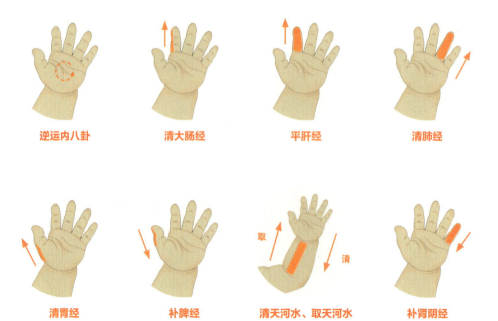

逆运内八卦　　清大肠经　　平肝经　　清肺经

清胃经　　补脾经　　清天河水、取天河水　　补肾阴经

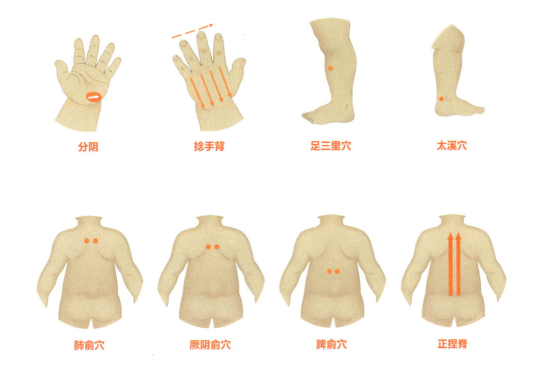

分阴　　　　捻手背　　　　足三里穴　　　　太溪穴

肺俞穴　　　　厥阴俞穴　　　　脾俞穴　　　　正捏脊

踩鹅卵石

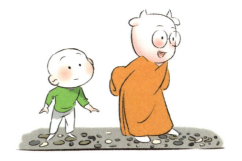

秋收阳气从足起。足为"人体之根""精气之源"，护足则暖全身。

选一个暖和的天气，穿厚底袜或薄软底鞋，摊平脚趾，小步慢踩在温热的鹅卵石上，不超过 20 分钟，年老体弱者酌减。

此法可固养阳气，疏通经络，促进足部血液循环。

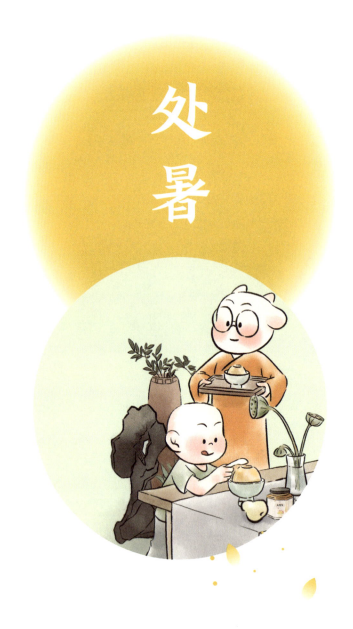

处暑

早秋山中作

[唐] 王维

草间蛩响临秋急，山里蝉声薄暮悲。

寂寞柴门人不到，空林独与白云期。

二十四节气之处暑

在阴阳交替之际，宜健脾祛湿、降燥安神

羊爸爸说

　　秋三月，谓之"容平"，自然景象因万物成熟而平定、收敛。气温的下降，万物的收敛，是秋天最明显的特点。

　　处暑多在农历七月，"处"，止也，暑气至此而止。

　　因此，处暑也被称为"出暑"，有炎热离开的意思，代表着酷热难熬的天气到尾声了。

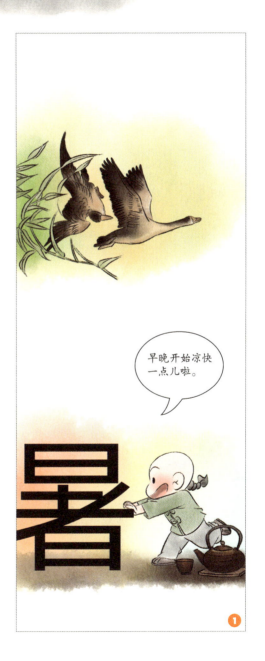

早晚开始凉快一点儿啦。

暑

处暑物候

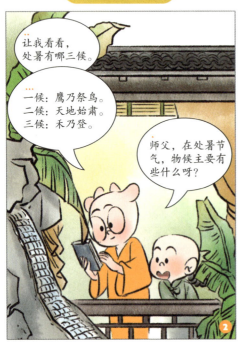

让我看看，处暑有哪三候。

一候：鹰乃祭鸟。
二候：天地始肃。
三候：禾乃登。

师父，在处暑节气，物候主要有些什么呀？

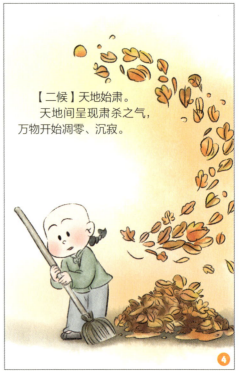

【二候】天地始肃。
天地间呈现肃杀之气，万物开始凋零、沉寂。

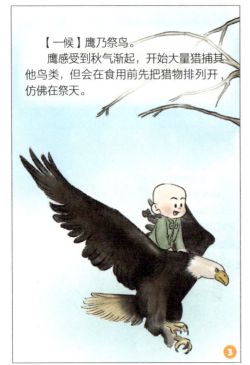

【一候】鹰乃祭鸟。
鹰感受到秋气渐起，开始大量猎捕其他鸟类，但会在食用前先把猎物排列开，仿佛在祭天。

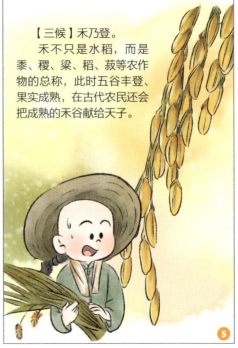

【三候】禾乃登。
禾不只是水稻，而是黍、稷、粱、稻、菽等农作物的总称，此时五谷丰登、果实成熟，在古代农民还会把成熟的禾谷献给天子。

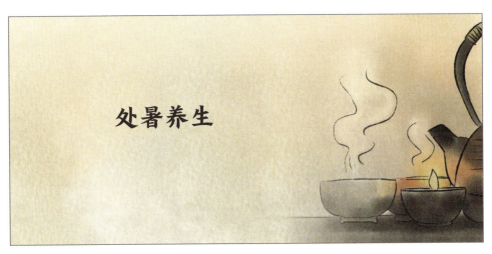

处暑养生

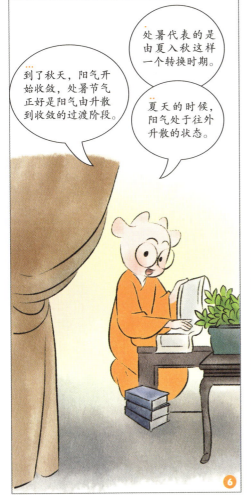

到了秋天，阳气开始收敛，处暑节气正好是阳气由升散到收敛的过渡阶段。

处暑代表的是由夏入秋这样一个转换时期。

夏天的时候，阳气处于往外升散的状态。

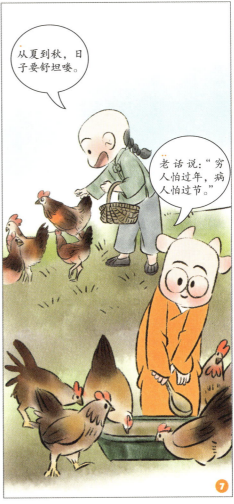

从夏到秋，日子要舒坦喽。

老话说："穷人怕过年，病人怕过节。"

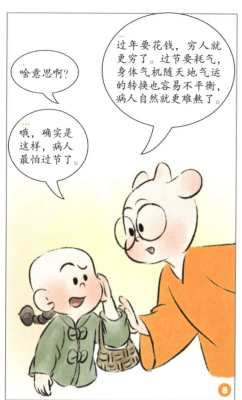

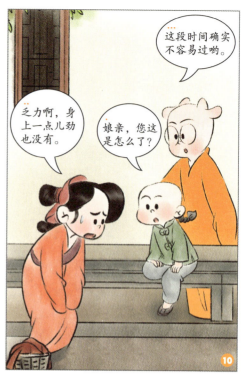

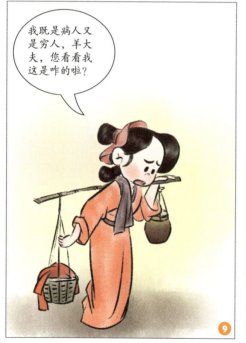

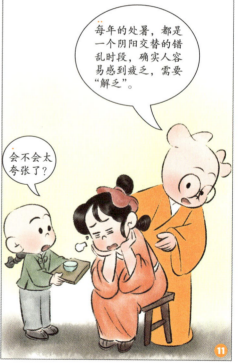

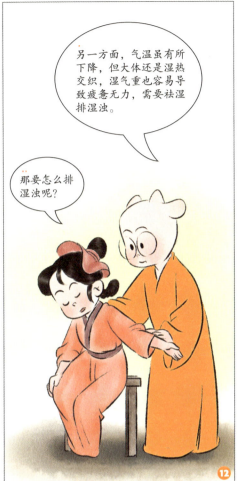

另一方面，气温虽有所下降，但大体还是湿热交织，湿气重也容易导致疲惫无力，需要祛湿排湿浊。

那要怎么排湿浊呢？

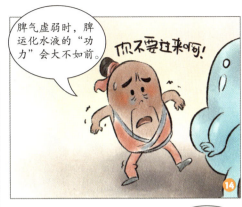

脾气虚弱时，脾运化水液的"功力"会大不如前。

你不要过来啊！

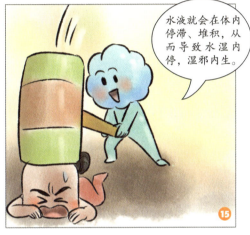

水液就会在体内停滞、堆积，从而导致水湿内停，湿邪内生。

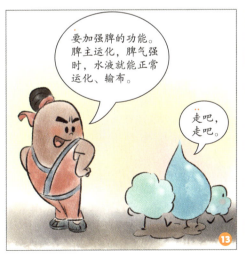

要加强脾的功能。脾主运化，脾气强时，水液就能正常运化、输布。

走吧，走吧。

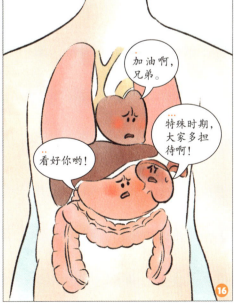

加油啊，兄弟。

特殊时期，大家多担待啊！

看好你哟！

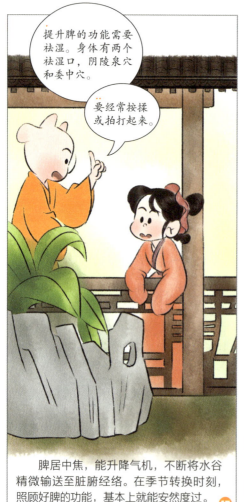

提升脾的功能需要祛湿。身体有两个祛湿口，阴陵泉穴和委中穴。

要经常按揉或拍打起来。

脾居中焦，能升降气机，不断将水谷精微输送至脏腑经络。在季节转换时刻，照顾好脾的功能，基本上就能安然度过。⑰

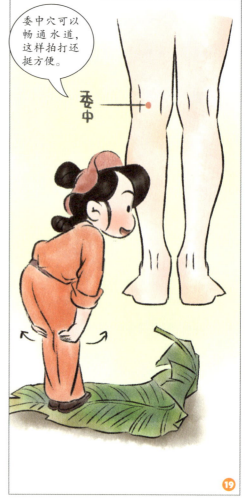

委中穴可以畅通水道，这样拍打还挺方便。

委中

⑲

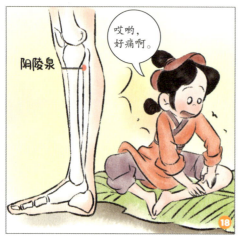

阴陵泉

哎哟，好痛啊。

⑱

羊爸爸说

　　阴陵泉穴为脾经之合穴，有"健脾利湿第一穴"之称，按揉这个穴位有健脾化湿的效果。

　　委中穴属于膀胱经，而膀胱经是人体祛湿排浊污的通道，委中穴就是这个通道的排污口。如果此处不通畅，湿浊之气便排不出去，会导致关节炎、腰痛。

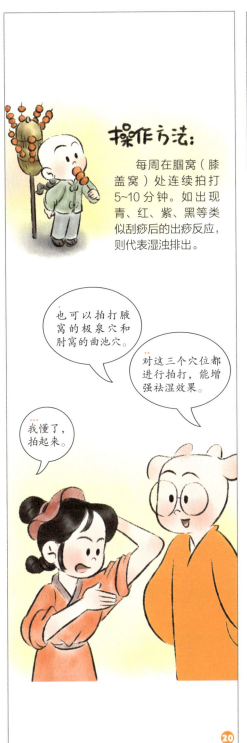

操作方法：

每周在腘窝（膝盖窝）处连续拍打5~10分钟。如出现青、红、紫、黑等类似刮痧后的出痧反应，则代表湿浊排出。

也可以拍打腋窝的极泉穴和肘窝的曲池穴。

对这三个穴位都进行拍打，能增强祛湿效果。

我懂了，拍起来。

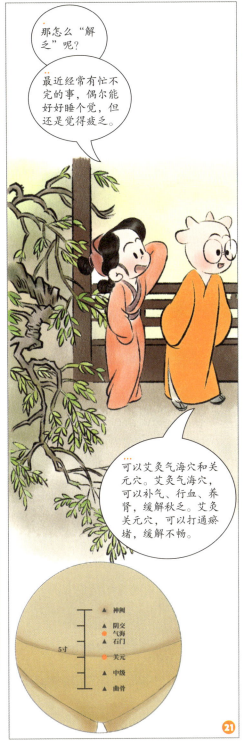

那怎么"解乏"呢？

最近经常有忙不完的事，偶尔能好好睡个觉，但还是觉得疲乏。

可以艾灸气海穴和关元穴。艾灸气海穴，可以补气、行血、养肾，缓解秋乏。艾灸关元穴，可以打通瘀堵，缓解不畅。

5寸

▲ 神阙
▲ 阴交
● 气海
▲ 石门
● 关元
▲ 中极
▲ 曲骨

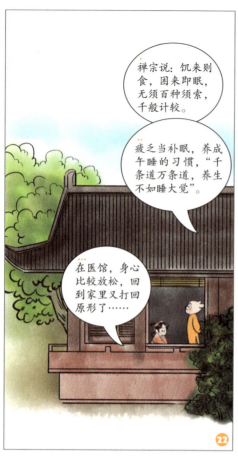

禅宗说：饥来则食，困来即眠，无须百种须索，千般计较。

疲乏当补眠，养成午睡的习惯，"千条道万条道，养生不如睡大觉"。

在医馆，身心比较放松，回到家里又打回原形了……

㉒

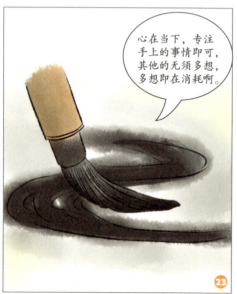

心在当下，专注手上的事情即可，其他的无须多想，多想即在消耗啊。

㉓

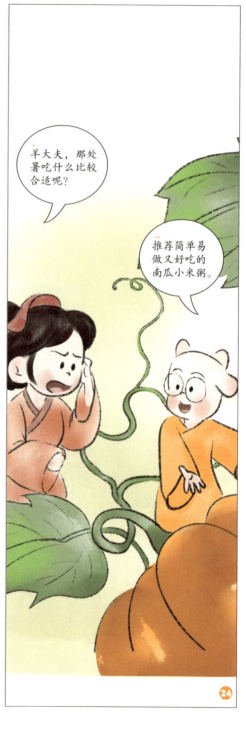

羊大夫，那处暑吃什么比较合适呢？

推荐简单易做又好吃的南瓜小米粥。

㉔

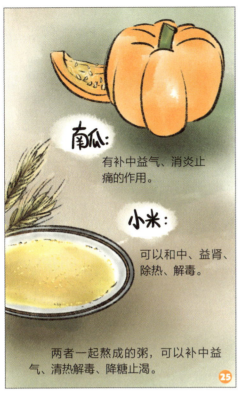

南瓜:
有补中益气、消炎止痛的作用。

小米:
可以和中、益肾、除热、解毒。

两者一起熬成的粥，可以补中益气、清热解毒、降糖止渴。

㉕

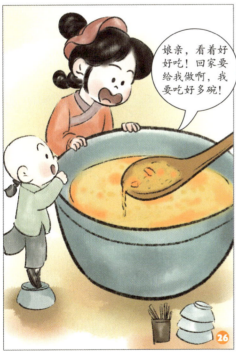

娘亲，看着好好吃！回家要给我做啊，我要吃好多碗！

㉖

到了秋天，"一场秋雨一场寒"。随着气温的下降，秋意也越来越明显。

顺应万物自然生、长、化、收、藏的规律，人的心神也开始往里收，逐渐安静、沉降。

养生先养心，秋天养生，适合安静养神。

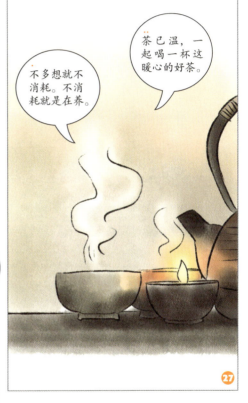

不多想就不消耗。不消耗就是在养。

茶已温，一起喝一杯这暖心的好茶。

㉗

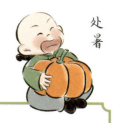

处暑养生漫画小结

处暑时节，虽然炎热逐渐消退，但"秋老虎"的温燥也很厉害，燥邪易伤津液，人们会感到皮肤、鼻腔干燥，口燥咽干，出现大便干结等情况。南方依然湿热，孩子易出现舌苔厚腻、湿疹、腹胀等症状。养生先养心，秋天养生，适合安静养神。

可以拍"三窝"，灸"二穴"，喝南瓜小米粥，健脾祛湿、清热安神。

第一，要祛湿，拍"三窝"——腘窝、肘窝、腋窝。在"三窝"处连续拍打5~10分钟。

第二，灸"二穴"，即艾灸气海穴、关元穴，可补气行血养肾，缓解秋乏。

处暑·药食同源

南瓜小米粥

（补中益气、清热解毒、降糖止渴）

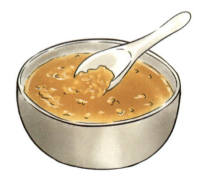

主料

小米	50克
南瓜	120克

做法

1. 将小米洗净，放入清水中浸泡；将南瓜洗净，去掉南瓜皮，切成小块，蒸熟；

2. 锅内倒入清水，放入小米，用大火将水煮开，用筷子搅动防止粘锅，滴入两滴香油防止溢锅，调小火持续熬煮；

3. 小米煮好后，将蒸熟的南瓜压碎，倒入小米粥内，小火熬几分钟，待南瓜和小米充分混合均匀即可。

南瓜

性味

性温，味甘。

归经

入脾、胃经。

功用主治

补中益气，消炎止痛，解毒杀虫。

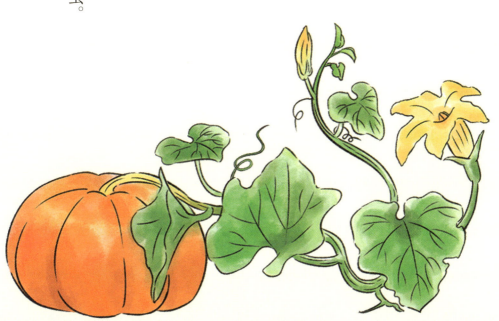

防秋老虎

处暑时节的暑气虽然逐渐消退，午后的炎热却不亚于盛夏，正是人们常说的"秋老虎"。"秋老虎"属温燥，易影响人体津液，宜降燥、清热安神、补津液。

配合如下调理手法，可清热安神、健脾祛湿、顾护脾胃。

（取手部）逆运内八卦 2 分钟，平肝经 2 分钟，清肺经 2 分钟，清脾胃经 2 分钟，补脾经 2 分钟，揉小天心穴 2 分钟；

（取腿部）揉足三里穴 1 分钟、阴陵泉穴 2 分钟；

（取背部）揉肺俞穴 1 分钟、厥阴俞穴 2 分钟、脾俞穴 2 分钟。

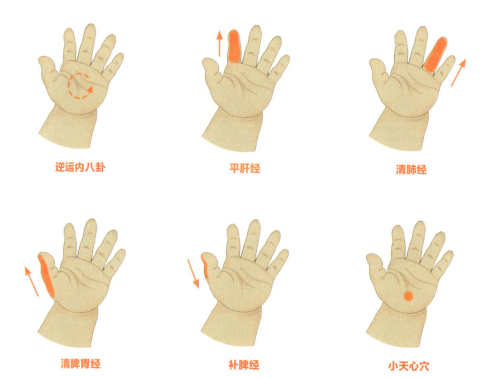

逆运内八卦　　　　　平肝经　　　　　清肺经

清脾胃经　　　　　补脾经　　　　　小天心穴

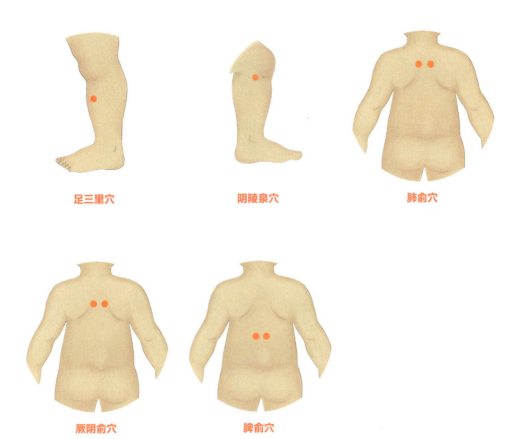

足三里穴　　　　　阴陵泉穴　　　　　肺俞穴

厥阴俞穴　　　　　脾俞穴

叩齿法

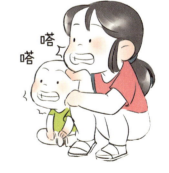

此时，阳气渐收，阴气渐长，燥邪易伤津液，可见口鼻干燥，咽干口渴，皮肤干涩。要想快速生津，可采用叩齿法。

动作要点：空口快速咬合，让牙齿轻微撞击产生"嗒嗒"的声音。前齿和后齿可分开叩，也可以同时叩，次数为36的倍数。

除了快速生津，叩齿法还能健齿、强肾、护耳。

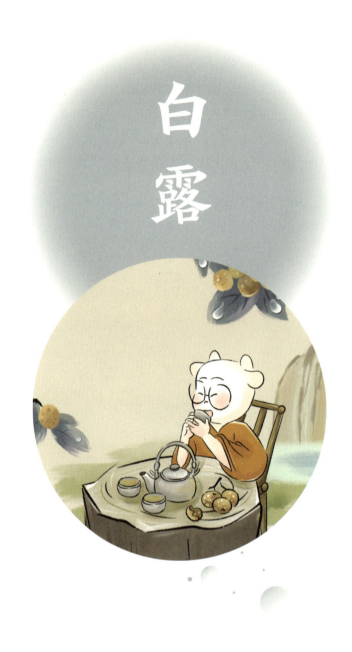

白露

闲居寄诸弟

[唐] 韦应物

秋草生庭白露时，故园诸弟益相思。
尽日高斋无一事，芭蕉叶上独题诗。

二十四节气之白露

秋燥裹着凉，宜"秋冻"有度、宣肺化痰

羊爸爸说

　　《月令七十二候集解》中说："白露，八月节。秋属金，金色白，阴气渐重，露凝而白也。"

　　进入白露后，秋天从孟秋进入仲秋，秋风渐起，阳气迅速减弱，阴气迅速加重。天气渐渐转凉，昼夜温差变大，水汽开始在夜晚凝结成露珠挂在叶子上，到早上便是晨露。

　　"白露秋风夜，一夜凉一夜"，真正凉爽的日子到了。

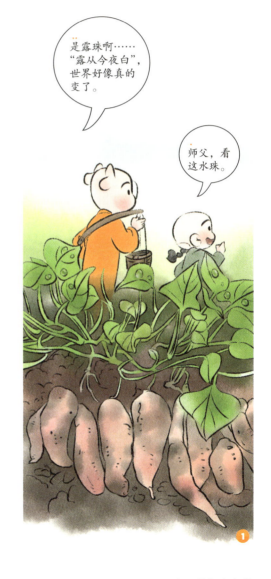

是露珠啊……"露从今夜白"，世界好像真的变了。

师父，看这水珠。

白露物候

【一候】鸿雁来。
　　秋天来临，鸿雁感受到了寒意，开始从北方飞往南方。

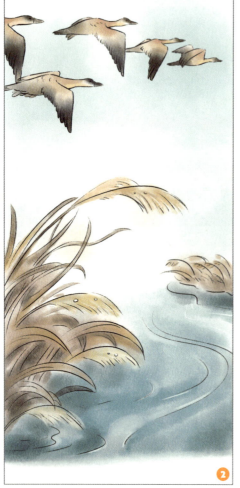

【二候】玄鸟归。
　　燕子在秋天也从北方飞往南方。

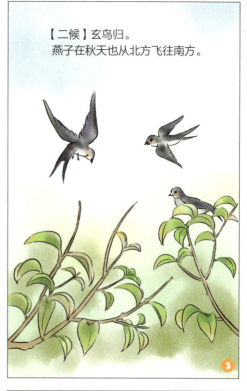

【三候】群鸟养羞。
　　"养羞"就是储藏食物，蓄食备冬。群鸟储存干果粮食，换上丰满的冬羽，准备迎接冬天的来临。

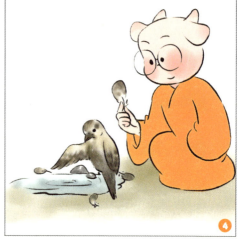

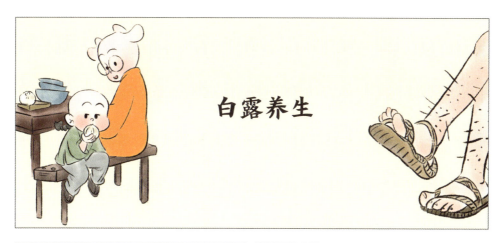

白露养生

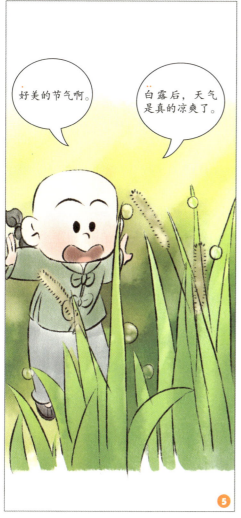

好美的节气啊。

白露后，天气是真的凉爽了。

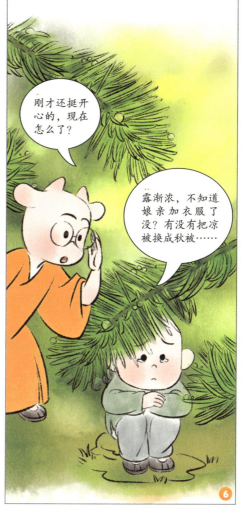

刚才还挺开心的，现在怎么了？

露渐浓，不知道娘亲加衣服了没？有没有把凉被换成秋被……

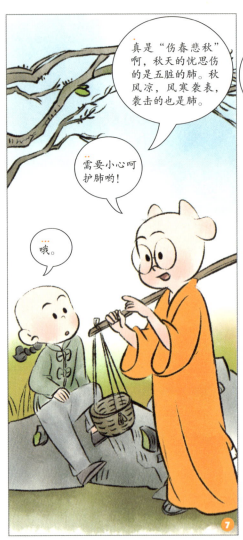

真是"伤春悲秋"啊，秋天的忧思伤的是五脏的肺。秋风凉，风寒袭表，袭击的也是肺。

需要小心呵护肺哟！

哦。

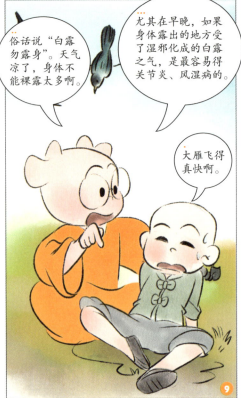

俗话说"白露勿露身"。天气凉了，身体不能裸露太多啊。

尤其在早晚，如果身体露出的地方受了湿邪化成的白露之气，是最容易得关节炎、风湿病的。

大雁飞得真快啊。

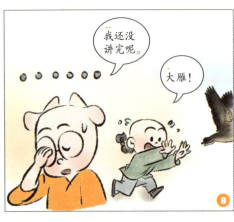

我还没讲完呢。

大雁！

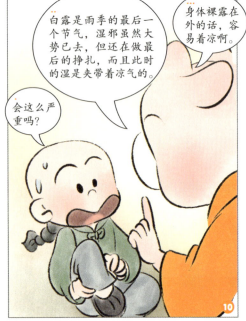

白露是雨季的最后一个节气，湿邪虽然大势已去，但还在做最后的挣扎，而且此时的湿是夹带着凉气的。

身体裸露在外的话，容易着凉啊。

会这么严重吗？

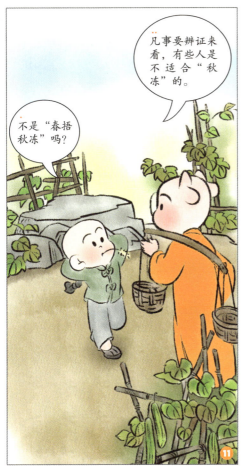

凡事要辨证来看，有些人是不适合"秋冻"的。

不是"春捂秋冻"吗？

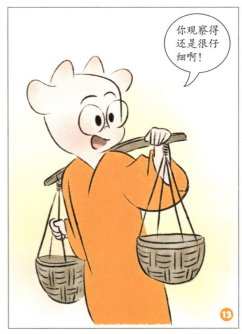

你观察得还是很仔细啊！

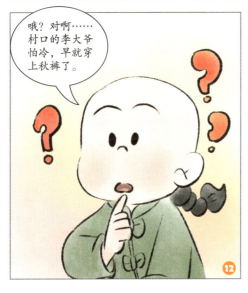

哦？对啊……村口的李大爷怕冷，早就穿上秋裤了。

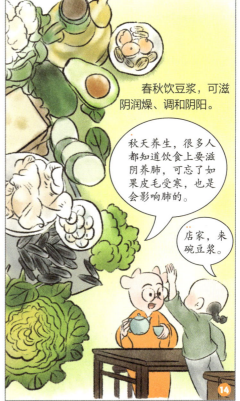

春秋饮豆浆，可滋阴润燥、调和阴阳。

秋天养生，很多人都知道饮食上要滋阴养肺，可忘了如果皮毛受寒，也是会影响肺的。

店家，来碗豆浆。

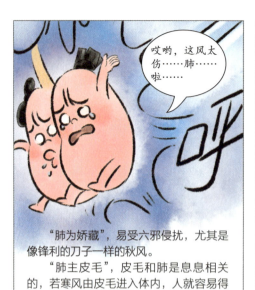

哎哟，这风太伤……肺……啦……

呼

"肺为娇藏"，易受六邪侵扰，尤其是像锋利的刀子一样的秋风。

"肺主皮毛"，皮毛和肺是息息相关的，若寒风由皮毛进入体内，人就容易得感冒。

15

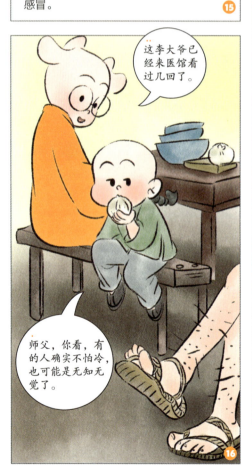

这李大爷已经来医馆看过几回了。

师父，你看，有的人确实不怕冷，也可能是无知无觉了。

16

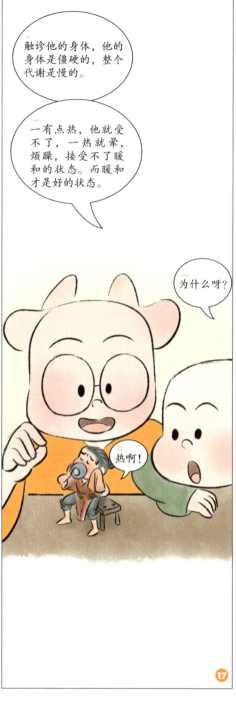

触诊他的身体，他的身体是僵硬的，整个代谢是慢的。

一有点热，他就受不了，一热就晕，烦躁，接受不了暖和的状态。而暖和才是好的状态。

为什么呀？

热啊！

17

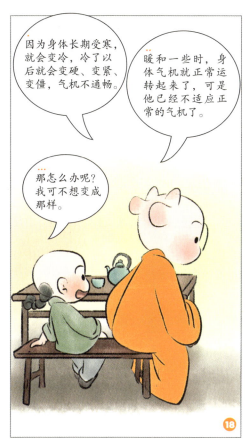

因为身体长期受寒，就会变冷，冷了以后就会变硬、变紧、变僵，气机不通畅。

暖和一些时，身体气机就正常运转起来了，可是他已经不适应正常的气机了。

那怎么办呢？我可不想变成那样。

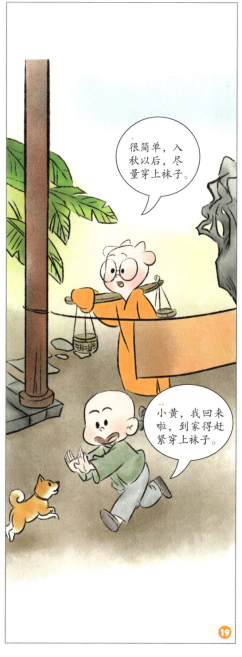

很简单，入秋以后，尽量穿上袜子。

小黄，我回来啦，到家得赶紧穿上袜子。

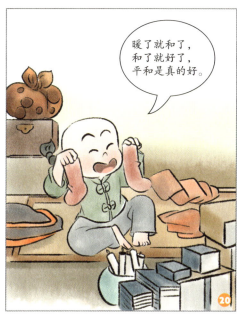

暖了就和了，和了就好了，平和是真的好。

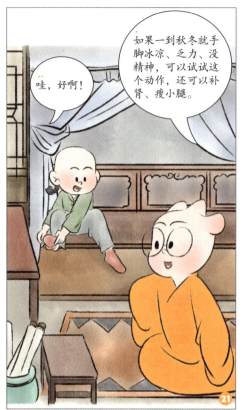

哇，好啊！

如果一到秋冬就手脚冰凉、乏力、没精神，可以试试这个动作，还可以补肾、瘦小腿。

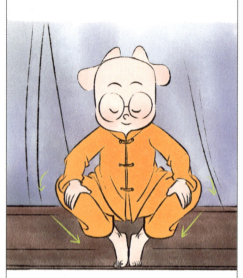

双手尽可能大面积地握住小腿肚的肌肉，稍用力向外翻，一边外翻一边做按摩。把整个小腿肚的肌肉从上翻到下，再从下翻到上，直至小腿发热。

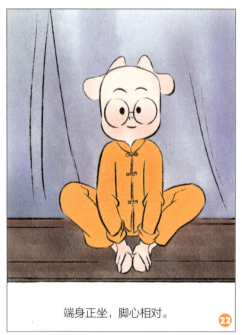

端身正坐，脚心相对。

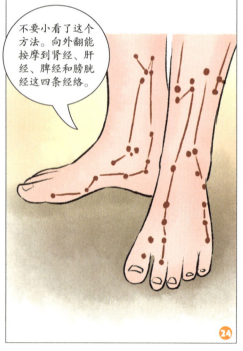

不要小看了这个方法。向外翻能按摩到肾经、肝经、脾经和膀胱经这四条经络。

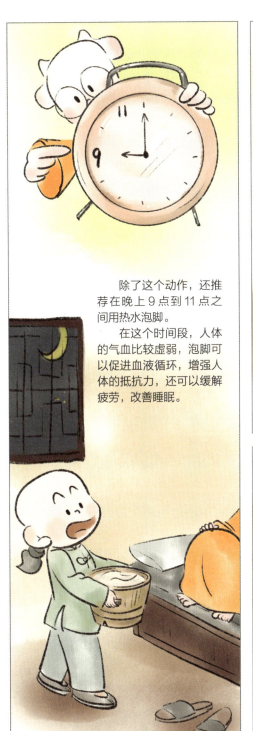

除了这个动作，还推荐在晚上9点到11点之间用热水泡脚。

在这个时间段，人体的气血比较虚弱，泡脚可以促进血液循环，增强人体的抵抗力，还可以缓解疲劳，改善睡眠。

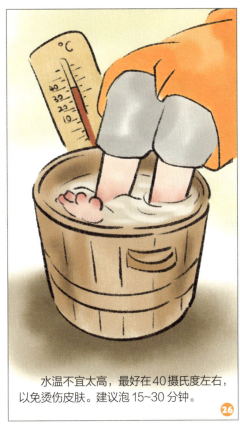

水温不宜太高，最好在40摄氏度左右，以免烫伤皮肤。建议泡15~30分钟。

26

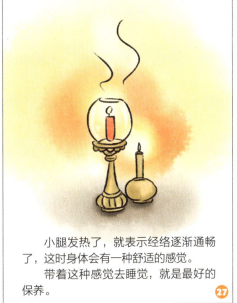

小腿发热了，就表示经络逐渐通畅了，这时身体会有一种舒适的感觉。

带着这种感觉去睡觉，就是最好的保养。

27

25

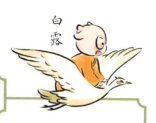

白露养生漫画小结

　　白露节气呈现出典型的秋季特点。人容易出现悲秋伤感的情绪。秋燥的燥邪伤人，袭肺，容易耗人津液，使人出现口干、唇干、鼻干、咽干咽痒、大便干结、皮肤干裂、干咳等症状。一不小心，人还容易受凉，轻则感冒，重则肺疾。白露养生需"防凉"，宣肺化痰、益气固表。

　　第一，撤凉席。除了早晚添加衣物，睡觉也不可贪凉了。撤掉凉席，收起风扇，关上空调，备秋被，随时取用。

　　第二，勿露身。捂好脖颈，勿露胳膊、腿部、肚脐和腰部，尽量穿上袜子。秋冬季节，双脚一定要暖和，暖到后背有微汗为好。

　　第三，搓腿肚。把整个小腿肚的肌肉从上翻到下，再从下翻到上，直至小腿肚发热。这样可以补肾、防凉、通经络。

　　第四，多泡脚。睡前用热水泡脚可以驱寒、祛湿，促进血液循环，缓解疲劳，改善睡眠。水温在 40 摄氏度左右为宜，建议泡 15~30 分钟。

白露·药食同源

红豆百合粥

（滋阴润肺、养心安神）

主料

红豆、百合、大米、冰糖　　　　适量

做法

1. 提前将红豆和百合泡发，将大米、红豆、百合洗净；
2. 锅中倒入适量清水，倒入红豆，大火烧开后转小火，煮至红豆微烂；
3. 放入大米，用小火煮至红豆和大米都熟了，放入百合，煮至都熟烂后，放入适量冰糖即可。

百合

性味

性平，味甘、微苦。

归经

入心、肺经。

功用主治

润肺止咳，清心安神。治肺痨久咳，咳唾痰血；热病后余热未清，虚烦惊悸，神志恍惚；脚气浮肿。

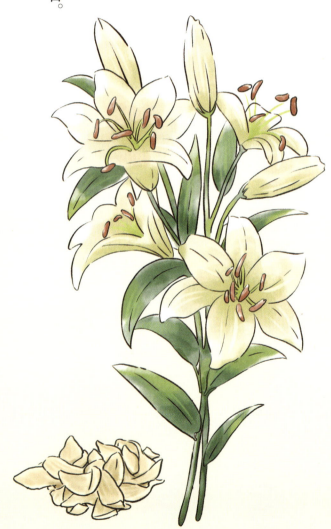

宣肺化痰

　　白露节气一到，露从今夜白，肺从今日养。秋燥袭来，伤肺耗津液，体弱者易生痰咳喘，宜温通气血，"秋冻"有度。

　　配合如下调理手法，可宣肺化痰、益气固表。

　　（取手肘部）揉尺泽穴 2 分钟、鱼际 2 分钟、合谷穴 2 分钟；

　　（取腿部）揉足三里穴 1 分钟、三阴交穴 2 分钟；

　　（取腹部）揉中脘穴 2 分钟；

　　（取背部）揉肺俞穴 2 分钟、肝俞穴 2 分钟、脾俞穴 1 分钟。

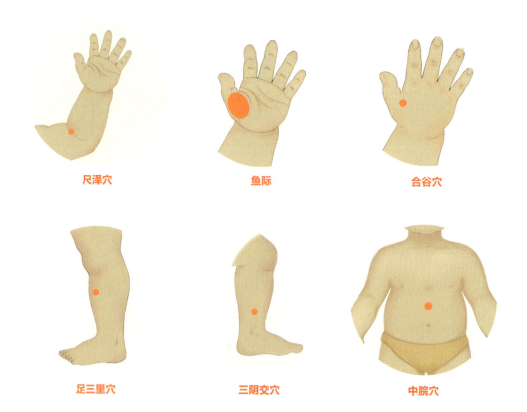

尺泽穴　　　　鱼际　　　　合谷穴

足三里穴　　　三阴交穴　　　中脘穴

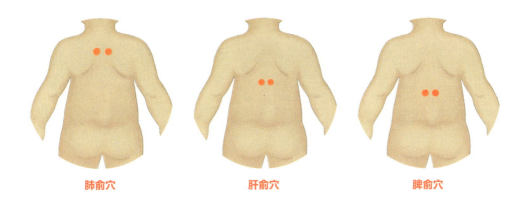

肺俞穴　　　　　　　　肝俞穴　　　　　　　　脾俞穴

纵向振臂

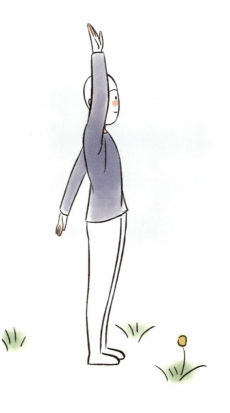

　　白露一过凉风起，人疲劳后稍有不慎，就容易犯咳生痰，正气不足者往往会久咳不愈。

　　牢记一个理肺排痰的功法：纵向振臂。可拉伸肺经、大肠经，刺激呼吸道，帮助排痰。

　　动作要领：开步站立，两手臂一上一下充分伸展，向上手臂的手掌心朝前，同时向后振臂两次；手臂交换位置后再振臂两次；如此反复，各做两个8拍。

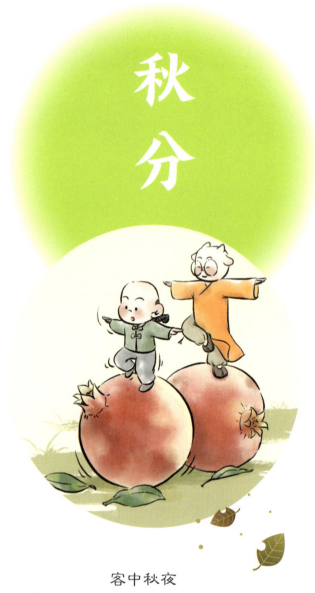

秋分

客中秋夜

[明] 孙作

故园应露白，凉夜又秋分。

月皎空山静，天清一雁闻。

感时愁独在，排闷酒初醺。

豆子南山熟，何年得自耘。

二十四节气之秋分

昼夜均而寒暑平，宜生津养阴、温中补阳

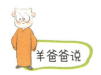

羊爸爸说

　　"秋分者，阴阳相半也，故昼夜均而寒暑平。"与春分一样，在秋分这一天，阴与阳、昼与夜、寒与暑都平分、均衡。

　　秋分是一年中阴阳转换的关键节点，此后，白昼越来越短，阴气越来越浓，气候越来越凉，虽然会风和日丽、晴空万里，但也会寒凉渐重，"一场秋雨一场寒"。

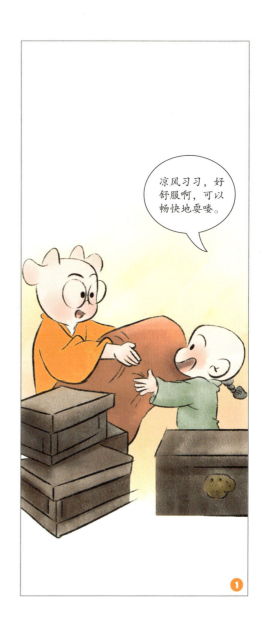

凉风习习，好舒服啊，可以畅快地耍喽。

❶

秋分物候

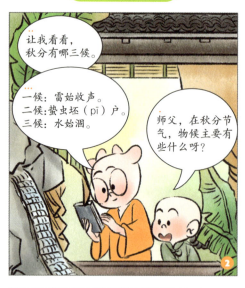

让我看看，秋分有哪三候。

···
一候：雷始收声。
二候：蛰虫坯（pī）户。
三候：水始涸。

师父，在秋分节气，物候主要有些什么呀？

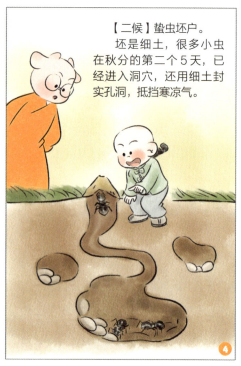

【二候】蛰虫坯户。

坯是细土，很多小虫在秋分的第二个5天，已经进入洞穴，还用细土封实孔洞，抵挡寒凉气。

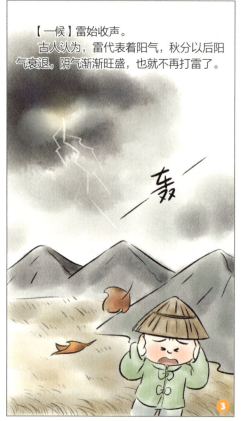

【一候】雷始收声。

古人认为，雷代表着阳气，秋分以后阳气衰退，阴气渐渐旺盛，也就不再打雷了。

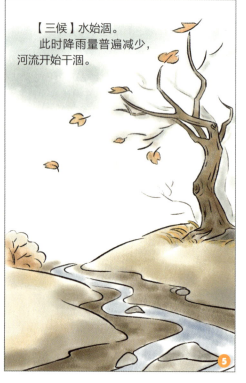

【三候】水始涸。

此时降雨量普遍减少，河流开始干涸。

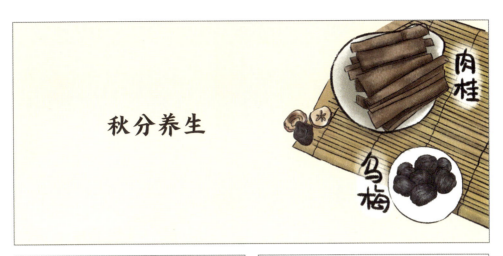

秋分养生

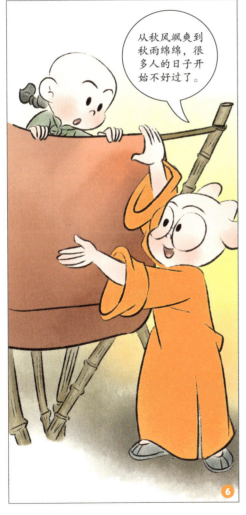

从秋风飒爽到秋雨绵绵，很多人的日子开始不好过了。

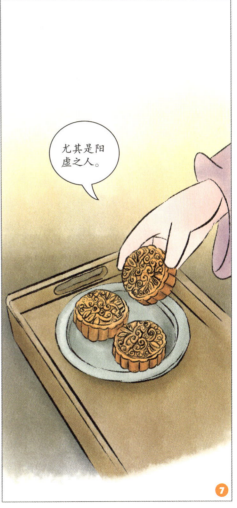

尤其是阳虚之人。

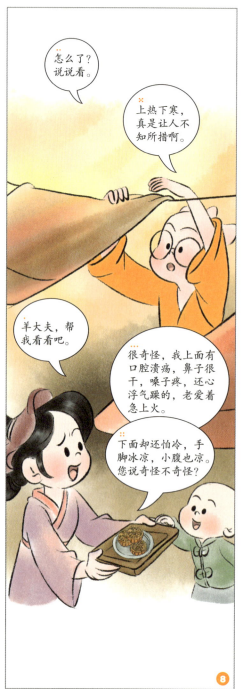

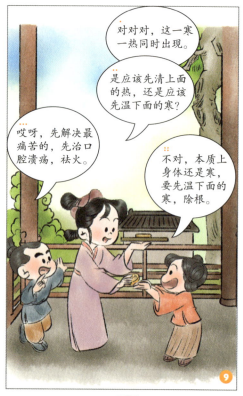

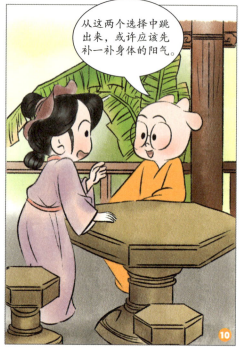

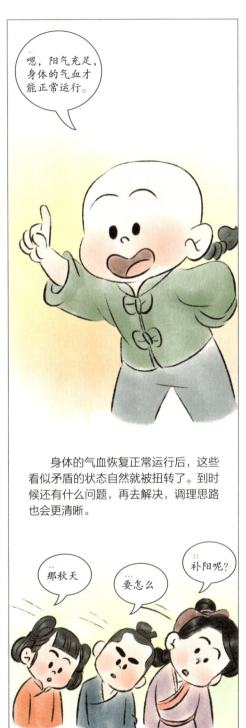

身体的气血恢复正常运行后，这些看似矛盾的状态自然就被扭转了。到时候还有什么问题，再去解决，调理思路也会更清晰。

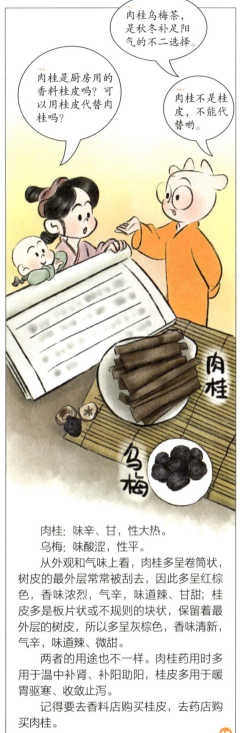

肉桂：味辛、甘，性大热。

乌梅：味酸涩，性平。

从外观和气味上看，肉桂多呈卷筒状，树皮的最外层常常被刮去，因此多呈红棕色，香味浓烈，气辛，味道辣、甘甜；桂皮多是板片状或不规则的块状，保留着最外层的树皮，所以多呈灰棕色，香味清新，气辛，味道辣、微甜。

两者的用途也不一样。肉桂药用时多用于温中补肾、补阳助阳，桂皮多用于暖胃驱寒、收敛止泻。

记得要去香料店购买桂皮，去药店购买肉桂。

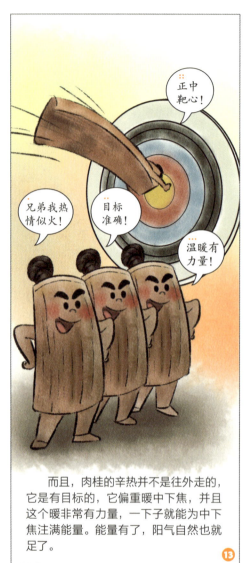

正中靶心！

兄弟我热情似火！

目标准确！

温暖有力量！

而且，肉桂的辛热并不是往外走的，它是有目标的，它偏重暖中下焦，并且这个暖非常有力量，一下子就能为中下焦注满能量。能量有了，阳气自然也就足了。

⑬

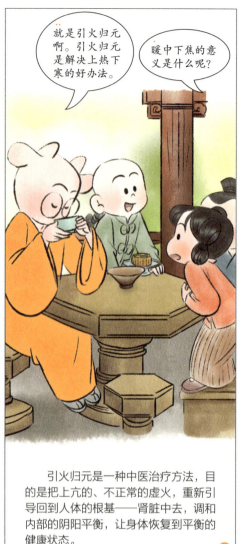

就是引火归元啊。引火归元是解决上热下寒的好办法。

暖中下焦的意义是什么呢？

引火归元是一种中医治疗方法，目的是把上亢的、不正常的虚火，重新引导回到人体的根基——肾脏中去，调和内部的阴阳平衡，让身体恢复到平衡的健康状态。

⑭

羊爸爸说

三焦是上焦、中焦、下焦的合称，作为六腑之一，三焦位于躯体和脏腑之间的空腔，是分布于胸腔和腹腔的一个大腑。三焦实际上是五脏六腑及其生理系统全部功能的总体，通行气血，运化水谷精微，通调水液代谢。

横膈以上的胸部为上焦，主要包括心、肺、心包、膈等脏器系统，主呼吸、宣发卫气。横膈以下到脐之间为中焦，主要包括脾、胃等脏器系统，主运化水谷，化生精微，生成脾胃之气，是后天之本。脐以下至二阴为下焦，主要包括肝、肾、大小肠、膀胱和子宫等，主藏先天精气、元气，是生命的资本，还传导糟粕，排泄二便。

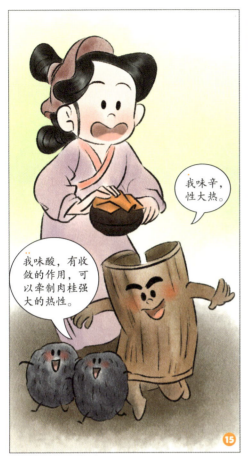

我味辛，性大热。

我味酸，有收敛的作用，可以牵制肉桂强大的热性。

乌梅味酸，酸可化阴，秋冬季节气候干燥，易耗人津液，此时喝乌梅茶可以生津润燥，为身体补充津液。

肉桂味甘，甘入脾胃，脾胃能量充足之后，能更好更快地长养气血。

总的来说，肉桂给身体补阳气、补气血，乌梅给身体补津液、润干燥，同时平衡肉桂的热性。

你俩搭在一起，一边补阳气，一边补津液，真是解决秋冬阳气不足、津液消耗过度的不二搭档。

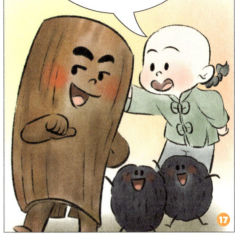

肉桂和乌梅一补一收，让这道茶饮阴阳平衡。

哈哈

吗哇

啦啦

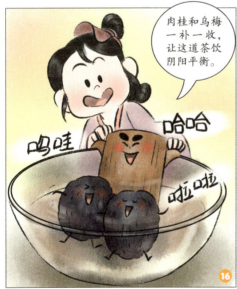

我也可以喝吗？

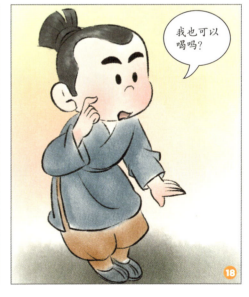

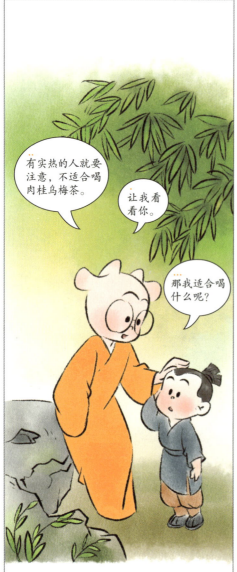

有实热的人就要注意，不适合喝肉桂乌梅茶。

让我看看你。

那我适合喝什么呢？

身体有实热的人，常年喜冷怕热，面唇赤红，爱喝凉水。如果再用性热的肉桂，就像往已经火热的体内再添一把火，津液很容易受损，上火的症状也会越来越重，甚至会口舌生疮、溃疡，大便干燥，目赤，急躁易怒等。

19

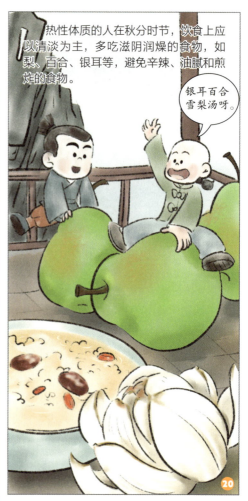

热性体质的人在秋分时节，饮食上应以清淡为主，多吃滋阴润燥的食物，如梨、百合、银耳等，避免辛辣、油腻和煎炸的食物。

银耳百合雪梨汤呀。

20

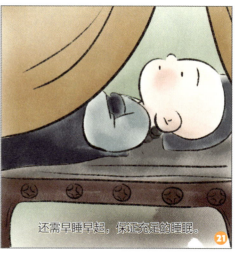

还需早睡早起，保证充足的睡眠。

21

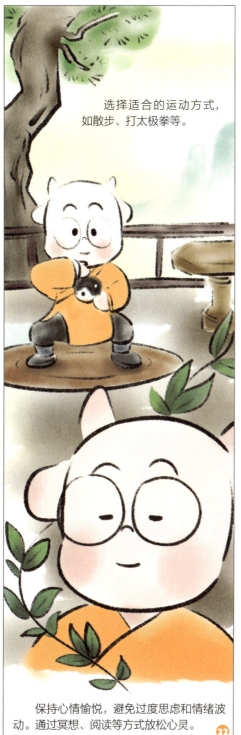

选择适合的运动方式，如散步、打太极拳等。

保持心情愉悦，避免过度思虑和情绪波动。通过冥想、阅读等方式放松心灵。**22**

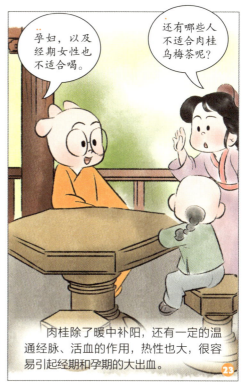

还有哪些人不适合肉桂乌梅茶呢？

孕妇，以及经期女性也不适合喝。

肉桂除了暖中补阳，还有一定的温通经脉、活血的作用，热性也大，很容易引起经期和孕期的大出血。**23**

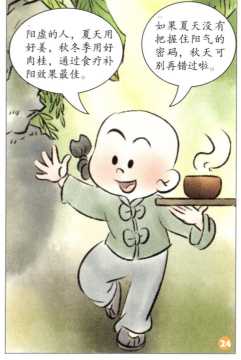

如果夏天没有把握住阳气的密码，秋天可别再错过啦。

阳虚的人，夏天用好姜，秋冬季用好肉桂，通过食疗补阳效果最佳。

24

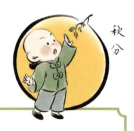

秋分

秋分养生漫画小结

秋分是一年阴阳转换的关键节点，此后白昼越来越短，阴气越来越浓，气候越来越凉，秋燥和秋凉同时存在。

相应地，不少人呈现上热下寒的状态，上面有口腔溃疡，鼻子干，嗓子疼，心浮气躁，爱着急上火，下面还怕冷，手脚冰凉，小腹也凉。

此时可以喝肉桂乌梅茶，引火归元、温中补肾，为身体中下焦补充温暖能量的同时，还能为身体补充津液，生津润燥。

而对于常年喜冷怕热、面唇赤红的身体有实热的人，可以多吃滋阴润燥的食物，如梨、百合、银耳等，避免辛辣、油腻和煎炸的食物。还需早睡早起，可以多散步，打打太极拳等，通过冥想、阅读等方式放松心灵，避免过度思虑和情绪波动。

秋分 · 药食同源

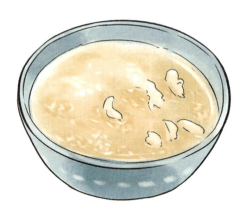

银耳粥

（滋阴润肺、养胃生津、美容养颜）

主料

银耳	40 克
枸杞、冰糖	适量

做法

1. 将银耳浸泡 1 小时，撕开，去掉底部硬的部分；

2. 将大米洗净，和银耳一起放入锅内，加入适量清水；

3. 大火煮开后，用中小火慢熬；

4. 煮好后可加入几颗枸杞，适量冰糖。

银耳

性味

性平，味甘淡。

功用主治

滋阴，润肺，养胃，生津。

治虚劳咳嗽，痰中带血，虚热口渴。

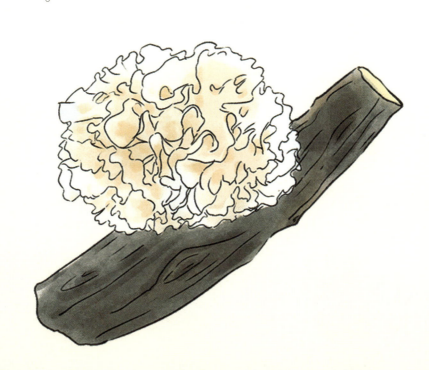

防冻散寒

秋分之后，秋燥与秋凉正式登场。此时人体阳气收敛，阴精潜藏于内。相对于夏季，保健时间可适当延长，以增强卫气，提高身体抗寒能力。

保暖散寒，可搓大椎穴，以搓热、搓红为佳，使阳气固卫体表。

配合如下调理手法，可温经助阳、活血通络、散寒。

（取手部）平肝经 2 分钟，补脾经 2 分钟，清补肺经 2 分钟，分阴阳 1 分钟，顺运内八卦 1 分钟；

（取背部）搓大椎穴 2 分钟，揉肺俞穴 2 分钟、脾俞穴 2 分钟，正捏脊 10 次。

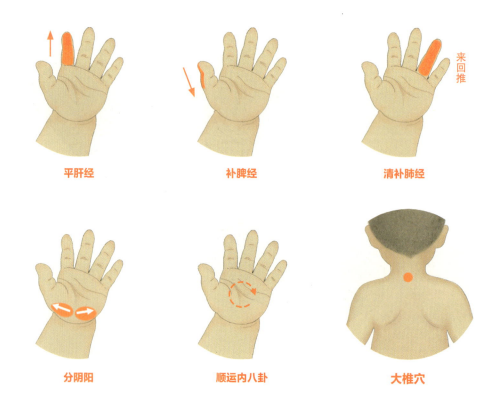

平肝经　　　　补脾经　　　　清补肺经

分阴阳　　　　顺运内八卦　　　　大椎穴

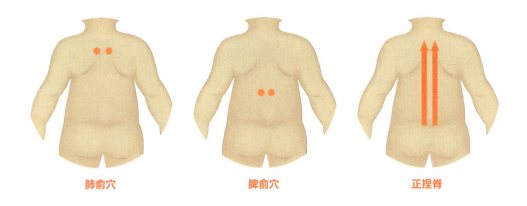

肺俞穴　　　　　　　　脾俞穴　　　　　　　　正捏脊

平举撑掌

秋分时节，天气由热转凉，既要预防"凉燥"，又要预防暑热余气产生的"温燥"。此时是肺部慢性病高发期，可以多做平举撑掌。

动作要领：站姿或坐姿，两手臂向左右两侧撑开，顶头竖项、沉肩坠肘、坐腕，手掌尽量直立，掌心朝外，力达掌根，每组坚持 9 次呼吸，每天 1~3 组。

平举撑掌可养肺，刺激上肢经络，调练心肺之气，改善肺系统呼吸功能及气血运行。

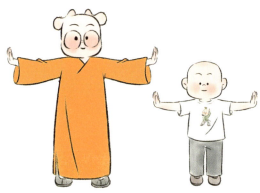

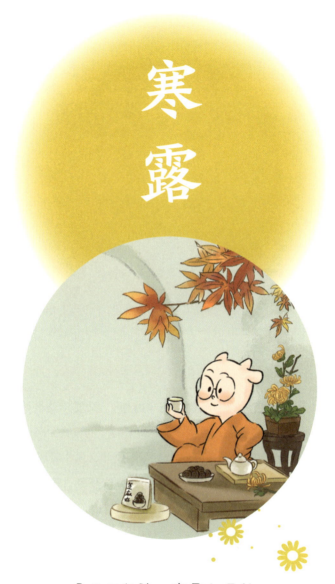

寒露

咏廿四气诗·寒露九月节

［唐］元稹

寒露惊秋晚，朝看菊渐黄。

千家风扫叶，万里雁随阳。

化蛤悲群鸟，收田畏早霜。

因知松柏志，冬夏色苍苍。

二十四节气之寒露

天气由凉转寒，人体外寒内热，宜保暖防寒、滋阴润燥

羊爸爸说

《月令七十二候集解》里说："九月节，露气寒冷，将凝结也。"寒露过后，天地间的阳气持续衰退，阴气不断加强，气温更低，到露寒而将凝时，就到寒露了。露水更多，寒意更重，所以名为"寒露"。

寒露前后，天地之气略有不同。

寒露前，天清地明，天高云淡，草木青黄，秋阳干爽爽地洒在身上，一片温柔。

而从寒露开始，阴气上升，阳气沉降，二气不和，秋的肃杀之气开始显露出来。树叶离枝，草木颓败，甚是凄凉。

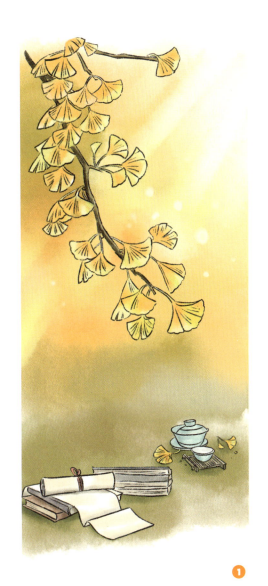

❶

寒露物候

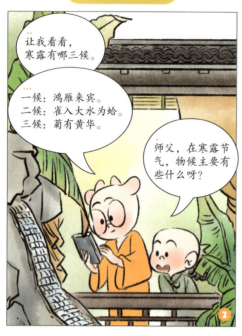

让我看看，寒露有哪三候。

一候：鸿雁来宾。
二候：雀入大水为蛤。
三候：菊有黄华。

师父，在寒露节气，物候主要有些什么呀？

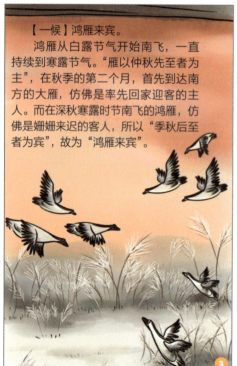

【一候】鸿雁来宾。

鸿雁从白露节气开始南飞，一直持续到寒露节气。"雁以仲秋先至者为主"，在秋季的第二个月，首先到达南方的大雁，仿佛是率先回家迎客的主人。而在深秋寒露时节南飞的鸿雁，仿佛是姗姗来迟的客人，所以"季秋后至者为宾"，故为"鸿雁来宾"。

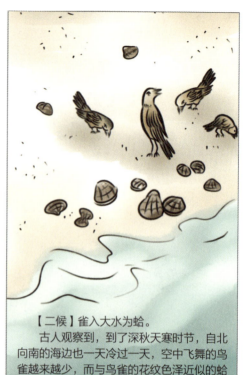

【二候】雀入大水为蛤。

古人观察到，到了深秋天寒时节，自北向南的海边也一天冷过一天，空中飞舞的鸟雀越来越少，而与鸟雀的花纹色泽近似的蛤蜊却在海里越来越多。古人以为，这是空中的飞雀变成水中潜藏的蛤蜊了。

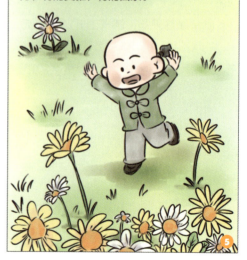

【三候】菊有黄华。

草木都在阳气渐盛的春夏繁茂、开花，只有菊花在阴气渐浓的秋天吐露芬芳，有的黄雅，有的白素。

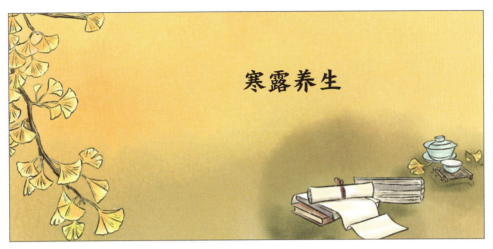

寒露养生

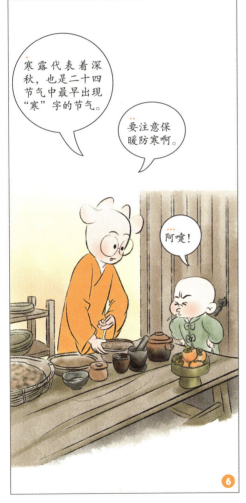

寒露代表着深秋，也是二十四节气中最早出现"寒"字的节气。

要注意保暖防寒啊。

阿嚏！

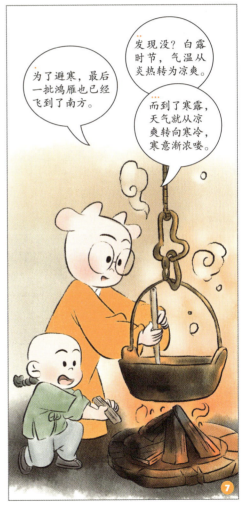

发现没？白露时节，气温从炎热转为凉爽。

为了避寒，最后一批鸿雁也已经飞到了南方。

而到了寒露，天气就从凉爽转向寒冷，寒意渐浓喽。

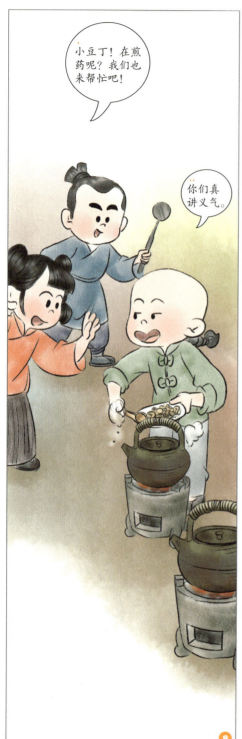

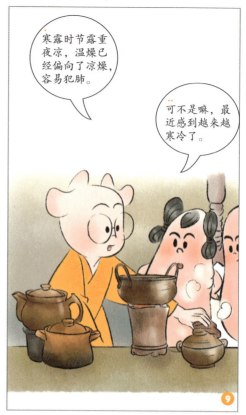

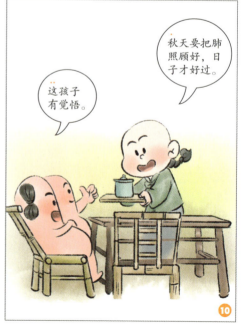

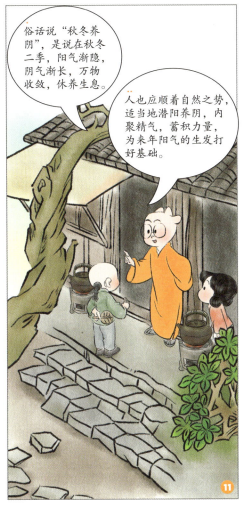

俗话说"秋冬养阴"，是说在秋冬二季，阳气渐隐，阴气渐长，万物收敛，休养生息。

人也应顺着自然之势，适当地潜阳养阴，内聚精气，蓄积力量，为来年阳气的生发打好基础。

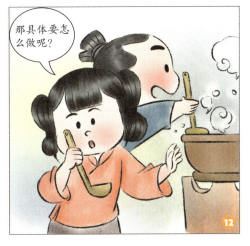

那具体要怎么做呢？

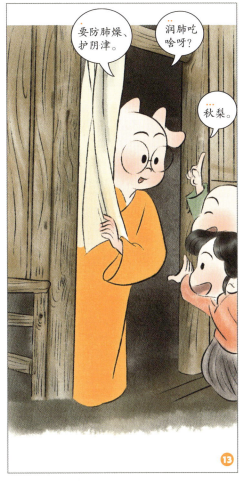

要防肺燥、护阴津。

润肺吃啥呀？

秋梨。

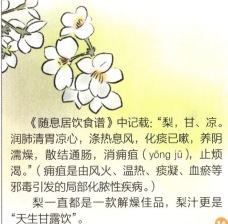

《随息居饮食谱》中记载："梨，甘、凉。润肺清胃凉心，涤热息风，化痰已嗽，养阴濡燥，散结通肠，消痈疽（yōng jū），止烦渴。"（痈疽是由风火、温热、痰凝、血瘀等邪毒引发的局部化脓性疾病。）

梨一直都是一款解燥佳品，梨汁更是"天生甘露饮"。

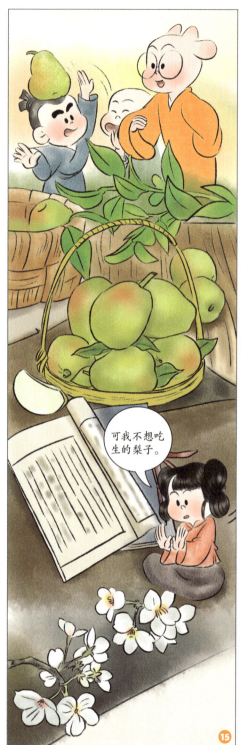

可我不想吃生的梨子。

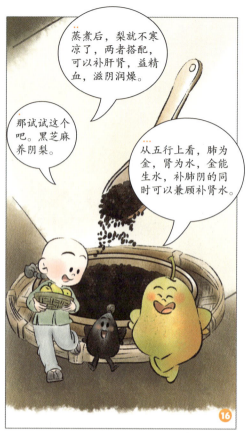

蒸煮后，梨就不寒凉了，两者搭配，可以补肝肾，益精血，滋阴润燥。

那试试这个吧。黑芝麻养阴梨。

从五行上看，肺为金，肾为水，金能生水，补肺阴的同时可以兼顾补肾水。

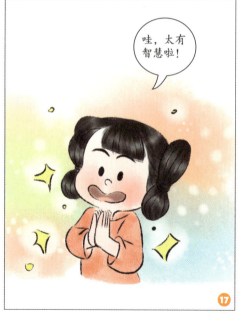

哇，太有智慧啦！

秋梨：味甘，性凉。润肺清胃凉心，涤热息风化痰，养阴濡燥，可散结通肠。

黑芝麻：味甘，性平。可补五内，益气力，长肌肉，填髓脑。

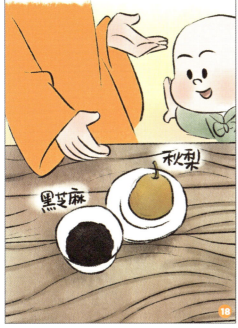

然后，加入黑芝麻，盖上梨盖，用牙签把梨盖固定住。

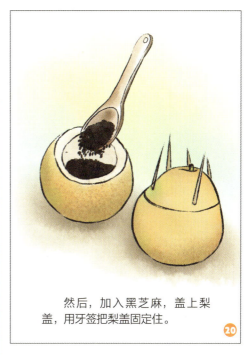

首先，切开秋梨顶部，挖出梨核。

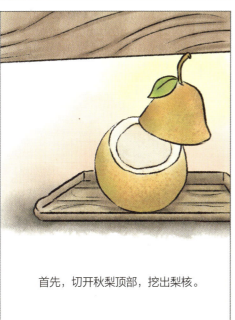

最后，放到锅里煮就可以啦！

可以直接放到锅里着喝，也可以隔水炖，吃梨肉、喝梨汤。

当然如果有点咳嗽，还可以加点陈皮。

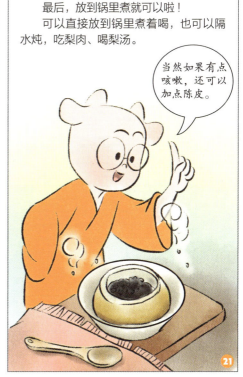

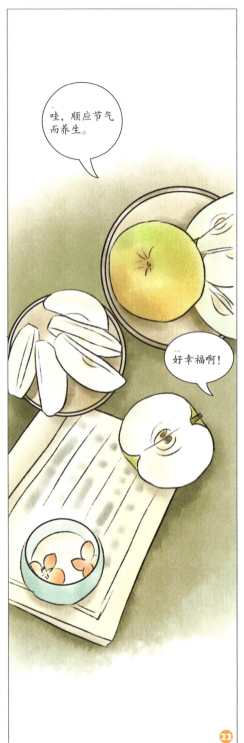

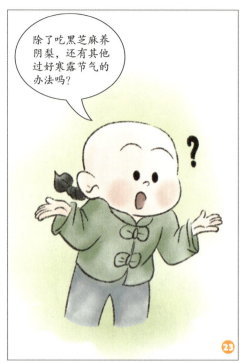

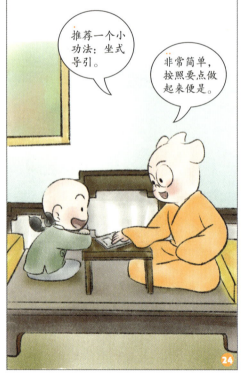

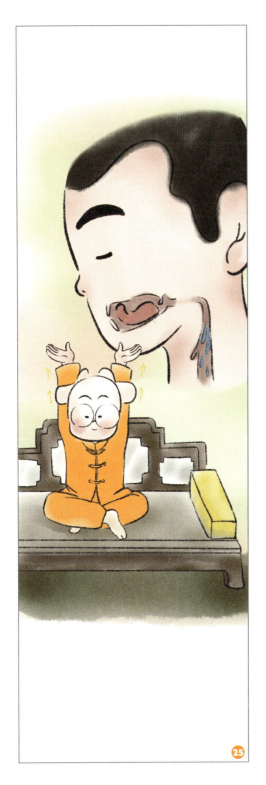

羊爸爸说

坐式导引要点:

1. 两腿屈膝盘坐，散盘、单盘、双盘均可，以自身舒适稳固为主；

2. 头项略向上提，下颌微收，五官放松，舌抵上腭；

3. 两臂向上托举，屈折手腕，两掌掌心朝上，指尖分别朝向左右两侧，十指自然伸展；

4. 两肘微屈不绷紧，意在伸展；

5. 保持自然呼吸，经 3~5 次呼吸后，手臂、双肩、两肋等处有明显热感时可将两臂落下，略休息后，再重复向上举的动作 3~5 次；

6. 最后叩齿 36 次，再将口津分 3 次吞服。经若干次深呼吸后，待呼吸平缓，即可离座。

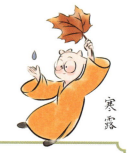

寒露

寒露养生漫画小结

　　寒露时节，早晚的雾气和露水寒意沁心，同时凉燥当令，损耗人体津液，是气管炎、肺炎、哮喘的高发季节。要注意防肺燥、护阴津，饮食上不吃或少吃辛辣、烧烤食品。

　　润肺养阴，可以吃些秋梨。黑芝麻养阴梨，经过炖煮，使梨减少了很多寒性，可以兼顾补肺阴和补肾，滋阴润燥。

　　还可以做非常简单的坐式导引，也可以生津润燥。

寒露·药食同源

红枣莲子杏仁粥

（补气补血、补益脾胃、润肺止咳）

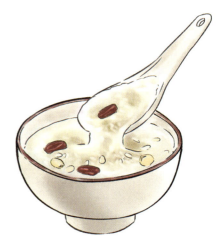

主料

红枣	10 颗
莲子	30 克
杏仁	8 克
冰糖	适量

做法

1. 将莲子洗净，泡发，去心；
2. 将红枣和杏仁洗净，红枣去核；
3. 将红枣、莲子、杏仁一起放入锅中，加入适量清水；
4. 煮至莲子熟烂，加入适量冰糖即可。

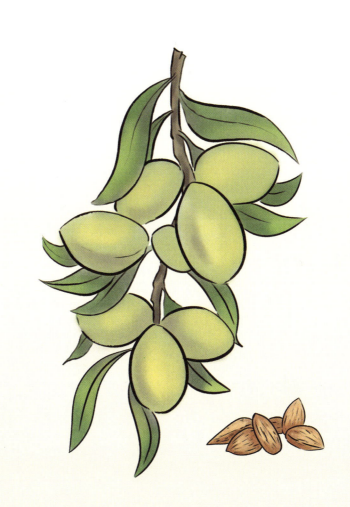

杏仁

诸药以草为本

性味

性温，味苦。

归经

入肺、大肠经。

功用主治

祛痰止咳，平喘，润肠。治外感咳嗽，喘满，喉痹，肠燥便秘。

养阴防燥

寒露有近冬之寒气，燥邪与寒气并存，人体外寒内热，养护应以加强滋阴与防燥为主。

"寒露不露脚"，取足三里穴、太溪穴，经常按揉，可暖足散寒，滋阴降火。

配合如下调理手法，可调和气血，益气润燥。

（取手部）顺运内八卦 2 分钟，平肝经 2 分钟，补肾阳经 2 分钟，补肾阴经 2 分钟，揉总筋 2 分钟，补脾经 2 分钟，清补肺经 2 分钟；

（取腿部）揉足三里穴 1 分钟；

（取足部）揉太溪穴 1 分钟；

（取背部）揉肺俞穴 1 分钟、脾俞穴 1 分钟，正捏脊 10 次。

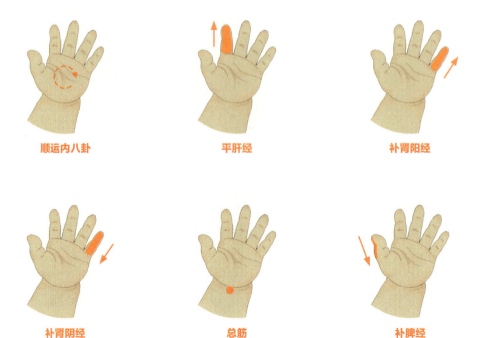

顺运内八卦　　　　平肝经　　　　补肾阳经

补肾阴经　　　　总筋　　　　补脾经

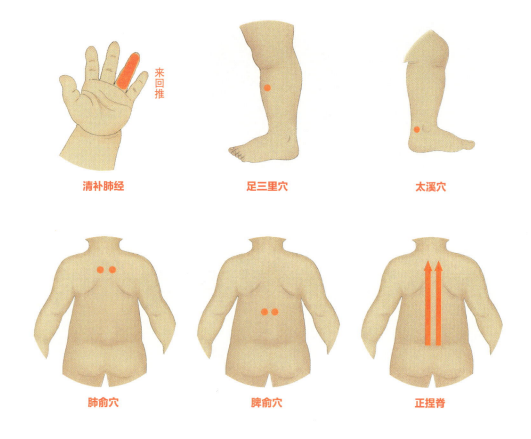

清补肺经

来回推

足三里穴

太溪穴

肺俞穴

脾俞穴

正捏脊

拍打肘窝

《黄帝内经·灵枢》有言:"肺心有邪,其气留于两肘。"

拍打肘窝,刺激心经少海穴、肺经尺泽穴,可激发肺气,增强抵御外邪的能力。

动作要领:弯曲一只手的腕关节,规律而适度地拍击另一只手臂的肘窝,每次10~20下。

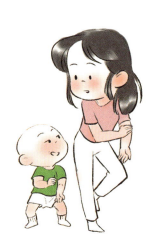

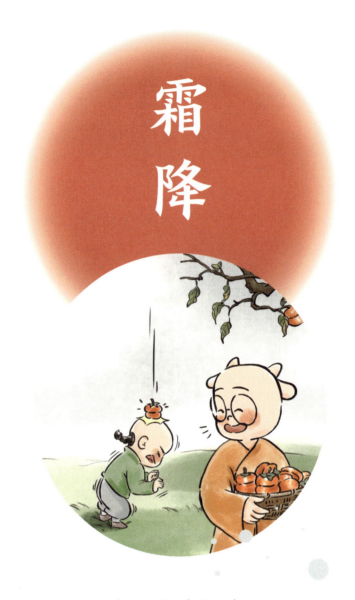

霜降

舟中杂纪（其十）

［元］王冕

老树转斜晖，人家水竹围。

露深花气冷，霜降蟹螯肥。

沽酒心何壮，看山思欲飞。

操舟有吴女，双桨唱新归。

二十四节气之霜降

抓住天地阳气由收转藏的最后高峰期，宜滋阴潜阳、调补肝肾

羊爸爸说

    霜降，是秋季的最后一个节气，晶莹的露珠凝结成白霜，也意味着冬天即将到来。

    秋寒越是清冽，秋色就越浓烈，这种对比的张力之美，成就了秋季最后的绚烂。

    浓烈的肃杀之气，使草木枯槁，容易让人的情志走向沉寂、抑郁。

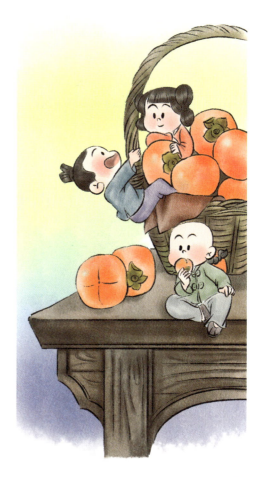

霜降物候

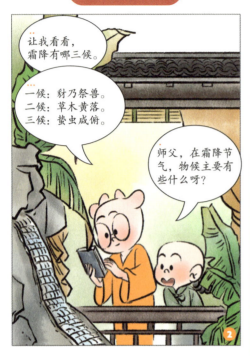

让我看看，霜降有哪三候。

一候：豺乃祭兽。
二候：草木黄落。
三候：蛰虫咸俯。

师父，在霜降节气，物候主要有些什么呀？

【一候】豺乃祭兽。
凶猛的豺狼为过冬而开始大量捕获猎物，将它们一一陈列出来后再食用，就像人类的祭拜。

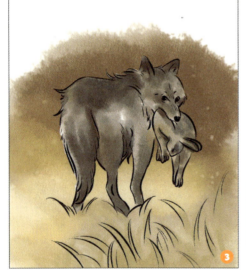

【二候】草木黄落。
草木尽枯，落叶飘零，万物衰败。

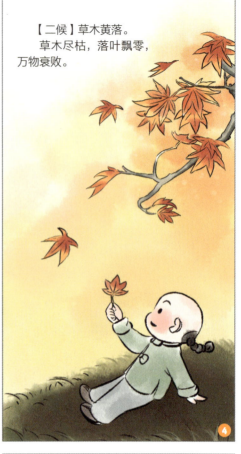

【三候】蛰虫咸俯。
"咸"是都的意思，"俯"是垂头不动的样子，各种过冬的小虫在其藏身的地方不吃不喝，静静地等待寒冬到来。

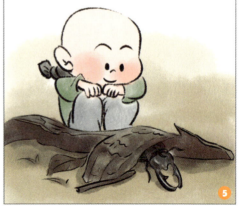

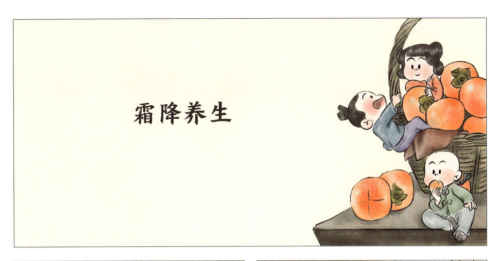

霜降养生

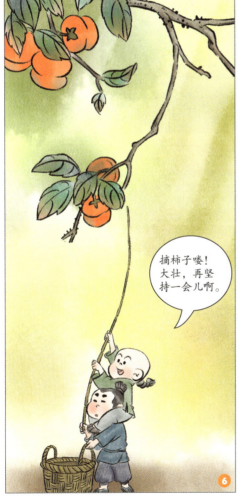

摘柿子喽!大壮,再坚持一会儿啊。

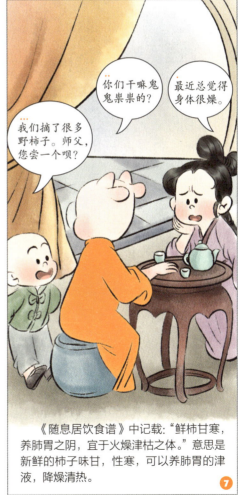

你们干嘛鬼鬼祟祟的?

最近总觉得身体很燥。

我们摘了很多野柿子。师父,您尝一个呗?

《随息居饮食谱》中记载:"鲜柿甘寒,养肺胃之阴,宜于火燥津枯之体。"意思是新鲜的柿子味甘,性寒,可以养肺胃的津液,降燥清热。

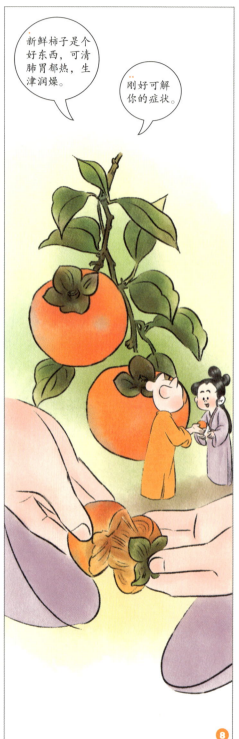

新鲜柿子是个好东西，可清肺胃郁热，生津润燥。

刚好可解你的症状。

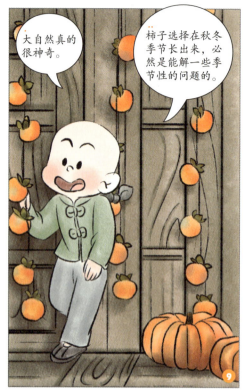

大自然真的很神奇。

柿子选择在秋冬季节长出来，必然是能解一些季节性的问题的。

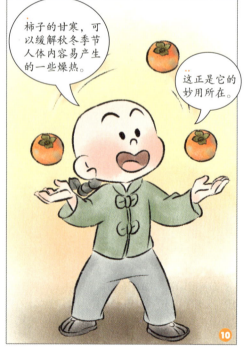

柿子的甘寒，可以缓解秋冬季节人体内容易产生的一些燥热。

这正是它的妙用所在。

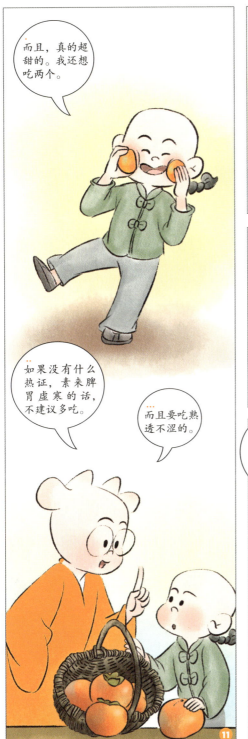

而且，真的超甜的。我还想吃两个。

如果没有什么热证，素来脾胃虚寒的话，不建议多吃。

而且要吃熟透不涩的。

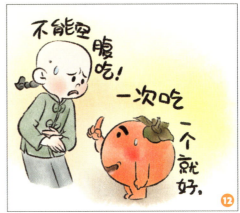

不能空腹吃！一次吃一个就好。

12

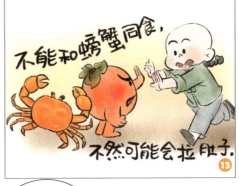

不能和螃蟹同食，不然可能会拉肚子。

13

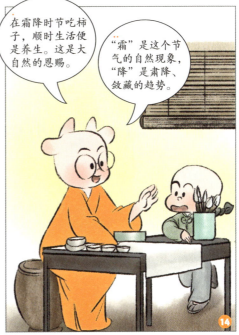

在霜降时节吃柿子，顺时生活便是养生。这是大自然的恩赐。

"霜"是这个节气的自然现象，"降"是肃降、敛藏的趋势。

11

14

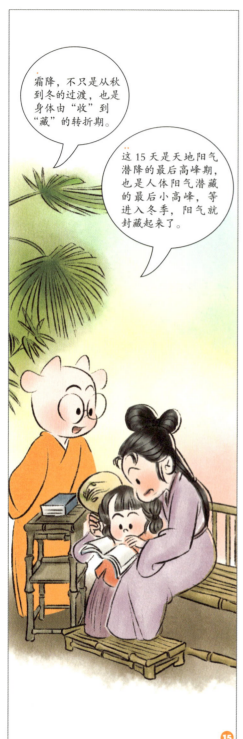

霜降，不只是从秋到冬的过渡，也是身体由"收"到"藏"的转折期。

这15天是天地阳气潜降的最后高峰期，也是人体阳气潜藏的最后小高峰，等进入冬季，阳气就封藏起来了。

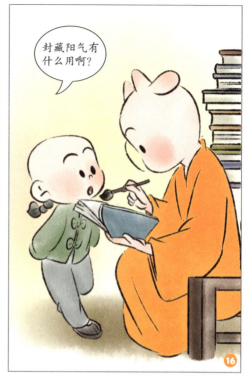

封藏阳气有什么用啊？

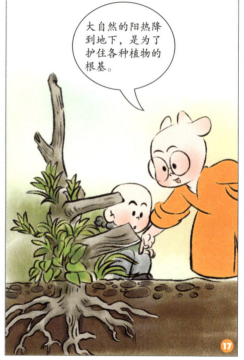

大自然的阳热降到地下，是为了护住各种植物的根基。

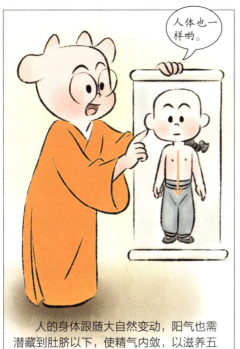

人体也一样哟。

人的身体跟随大自然变动，阳气也需潜藏到肚脐以下，使精气内敛，以滋养五脏。这其实是借天势将阳气归根，将能量潜藏于体内。⑱

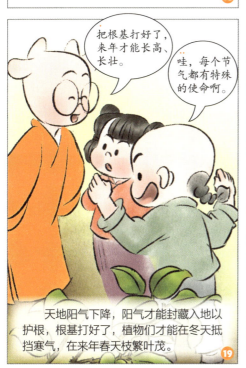

把根基打好了，来年才能长高、长壮。

哇，每个节气都有特殊的使命啊。

天地阳气下降，阳气才能封藏入地以护根，根基打好了，植物们才能在冬天抵挡寒气，在来年春天枝繁叶茂。⑲

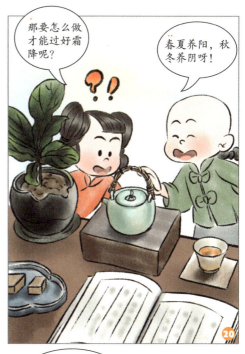

那要怎么做才能过好霜降呢？

春夏养阳，秋冬养阴呀！

⑳

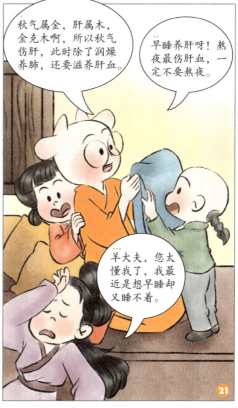

秋气属金，肝属木，金克木啊，所以秋气伤肝，此时除了润燥养肺，还要滋养肝血。

早睡养肝呀！熬夜最伤肝血，一定不要熬夜。

羊大夫，您太懂我了，我最近是想早睡却又睡不着。

㉑

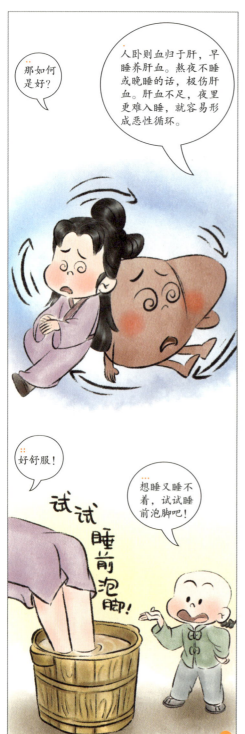

那如何是好？

人卧则血归于肝，早睡养肝血。熬夜不睡或晚睡的话，极伤肝血。肝血不足，夜里更难入睡，就容易形成恶性循环。

好舒服！

想睡又睡不着，试试睡前泡脚吧！

试试睡前泡脚！

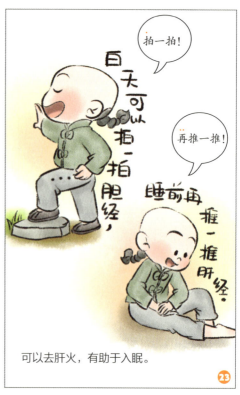

拍一拍！

再推一推！

白天可以拍一拍胆经，睡前再推一推肝经。

可以去肝火，有助于入眠。

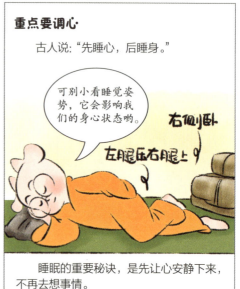

重点要调心

古人说：“先睡心，后睡身。”

可别小看睡觉姿势，它会影响我们的身心状态哟。

右侧卧

左腿压右腿上

睡眠的重要秘诀，是先让心安静下来，不再去想事情。

再调整睡姿，右侧卧，左腿安放在右腿上，这种睡姿又称“吉祥卧”。这样睡觉梦少，不容易做噩梦。

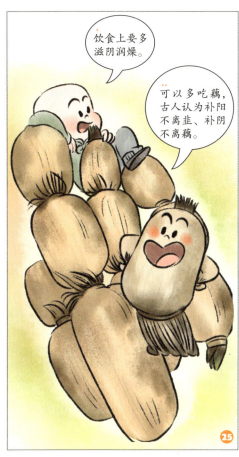

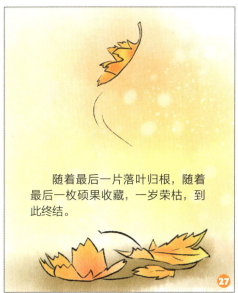

随着最后一片落叶归根，随着最后一枚硕果收藏，一岁荣枯，到此终结。

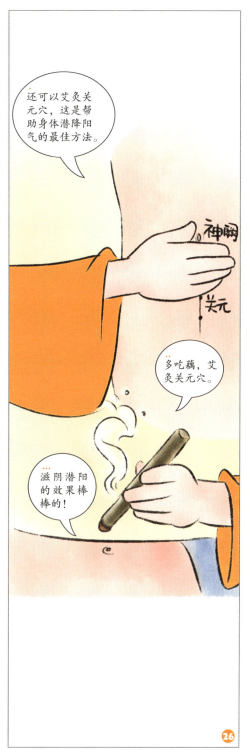

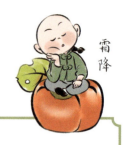

霜降养生漫画小结

　　霜降节气开始，天气转寒，开始起霜。一方面秋燥明显，燥易伤津，另一方面，霜降也是天地阳气潜藏的最后15天，是由收到藏的过渡期。需抓住阳气潜藏的最后一个小高峰。霜降节气养生可以这样做：

　　1. 吃柿子。熟透的鲜柿可清肠胃郁热、生津润燥；但每天食用不宜超过一个，也不能和螃蟹同食，脾胃虚寒的人只需浅尝。

　　2. 需早睡，以滋养肝血。

　　3. 白天拍胆经，晚上推肝经，睡前泡脚，都可以助眠。

　　4. 睡前先调心，用吉祥卧的姿势更容易睡着，不容易做噩梦。

　　5. 滋阴润燥可以多吃藕，潜降阳气可以艾灸关元穴，滋阴潜阳同时进行，阴阳平衡百病消。

霜降·药食同源

山药莲子粥
（补脾胃、益肺肾、固精安神）

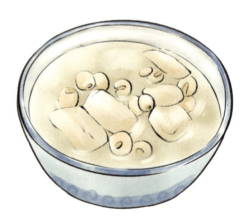

主料

山药、莲子、大米、冰糖适量

做法

1. 将莲子洗净，泡发，去心；
2. 将山药、大米洗净，将山药切成小块；
3. 将山药、大米、莲子一起放入锅中，加入适量清水；
4. 煮至莲子熟烂，加入适量冰糖即可。

山药

性味

性平，味甘。

归经

入肺、脾、肾经。

功用主治

健脾，补肺，固肾，益精。治脾虚泄泻，久痢，虚劳咳嗽，消渴，遗精、带下，小便频数。

藏阳归根

俗话说"补冬不如补霜降"。霜降后前 3 天，宜滋补脾肾，将身体阳气逐渐收藏到肚脐以下，做好秋收藏阳。

配合如下调理手法，可温阳益气，调畅气机。

（取手肘部）顺运内八卦 2 分钟，推三关 2 分钟，平肝经 2 分钟，补心经 2 分钟，补肾阳经 2 分钟，补脾经 2 分钟，清补肺经 2 分钟，清天河水 2 分钟，分阳 2 分钟，揉外劳宫穴 1 分钟、二马穴 1 分钟；

（取腿部）揉足三里穴 1 分钟；

（取背部）揉脾俞穴 1 分钟、肾俞穴 1 分钟。

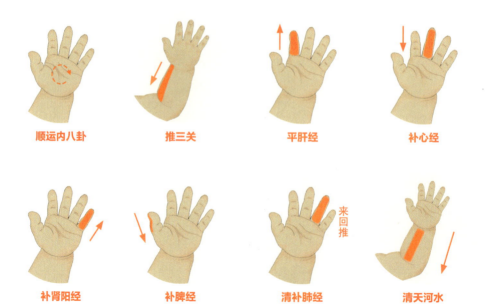

顺运内八卦　　推三关　　平肝经　　补心经

来回推

补肾阳经　　补脾经　　清补肺经　　清天河水

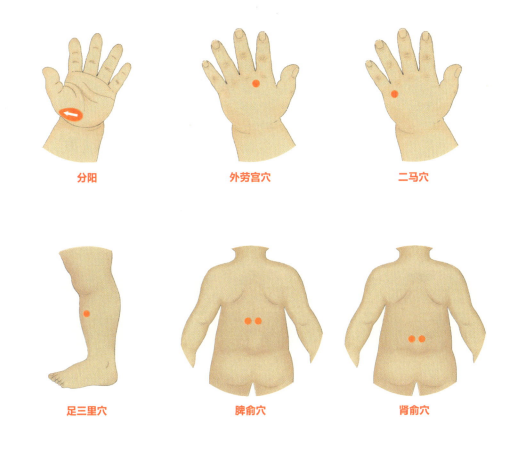

分阳

外劳宫穴

二马穴

足三里穴

脾俞穴

肾俞穴

八段锦

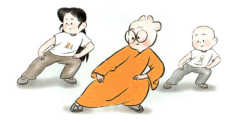

霜降后，天气渐渐寒冷，人体气血随温度降低而运行缓慢，此时宜做慢功夫的运动。每天一套八段锦，可以畅通经脉、灵活盆骨、协调五脏六腑功能，对于慢性病、急性病、重症等患者的正气恢复有协同作用。

具体动作示范请见本套书春生册的附录1。

青豆读享 阅读服务

帮你读好这本书

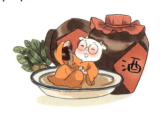

《二十四节气顺时正养》阅读服务：

🌿 **配套广播剧** 24 节音频，和孩子随时随地收听顺时养生智慧。

🌿 **节气清单** 24 张清单卡片，分节气列举带孩子应季打卡的 120 件"小事"，方便你把本书实践起来。

🌿 **趣味测试** 中华中医药学会发布的中医体质自测题，方便你测测自己属于哪种体质。

🌿 **作者访谈** 本书作者分享创作初心以及中医学习心路历程。

🌿 **编辑讲书** 编辑精讲本书的 3 个使用方法，方便你借助本书，带孩子践行中医养生。

🌿 ……

（以上内容持续优化更新中，具体呈现以实际上线为准。）

扫码进入
正版图书配套阅读服务

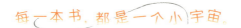

每一本书，都是一个小宇宙。

注：本套书前勒口、书签、春生册附录 1 的二维码及扫码获取的内容，均由羊爸爸团队负责。

青豆書坊

—— 阅读·思考·生活 ——

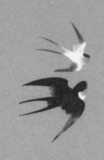

用中医智慧，赋能天下家庭

愿天下孩子，都能身心健康

中医文化家庭共读和青少普及丛书

二十四节气 顺时正养 夏之长

羊爸爸　俞小燕 ◎ 著绘

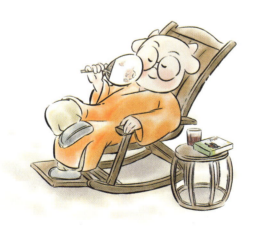

SPM 南方传媒　新世纪出版社

·广州·

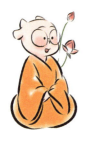

图书在版编目（CIP）数据

二十四节气顺时正养. 夏长 / 羊爸爸, 俞小燕著绘.

广州 : 新世纪出版社, 2025.5（2025.7重印）. -- ISBN 978-7-5583-4832-7

I. R212-49

中国国家版本馆CIP数据核字第2025XL3365号

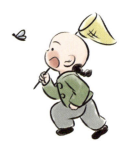

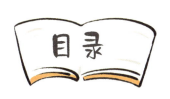

目录

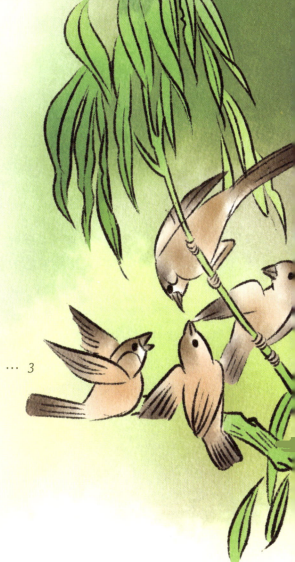

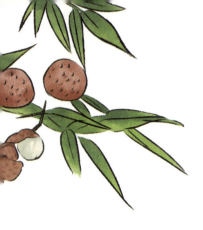

扫码优惠购买本书配套广播剧
和孩子随时收听顺时养生智慧

故事背景

　　在山的那边海的那边有一个羊羊镇，羊羊镇风景秀美，四季如画，村民们顺应天时，衡量地利，日出而作，日落而息，生活美满又充实。

　　羊羊镇里有一位羊爸爸，羊爸爸一直跟羊羊镇的村民们生活在一起。羊爸爸收了一位小徒弟，名叫小豆丁。

　　没人记得羊爸爸多少岁了，只知道，每当有孩子出生，羊爸爸就会出现，陪伴他们成长，守护他们的健康。

　　有一天，小豆丁从《黄帝内经》上看到"春生夏长，秋收冬藏"。这是什么意思呢？小豆丁想了好久也不明白。他想，羊爸爸一定知道。于是，他叫上好朋友小花，去找羊爸爸。我们的故事，就从这里开始了。

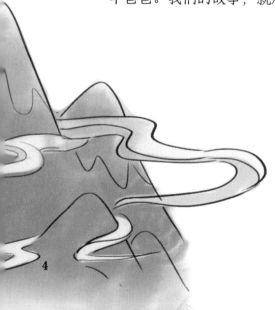

人物简介

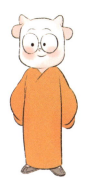

羊爸爸

　　很多年前的一个夜晚，天空划过一颗流星，羊爸爸开始了研习中医、探寻生命奥秘的旅程，立志要守护孩子们的身心健康，陪伴他们成长。

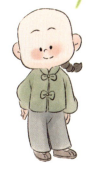

小豆丁

　　天真可爱，聪明好学，对中国传统文化很感兴趣，跟着羊爸爸学习中医知识，经常黏着羊爸爸问这问那。

小豆丁妈妈姜半夏

　　脾气火辣，心思细腻，美丽善良。受羊爸爸影响，热爱中医，也一直在学习中医。喜欢做笔记，记录小豆丁的日常生活，一心为孩子的健康着想，鼓励并支持小豆丁学习中医文化。

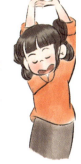

小花

　　小豆丁的好朋友，性格活泼开朗、热情大方，经常与小豆丁一起去找羊爸爸。

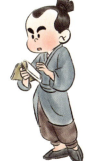

大壮

　　小豆丁邻居家的小孩，经常和小豆丁一起玩，喜欢欺负弱小，在羊爸爸和小豆丁的影响下，也慢慢喜欢上了中医，改掉了坏毛病，和大家成了好朋友。

子午流注图

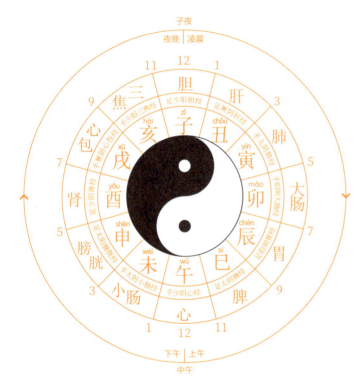

子午流注图表示的是人体生命系统在一天十二个时辰中的盛衰运行规律。

"子"代表阳生，为阳气之首；"午"代表阴生，为阴气之初；"流"代表阳生的过程；"注"代表阴藏的过程。"子午流注"意味着阳极生阴、阴极生阳的运动规律。

子午流注图把人的十二条经脉在十二个时辰中的盛衰规律有序地联系起来，又通过人体的五脏六腑与十二经脉相配的关系，预测出某脏腑经络的气血在某个时辰的盛或衰，以此为基础进行养生、治病，可以达到事半功倍的效果。

亥时 21:00—23:00
宜：心平气和，入睡。

子时 23:00—1:00
宜：睡觉，保护阳气。

丑时 1:00—3:00
宜：熟睡。

寅时 3:00—5:00
宜：熟睡或导引吐纳。

卯时 5:00—7:00
宜：起床喝温开水、排便。

辰时 7:00—9:00
宜：及时早餐，营养需均衡。

巳时 9:00—11:00
宜：适量饮水，抓紧时间学习、工作。

午时 11:00—13:00
宜：吃午餐，小憩养阳气。

未时 13:00—15:00
宜：多饮水，净化血液，调理小肠经。

申时 15:00—17:00
宜：适量饮水，运动，抓紧时间学习、工作。

酉时 17:00—19:00
宜：休息。

戌时 19:00—21:00
宜：吃晚餐、散步，做能让自己放松和心情愉快的事情。

二十四节气歌

春雨惊春清谷天，夏满芒夏暑相连，

秋处露秋寒霜降，冬雪雪冬小大寒。

每月两节不变更，最多相差一两天。

上半年来六廿一，下半年是八廿三。

注："廿"读作niàn，意为二十。

☁ 节气的计算以阳历为准，每一节气开始的时间并不总是固定的，有时前后相差一两天。

☁ 上半年每个月的两个节气，前一个节气的日期在六号前后，后一个节气的日期在二十一号前后。

☁ 下半年每个月的两个节气，前一个节气的日期在八号前后，后一个节气的日期在二十三号前后。

☁ 春三月包括立春、雨水、惊蛰、春分、清明、谷雨这六个节气，时间在每年阳历的二月、三月和四月。

☁ 夏三月包括立夏、小满、芒种、夏至、小暑、大暑这六个节气，时间在每年阳历的五月、六月和七月。

☁ 秋三月包括立秋、处暑、白露、秋分、寒露、霜降这六个节气，时间在每年阳历的八月、九月和十月。

☁ 冬三月包括立冬、小雪、大雪、冬至、小寒、大寒这六个节气，时间在每年阳历的十一月、十二月和一月。

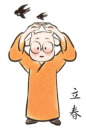

立春

2 月 3 日 — 5 日

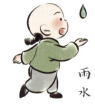

雨水

2 月 18 日 — 20 日

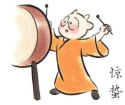

惊蛰

3 月 5 日 — 7 日

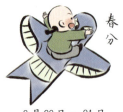

春分

3 月 20 日 — 21 日

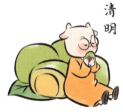

清明

4 月 4 日 — 6 日

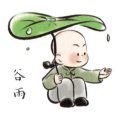

谷雨

4 月 19 日 — 21 日

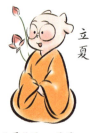

立夏

5 月 5 日 — 7 日

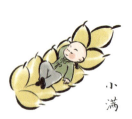

小满

5 月 20 日 — 22 日

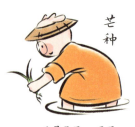

芒种

6 月 5 日 — 7 日

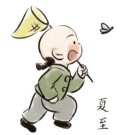

夏至

6 月 21 日 — 22 日

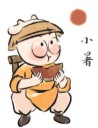

小暑

7 月 6 日 — 8 日

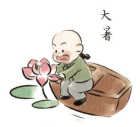

大暑

7 月 22 日 — 24 日

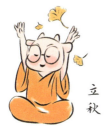

立秋

8 月 7 日 — 9 日

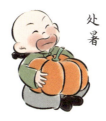

处暑

8 月 22 日 — 24 日

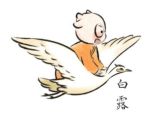

白露

9 月 7 日 — 9 日

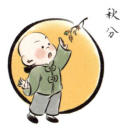

秋分

9 月 22 日 — 24 日

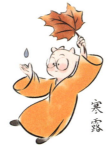

寒露

10 月 7 日 — 9 日

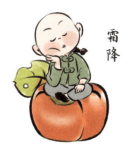

霜降

10 月 23 日 — 24 日

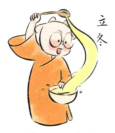

立冬

11 月 7 日 — 8 日

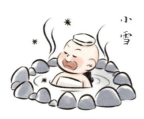

小雪

11 月 22 日 — 23 日

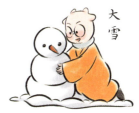

大雪

12 月 6 日 — 8 日

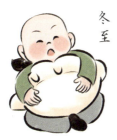

冬至

12 月 21 日 — 23 日

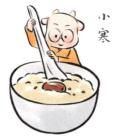

小寒

1 月 5 日 — 7 日

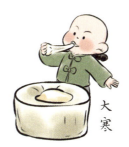

大寒

1 月 20 日 — 21 日

万物华实

忙而不茫

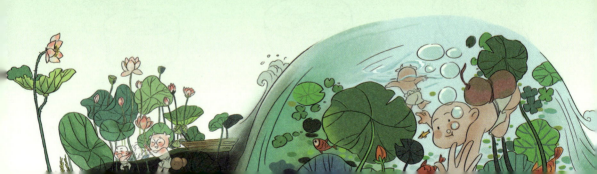

夏三月，此谓蕃^{fán}秀。

天地气交，万物华实。

夜卧早起，无厌于日，使志无怒，使华^{huā}英成秀，使气得泄，若所爱在外，此夏气之应，养长^{zhǎng}之道也。

逆之则伤心，秋为痎疟^{jiē nüè}，奉收者少，冬至重病。

——《黄帝内经·素问》

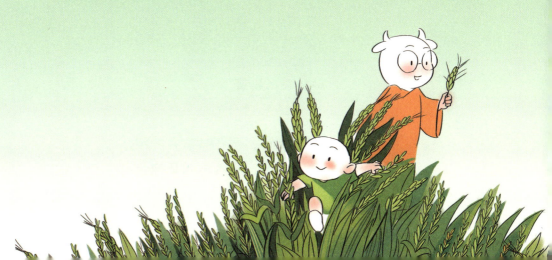

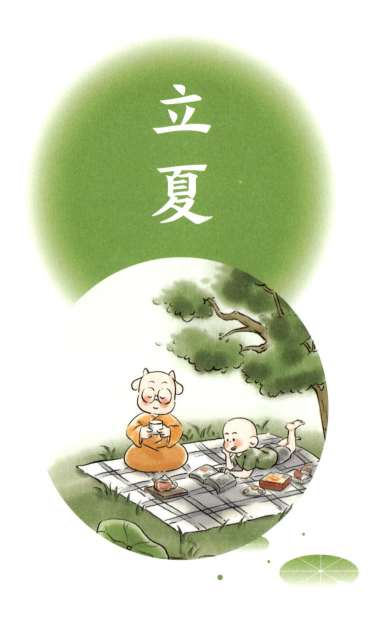

立夏

初夏

［宋］朱淑真

竹摇清影罩幽窗，两两时禽噪夕阳。

谢却海棠飞尽絮，困人天气日初长。

二十四节气之立夏

春夏轮转，宜戒怒戒躁、养心疏肝

羊爸爸说

　　立夏意味着夏季的开始，此时天阳下济，地热上蒸，天地之气上下交合，万物繁荣秀丽。

　　随着天地之气的变化，人也到了一年中阳气最旺的时候，顺时养心，可安然度夏。

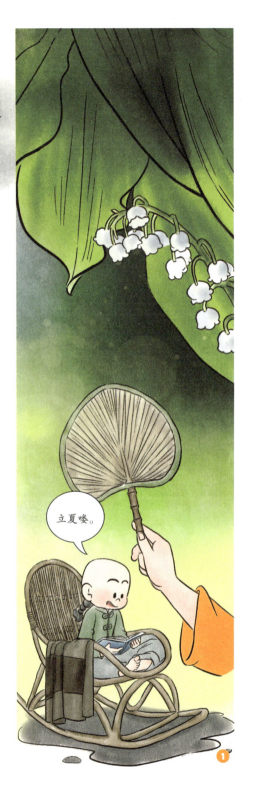

立夏喽。

立夏物候

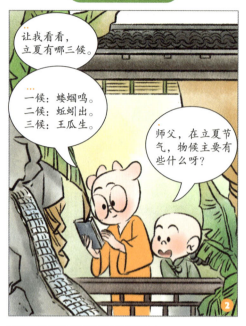

让我看看，立夏有哪三候。

一候：蝼蝈鸣。
二候：蚯蚓出。
三候：王瓜生。

师父，在立夏节气，物候主要有些什么呀？

【二候】蚯蚓出。
　　蛰伏在阴凉泥土下的蚯蚓，感受到阳气渐盛而结伴出土。

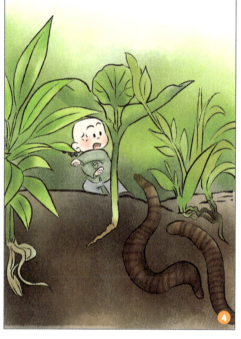

【一候】蝼蝈鸣。
　　白天睡觉、晚上出来觅食的蝼蝈，感受到了微弱的阴气而开始鸣叫。

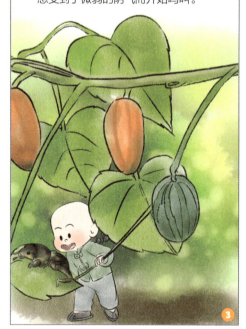

【三候】王瓜生。
　　王瓜是一种药用爬藤植物，在立夏时节快速生长，在六七月会结红色的果实。

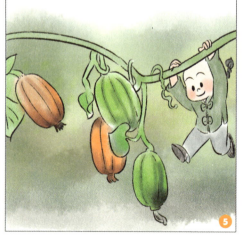

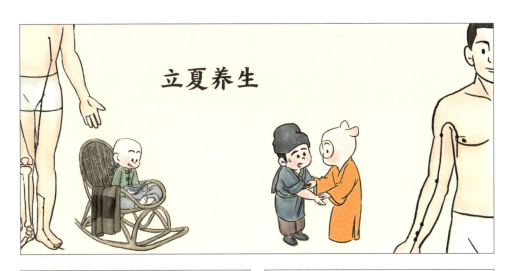

立夏养生

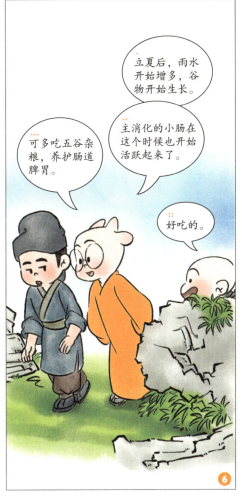

立夏后，雨水开始增多，谷物开始生长。

主消化的小肠在这个时候也开始活跃起来了。

可多吃五谷杂粮，养护肠道脾胃。

好吃的。

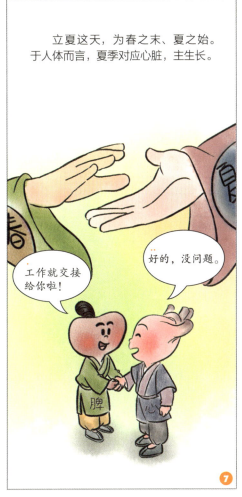

立夏这天，为春之末、夏之始。于人体而言，夏季对应心脏，主生长。

工作就交接给你啦！

好的，没问题。

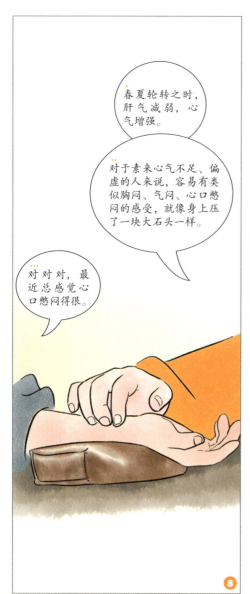

春夏轮转之时，肝气减弱，心气增强。

对于素来心气不足、偏虚的人来说，容易有类似胸闷、气闷、心口憋闷的感受，就像身上压了一块大石头一样。

对对对，最近总感觉心口憋闷得很。

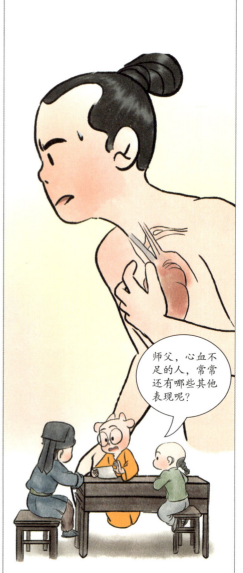

师父，心血不足的人，常常还有哪些其他表现呢？

一到夏天，人们会经常吹空调凉风，遭受风寒邪侵袭，容易感到胸口部位发闷、呼吸欠畅，这可能是寒凝气滞的胸痹。痹是痹阻不通，是风、寒、湿等侵蚀肢体引起身体疼痛或麻木，心的血脉循行不流畅了。

从面色上看，"心主血脉，其华在面"。当心血不足、气血无法滋养面部时，人看起来就会脸色差，面部没有光泽，缺乏神采。

从舌象上看，"舌为心之苗"。

心气不足时，人的舌尖常常是有凹陷的，舌尖呈 W 形，舌色淡白。

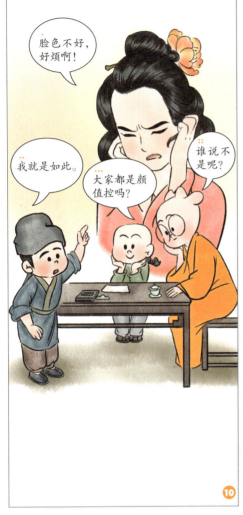

脸色不好，好烦啊！

我就是如此。

大家都是颜值控吗？

谁说不是呢？

我这舌尖和别人不一样。

⑩

⑪

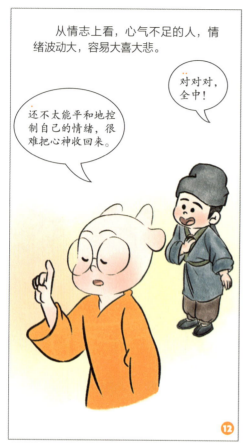

从情志上看，心气不足的人，情绪波动大，容易大喜大悲。

对对对，全中！

还不太能平和地控制自己的情绪，很难把心神收回来。

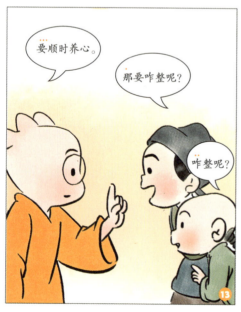

要顺时养心。

那要咋整呢？

咋整呢？

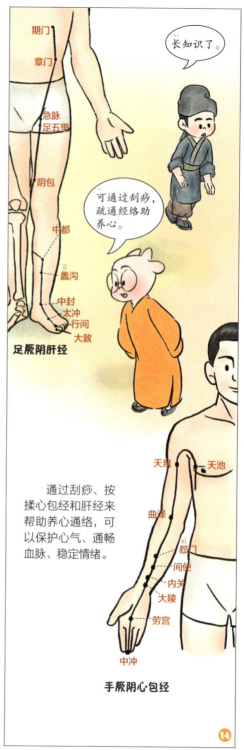

长知识了。

可通过刮痧，疏通经络助养心。

期门
章门
急脉
足五里
阴包
中都
蠡沟
中封
太冲
行间
大敦

足厥阴肝经

通过刮痧、按揉心包经和肝经来帮助养心通络，可以保护心气、通畅血脉、稳定情绪。

天泉
天池
曲泽
郄门
间使
内关
大陵
劳宫
中冲

手厥阴心包经

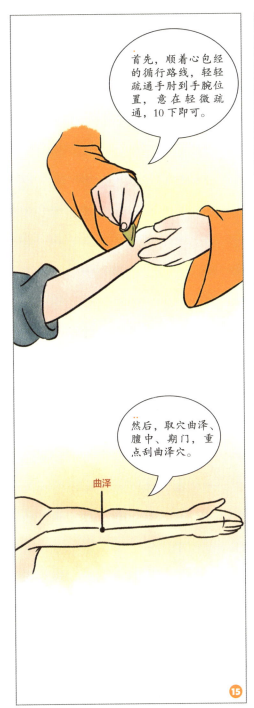

首先，顺着心包经的循行路线，轻轻疏通手肘到手腕位置，意在轻微疏通，10下即可。

然后，取穴曲泽、膻中、期门，重点刮曲泽穴。

曲泽

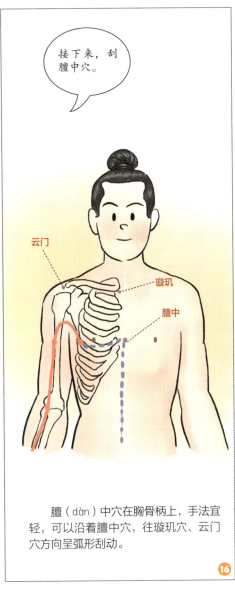

接下来，刮膻中穴。

云门

璇玑

膻中

膻（dàn）中穴在胸骨柄上，手法宜轻，可以沿着膻中穴，往璇玑穴、云门穴方向呈弧形刮动。

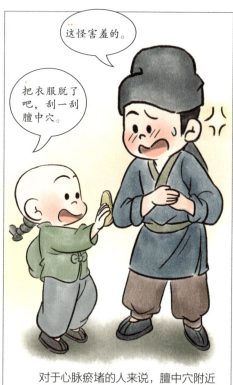

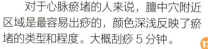

对于心脉瘀堵的人来说，膻中穴附近区域是最容易出痧的，颜色深浅反映了瘀堵的类型和程度。大概刮痧 5 分钟。 ⑰

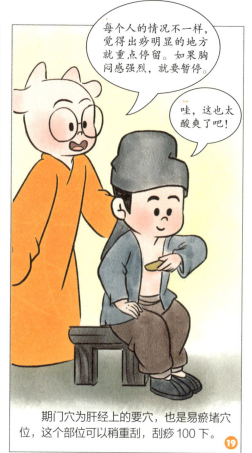

期门穴为肝经上的要穴，也是易瘀堵穴位，这个部位可以稍重刮，刮痧 100 下。 ⑲

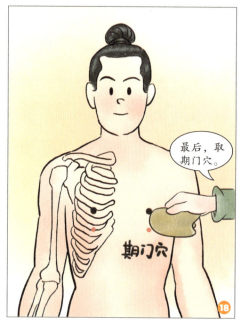

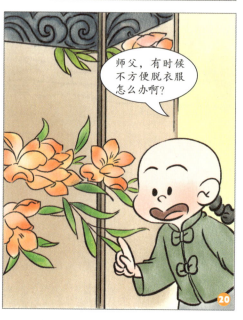

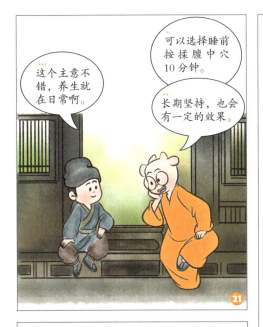

可以选择睡前按揉膻中穴10分钟。

这个主意不错，养生就在日常啊。

长期坚持，也会有一定的效果。

㉑

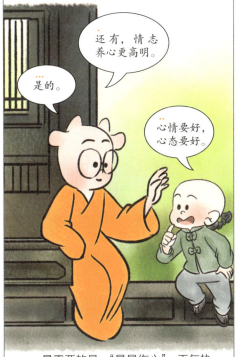

还有，情志养心更高明。

是的。

心情要好，心态要好。

最重要的是，"暑易伤心"，天气热，人容易"心躁"。立夏之后尤应重视情志养生，力争做到"戒怒戒躁"，使自己养成急事不惊、凡事不争的心态。

㉒

可经常静坐。

可以散坐。两小腿竖直，两手握固，拳心朝下，置于大腿上，正襟危坐。

可以盘坐（臀下需要垫高6~10厘米）。根据双腿柔韧性，选择散盘、单盘或双盘。

两小腿交叉，两足置于对侧大腿下面为散盘。

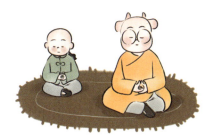

将一足放在胯根之上是单盘。

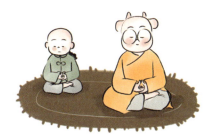

将两足分别置于对侧胯根上是双盘。

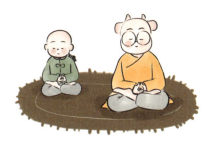

静坐要点：

头颈保持轻轻上提，脊柱拔直；下颌微收，舌顶上腭，双目垂帘，平视前方，半开半闭；两肩放松，略微外展；两臂放松，自然下垂；双手重叠，拇指相对，置于腹前；呼吸自在，安然守静。

每坐15分钟起步。

㉓

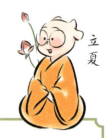

立夏

立夏养生漫画小结

　　立夏时节，气候从潮湿向闷热过渡，湿重于热或湿热夹杂，让人甚为困扰。

　　夏在五脏对应的是心。平时心气不足的人，在立夏时节，容易有类似胸闷、气闷、心口憋闷的感受。

　　心气不足的其他表现：脸色差，没有光泽；舌尖可能有凹陷，呈 W 形，舌色淡白；情绪波动大，心神比较难收回来，容易大喜大悲。

　　要注意疏通心包经和肝经。饮食上，宜清淡，不宜肥甘厚味，要多食杂粮。

立夏·药食同源

三豆薏米粥

（健脾益胃、利尿解毒）

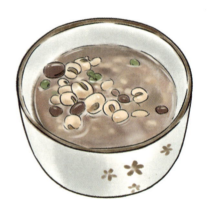

主料

薏米	适量
红豆	适量
黑豆	适量
绿豆	适量
冰糖	少许

做法

1. 提前将薏米、红豆、黑豆、绿豆洗净、泡发；
2. 锅里加入适量清水，放入 4 种食材；
3. 大火煮沸，小火慢熬，待粥将成时，放入少许冰糖。

薏米

性味

性凉，味甘淡。

归经

入脾、肺、肾经。

功用主治

健脾，补肺，清热，利湿。治泄泻，湿痹，筋脉拘挛，屈伸不利，水肿，脚气，肺痿，肺痈，肠痈，淋浊，带下。

养心补心

夏主火，内应于心，顺应天时度夏，重在养心。养心宜静不宜动，以避免虚火上浮，使体内上热下寒。

配合如下调理手法，可通畅气血，温阳强心。

（取手肘部）揉小天心穴 2 分钟，清补脾经 2 分钟，补肾阳经 2 分钟，补肾阴经 2 分钟，清补心经 2 分钟，揉内劳宫穴 2 分钟，清天河水 1 分钟，推三关 1 分钟，退六腑 1 分钟，揉合谷穴 2 分钟；

（取背部）揉厥阴俞穴 1 分钟、肝俞穴 1 分钟；

（取头部）揉神庭穴 1 分钟、百会穴 2 分钟、太阳穴 2 分钟；

（取足部）揉太冲穴 2 分钟。

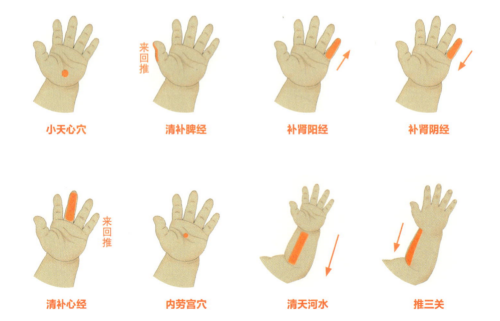

小天心穴　　　清补脾经　　　补肾阳经　　　补肾阴经

清补心经　　　内劳宫穴　　　清天河水　　　推三关

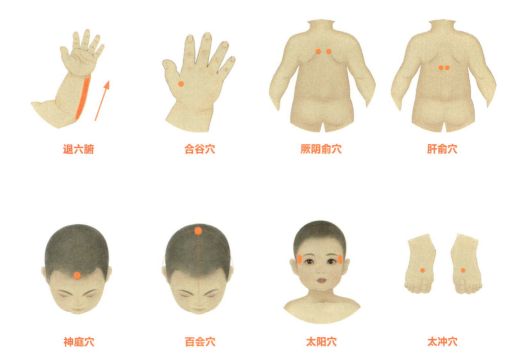

退六腑　　　　合谷穴　　　　厥阴俞穴　　　　肝俞穴

神庭穴　　　　百会穴　　　　太阳穴　　　　太冲穴

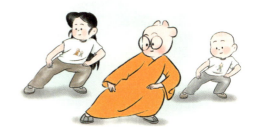

立夏·身心健康运动

八段锦

　　立夏后，当心"心火上炎"，宜加强对心的保养，避免心律失常、血压升高等。可多多练习八段锦"摇头摆尾去心火"一节，以通经泄热、平衡阴阳。

　　八段锦练习要点，请参见本套书春生册附录1。

小满

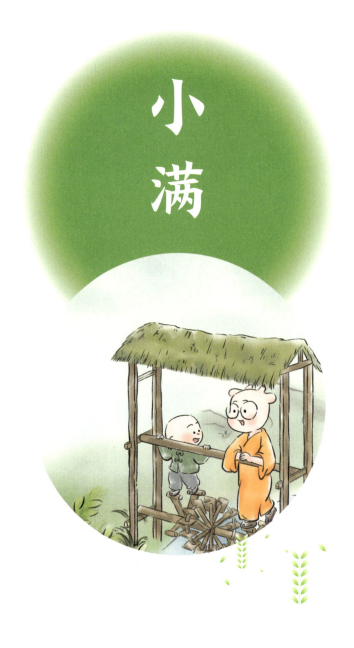

吴门竹枝词四首·小满

[清] 王泰偕

调剂阴晴作好年，麦寒豆暖两周旋。

枇杷黄后杨梅紫，正是农家小满天。

二十四节气之小满

将满未满，欣欣向荣，
宜晒太阳、踏青，防湿热困脾

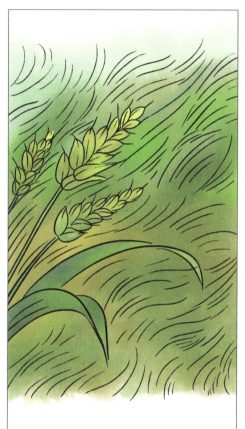

我国历书中记载，"小满者，物至于此，小得盈满"，"麦至此方小满而未全熟，故名也"。意思是，从小满开始，北方地区麦类等夏熟作物的籽粒逐渐饱满，但尚未成熟，"小得盈满"，所以叫"小满"。

小满是一年的黄金分割点，阳气将满未满，天地自然逐渐达到最繁盛的时候。至此，万物生意盎然，又从容不迫。

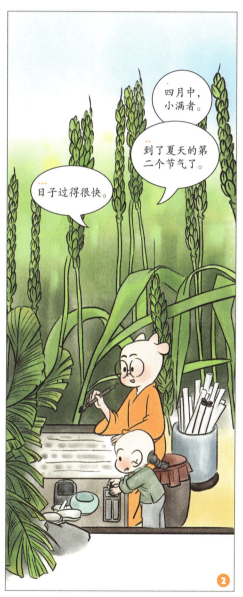

四月中，小满者。

到了夏天的第二个节气了。

日子过得很快。

小满物候

【一候】苦菜秀。

苦菜是一种可以吃的野菜，在小满时节，它已经繁茂，可供人们采摘、食用。

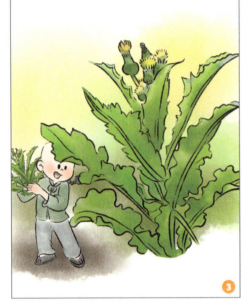

③

【二候】靡草死。

一些在阴冷、潮湿的环境生长的枝叶细软的植物，受不了夏季的高温，都枯死了。

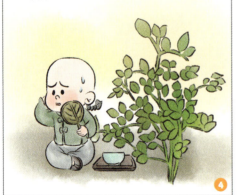

④

【三候】麦秋至。

之前已充盈但未成熟的麦粒，经过十天到小满的三候，已经成熟。

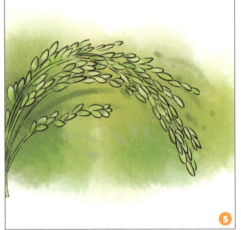

⑤

因为只有麦子是在夏季成熟，其余百谷都是在秋季收获。此时等于是小麦的"秋收"时节，所以叫"麦秋至"。

三候为什么是"麦秋至"呢？

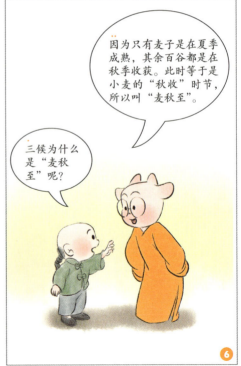

⑥

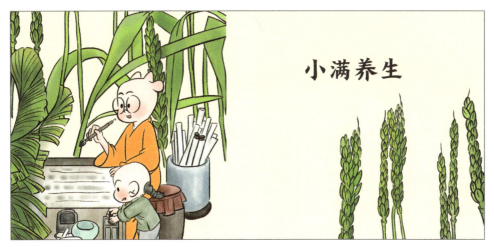

小满养生

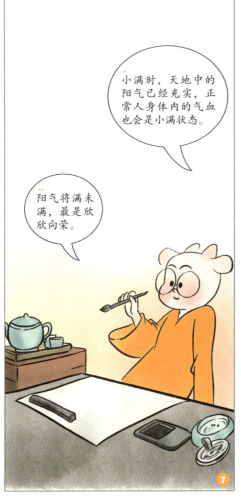

小满时，天地中的阳气已经充实，正常人身体内的气血也会是小满状态。

阳气将满未满，最是欣欣向荣。

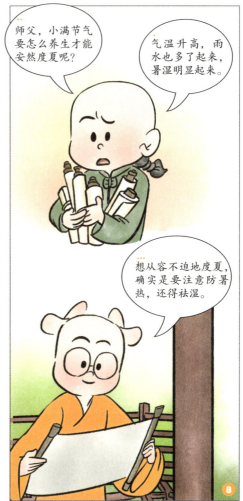

师父，小满节气要怎么养生才能安然度夏呢？

气温升高，雨水也多了起来，暑湿明显起来。

想从容不迫地度夏，确实是要注意防暑热，还得祛湿。

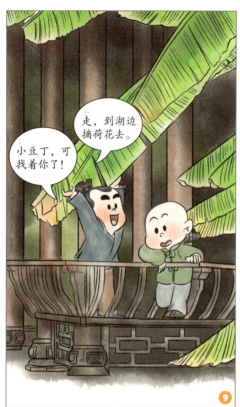

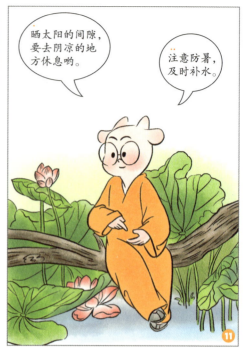

不要怕出汗，不要怕晒太阳，坦然接受太阳的照耀，"使华英成秀，使气得泄，若所爱在外，此夏气之应，养长之道也"。这也是借天力补人力，可补阳气。

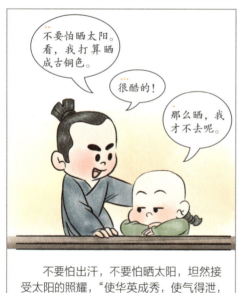

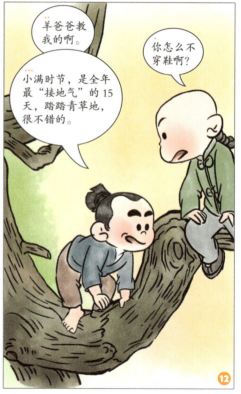

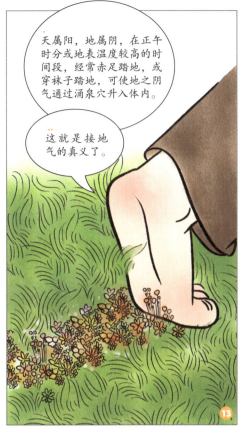

天属阳，地属阴，在正午时分或地表温度较高的时间段，经常赤足踏地，或穿袜子踏地，可使地之阴气通过涌泉穴升入体内。

这就是接地气的真义了。

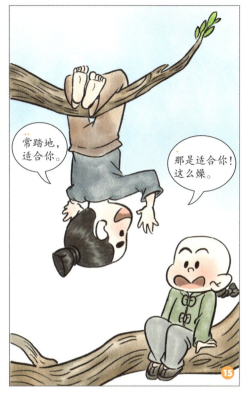

常踏地，适合你。

那是适合你！这么燥。

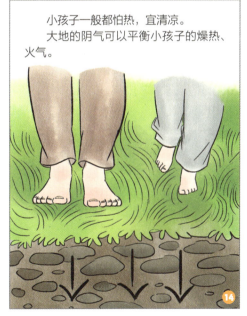

小孩子一般都怕热，宜清凉。
大地的阴气可以平衡小孩子的燥热、火气。

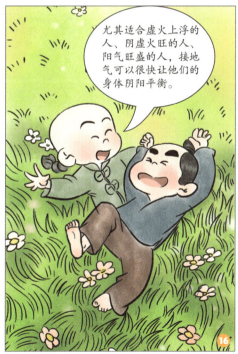

尤其适合虚火上浮的人、阴虚火旺的人、阳气旺盛的人，接地气可以很快让他们的身体阴阳平衡。

羊爸爸说

虚火上浮的人，会经常出现颜面潮红，烦躁不安，失眠，牙龈出血、红肿、疼痛，咽喉疼痛，口鼻干燥等症状。

阴虚火旺的人，会常常感到手心、脚心和心窝处发热，这种感觉在下午或夜晚尤其明显，还会潮热盗汗、咽干口燥、失眠多梦，有小便短赤、尿频、尿急等症状。

阳气旺盛的人，通常怕热，容易口渴，出汗多，会便秘、牙龈肿痛，易怒、易躁。

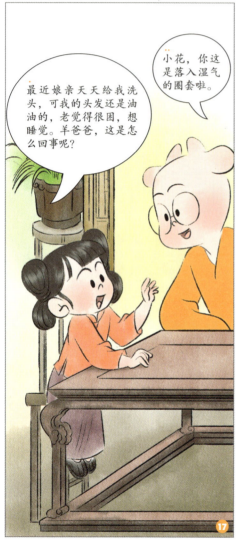

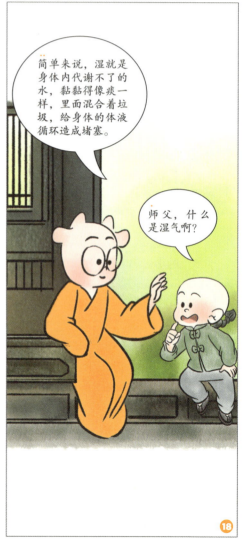

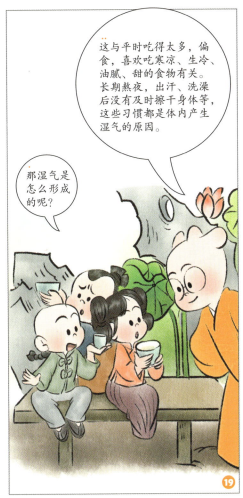

这与平时吃得太多，偏食，喜欢吃寒凉、生冷、油腻、甜的食物有关。长期熬夜，出汗、洗澡后没有及时擦干身体等，这些习惯都是体内产生湿气的原因。

那湿气是怎么形成的呢？

吃什么比较能祛湿呢？

试试冬瓜薏米汤吧！

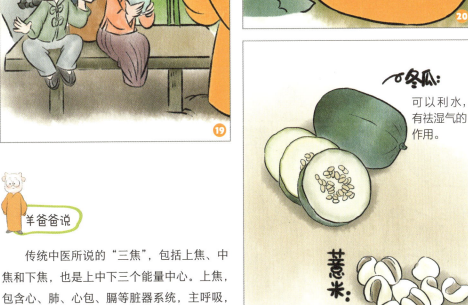

冬瓜： 可以利水，有祛湿气的作用。

薏米： 泄水湿，可以通三焦，把三焦的水湿泄掉，尤其对除下焦的水湿效果更好。

羊爸爸说

传统中医所说的"三焦"，包括上焦、中焦和下焦，也是上中下三个能量中心。上焦，包含心、肺、心包、膈等脏器系统，主呼吸，宣发卫气；中焦，包含脾、胃等，主运化水谷，化生精微；下焦，包含肝、肾、大小肠、膀胱和子宫等，主藏先天元气，传导糟粕，排泄二便。

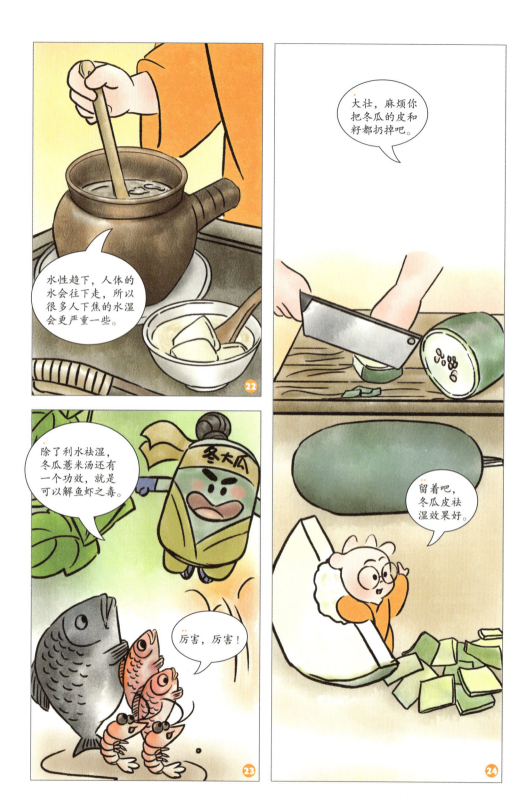

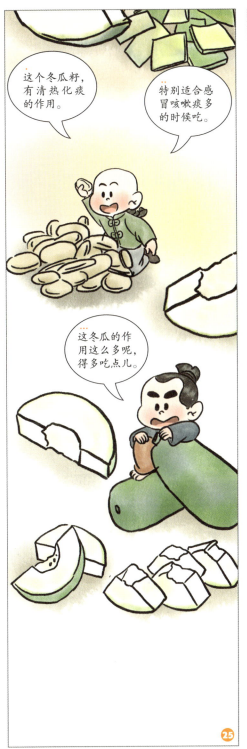

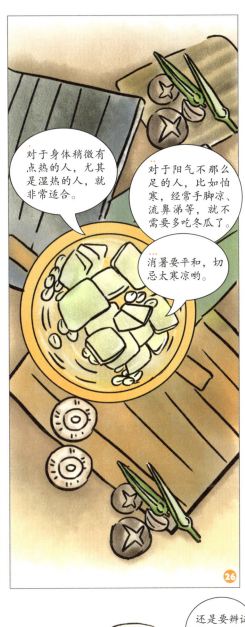

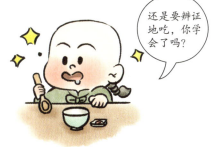

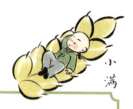

小满养生漫画小结

　　小满是一年的黄金分割点，天地中的阳气已经充实，阳气将满未满，万物欣欣向荣。此时，正常人身体内的气血也会是小满状态。气温升高，雨水渐多，暑湿明显。需要注意防暑热和祛湿。

　　不要怕出汗，需要坦然接受太阳的照耀，并及时补水，可借天力补人力，大补肾气。经常赤足或穿布鞋踏一踏青草地，以接地气，可以平衡体内的燥热、火气。

　　饮食方面，宜以清淡饮食为主，适量食用苦味食物，多吃健脾利湿的食物，如冬瓜薏米汤。避免过量进食生冷、寒凉食物，以防腹痛、腹泻。

　　起居方面，顺应阳消阴长的规律，晚睡早起，注意防潮、通风。

　　情绪方面，注意保持心态平和，避免情绪大起大落。

小满·药食同源

冬瓜薏米汤

（清热消暑、解毒利水）

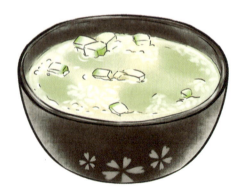

主料

薏米	20 克
冬瓜	150 克

做法

1. 薏米用清水泡 1 小时备用；把冬瓜切成 1.5 厘米厚的薄片 (不去皮)；

2. 锅中加水，下入薏米，大火烧开后转小火煮熟至薏米开花，汤稍微变白即可；

3. 下入冬瓜，转大火烧开，转中火煮 2 分钟即出锅。

冬瓜

性味

性凉，味甘淡。

归经

入肺、大小肠、膀胱经。

功用主治

利水，消痰，清热，解毒。治水肿，胀满，脚气，淋证，痰吼，咳喘，暑热烦闷，消渴，泻痢，痈肿，痔漏；并解鱼毒，酒毒。

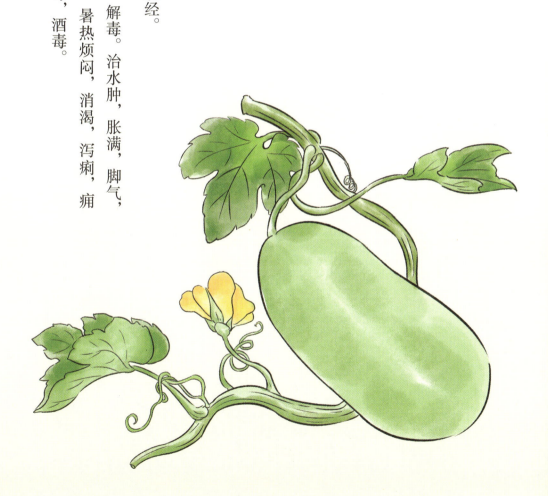

未病先防

此时人体阳气小满而未圆满，气机不可过于外泄。日常保健谨记三防：一防湿热困脾，二防风邪出疹，三防情绪中暑。

配合如下调理手法，可健脾、益气、化湿，预防肠胃问题。

（取手部）顺运内八卦 2 分钟，逆运内八卦 1 分钟，平肝经 2 分钟，清心经 2 分钟，补肾阳经 2 分钟，补脾经 2 分钟，清补肺经 2 分钟，清大肠经 1 分钟；

（取腿部）揉足三里穴 1 分钟、阴陵泉穴 2 分钟；

（取腹部）揉中脘穴 2 分钟；

（取背部）揉肝俞穴 2 分钟、脾俞穴 2 分钟，正捏脊 10 次。

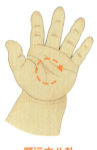

顺运内八卦

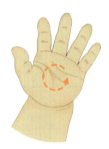

逆运内八卦

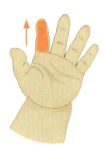

平肝经

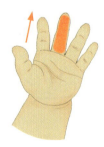

清心经

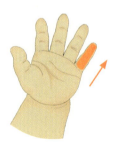

补肾阳经

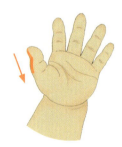

补脾经

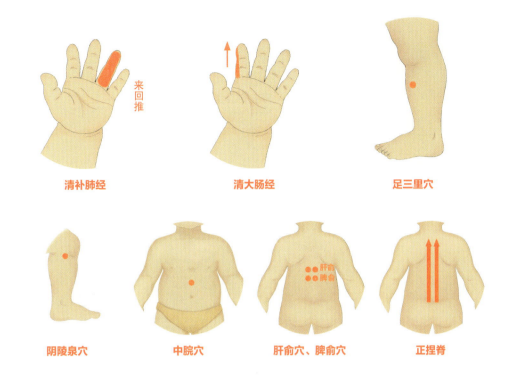

清补肺经　　　　　　　　清大肠经　　　　　　　　足三里穴

阴陵泉穴　　　　　　中脘穴　　　　　　肝俞穴、脾俞穴　　　　　正捏脊

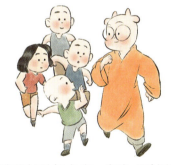

小满·身心健康运动

补益式跑步

中医讲的"出汗"，有动汗与静汗之分，小满节气暑气未盛，宜出"动汗"，排心火和深层的寒湿邪气。晨起进行补益式跑步，能升脏腑阳气，避免受凉泄泻。补益式跑步要领：

顶头，提颈，伸展脊柱；沉肩，坠肘，手不离腰；含胸，实腹，放松腰胯。

慢速时，鼻吸鼻呼；中速时，鼻吸口呼；两步一呼，两步一吸；周身放松时，三步一吸也可。

全脚掌着地，稳住重心。

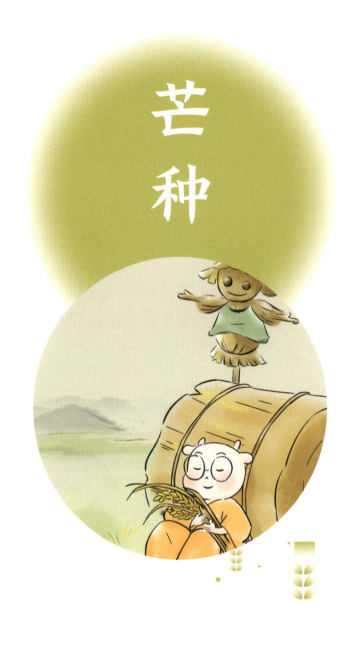

芒种

梅雨五绝·乙酉甲申雷雨惊

［宋］范成大

乙酉甲申雷雨惊，乘除却贺芒种晴。
插秧先插蚤籼稻，少忍数旬蒸米成。

二十四节气之芒种

人忙心不茫，宜吃麦饭，养心生津、平和度日

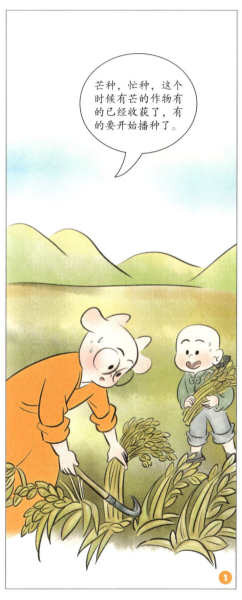

芒种，忙种，这个时候有芒的作物有的已经收获了，有的要开始播种了。

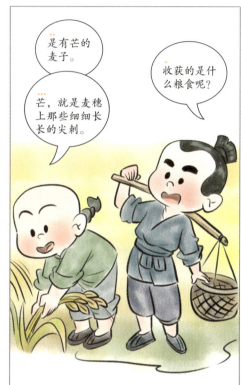

是有芒的麦子。

芒，就是麦穗上那些细细长长的尖刺。

收获的是什么粮食呢？

芒种，是夏季的第三个节气，标志着仲夏的开始。

到了芒种，天地之气的变化已经来到一个即将重大转折的时段，即阴气初生。依托阳气生长的谷类，必然要在变化的关键点之前赶紧播种。

"春争日，夏争时"，"芒种不种，再种无用"。忙碌与喜悦是这个节气的主旋律。

芒种物候

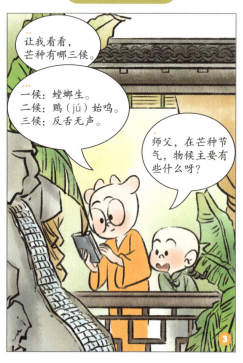

让我看看，芒种有哪三候。

一候：螳螂生。
二候：鹍（jú）始鸣。
三候：反舌无声。

师父，在芒种节气，物候主要有些什么呀？

③

【二候】鹍始鸣。
鹍就是伯劳鸟，喜阴的伯劳鸟开始在枝头出现，感受到阴气而鸣叫。

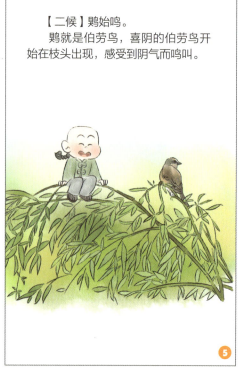

⑤

【一候】螳螂生。
螳螂在深秋产卵，"感一阴之气而生"。小螳螂感受到这"一阴之气"破壳而出。

④

【三候】反舌无声。
与伯劳鸟相反，能学各种鸟鸣叫的"口技大师"反舌鸟（也叫百舌鸟），因感应到阴气微生而停止了鸣叫。

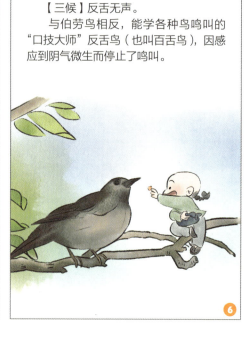

⑥

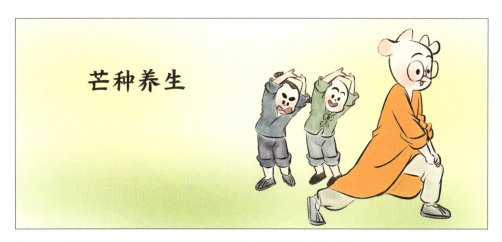

芒种养生

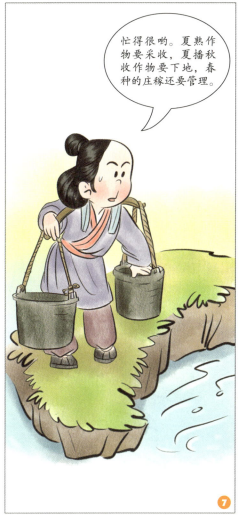

忙得很哟。夏熟作物要采收，夏播秋收作物要下地，春种的庄稼还要管理。

7

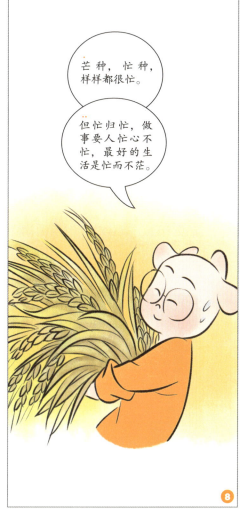

芒种，忙种，样样都很忙。

但忙归忙，做事要人忙心不忙，最好的生活是忙而不茫。

8

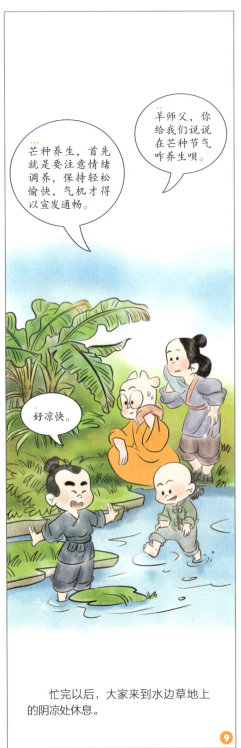

羊师父，你给我们说说在芒种节气咋养生呗。

芒种养生，首先就是要注意情绪调养，保持轻松愉快，气机才得以宣发通畅。

好凉快。

忙完以后，大家来到水边草地上的阴凉处休息。

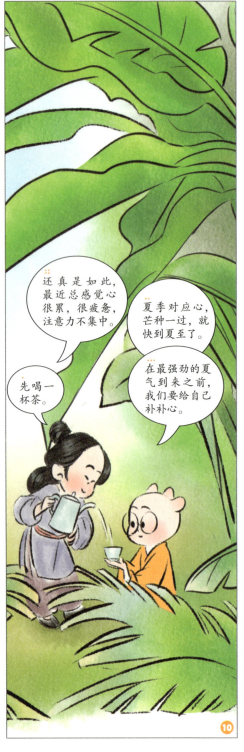

还真是如此，最近总感觉心很累，很疲惫，注意力不集中。

夏季对应心，芒种一过，就快到夏至了。

先喝一杯茶。

在最强劲的夏气到来之前，我们要给自己补补心。

01
好好午休

每天中午 11:00~13:00，是心经运行旺盛的时间，最好能午休一会儿。

02
做做小·功法：拍打腹股沟

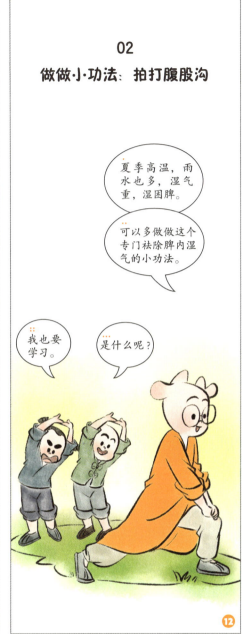

夏季高温，雨水也多，湿气重，湿困脾。

可以多做做这个专门祛除脾内湿气的小功法。

我也要学习。

是什么呢？

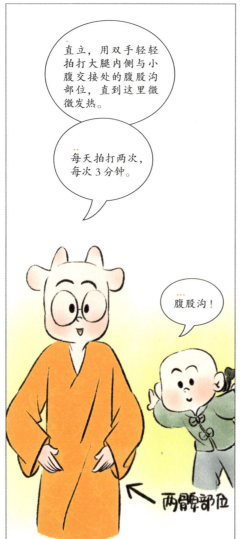

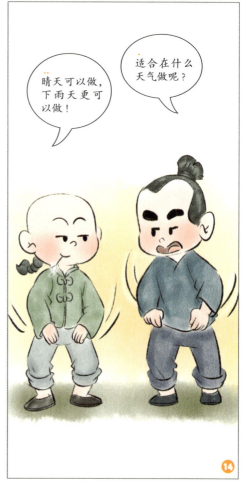

《黄帝内经》中讲"脾有邪，其气留于两髀（bì）"。拍打两髀部位，能驱散脾脏的病邪之气，调节脾胃，运化水湿。两髀就是大腿内侧与小腹交接处的腹股沟部位。

03　吃麦饭

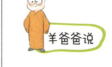

羊爸爸说

麦饭是用整粒麦子煮的饭，麦子的麸（fū）皮和麦粒都是有营养的，而且它们的营养是互相补充的。

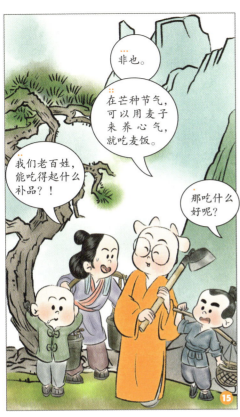

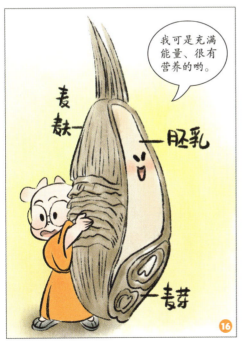

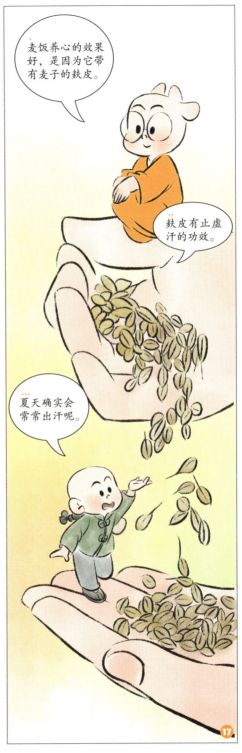

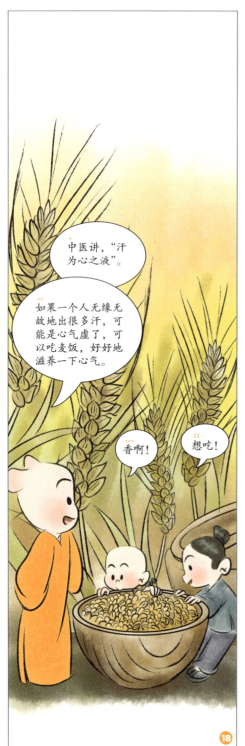

中医讲，"汗为心之液"。

如果一个人无缘无故地出很多汗，可能是心气虚了，可以吃麦饭，好好地滋养一下心气。

香啊！

想吃！

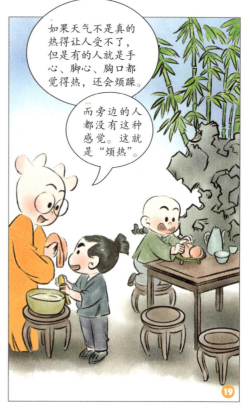

如果天气不是真的热得让人受不了，但是有的人就是手心、脚心、胸口都觉得热，还会烦躁。

而旁边的人都没有这种感觉。这就是"烦热"。

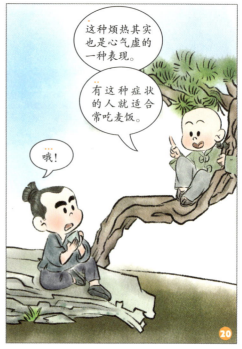

这种烦热其实也是心气虚的一种表现。

有这种症状的人就适合常吃麦饭。

哦！

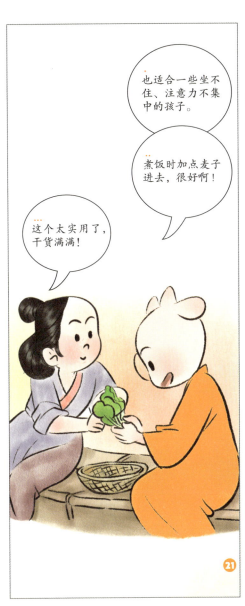

也适合一些坐不住、注意力不集中的孩子。

煮饭时加点麦子进去，很好啊！

这个太实用了，干货满满！

㉑

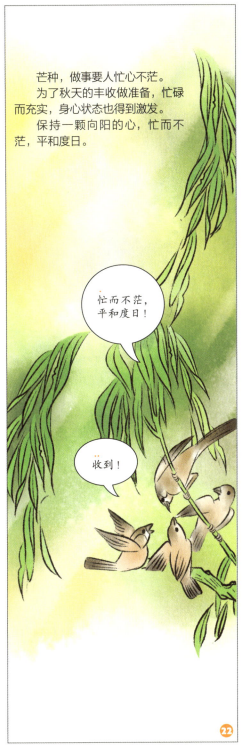

芒种，做事要人忙心不茫。
　为了秋天的丰收做准备，忙碌而充实，身心状态也得到激发。
　保持一颗向阳的心，忙而不茫，平和度日。

忙而不茫，平和度日！

收到！

㉒

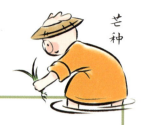

芒种

芒种养生漫画小结

　　芒种是一个又热又忙的节气，大家要养好自己的心，忙而不茫，平和度日。

　　宜午休，在 11~13 点之间小憩一下，可养心血，人在下午时的精气神也会好很多。

　　宜拍打腹股沟，排脾胃的病邪，运化水湿。

　　宜吃麦饭，养心气，止虚汗，除烦热。

　　麦子相对不太好消化，初次尝试记得少量食用哟。

芒种·药食同源

大麦粥

（益气调中、消食化积）

主料

大麦米	400 克
糯米	150 克
红糖	100 克

做法

1. 将大麦米和糯米分别淘洗干净，用清水将大麦米浸泡约 2 小时；
2. 锅中加入适量清水，倒入大麦米煮沸；
3. 熬煮至大麦米开花后再放入糯米，煮沸后改用小火慢慢熬煮；
4. 待米烂粥稠时，加入红糖，搅匀，起锅盛入碗内即成。

注：糖尿病患者不宜食用。

大麦

性味

性凉，味甘咸。

归经

要药分剂：『入脾、胃二经。』

主治
功用

和胃，宽肠，利水。治食滞泄泻，小便淋痛，水肿，烫火伤。

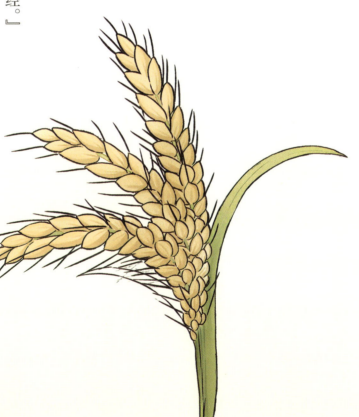

生津祛湿

芒种时节雨天多，晴热恰逢多雨。过热，汗出过多易伤津液；过湿，脾胃受困易生水湿。顺时养生，一要消暑生津，二要祛湿醒脾。

配合如下调理手法，可益气生津、护胃益脾、祛暑。

（取手肘部）逆运内八卦1分钟，平肝经2分钟，清肺经2分钟，清胃经2分钟，清补脾经2分钟，清天河水2分钟，取天河水2分钟，运水入土2分钟，清大肠经1分钟；

（取腿部）揉足三里穴1分钟、阴陵泉穴2分钟、三阴交穴2分钟；

（取背部）揉肝俞穴2分钟、脾俞穴2分钟。

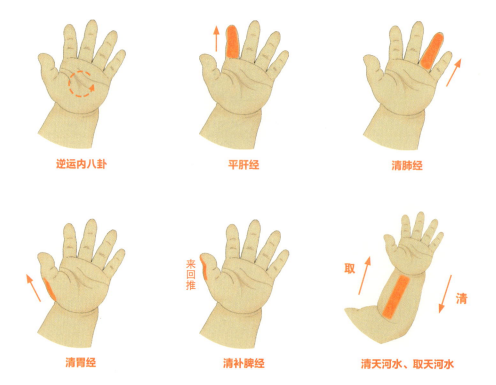

逆运内八卦　　　平肝经　　　清肺经

清胃经　　　清补脾经　　　清天河水、取天河水

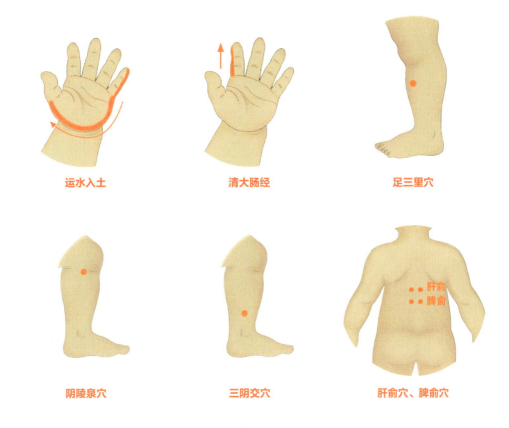

运水入土

清大肠经

足三里穴

阴陵泉穴

三阴交穴

肝俞穴、脾俞穴

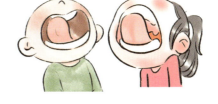

赤龙搅水

芒种后，暑热夹湿，顾护身体有两大原则：一要祛湿"排水"，二要生津"补水"。

生津补水功法：赤龙搅水。可促进口腔不断地分泌口水，利于脾气的运化。

动作要点：以舌尖按摩内外牙龈连续搅动，顺时针和逆时针各 36 次。

夏至

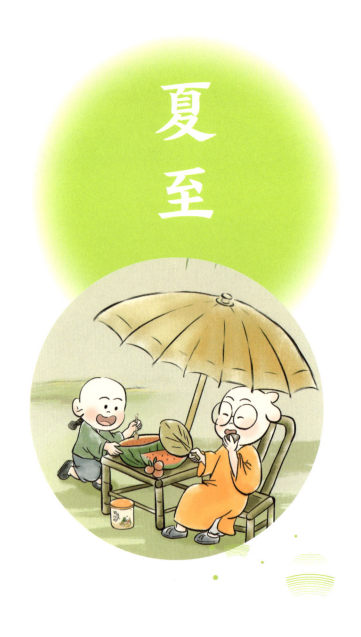

夏至过东市二绝（其一）

[宋]洪咨夔 ^{kuí}

插遍秧畦雨恰晴，牧儿顶踵是升平。

秃穿犊鼻迎风去，横坐牛腰趁草行。

二十四节气之夏至

天地阴阳互争，身体外热内寒，宜身心一起歇夏

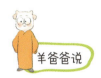

羊爸爸说

　　"夏为大，至为极。"到夏至节气，万物壮大繁茂到极点，阳气也达到极致。

　　自此，阴气在地底每天生长，阳气被逼而火燥，这就是溽（rǔ）蒸。

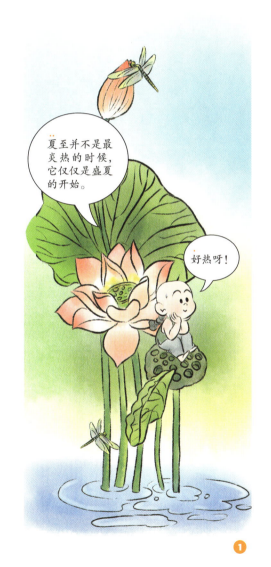

夏至并不是最炎热的时候，它仅仅是盛夏的开始。

好热呀！

夏至物候

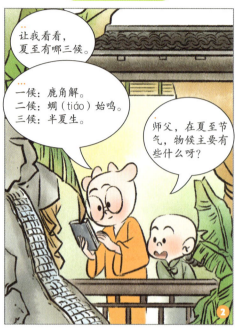

让我看看，夏至有哪三候。

一候：鹿角解。
二候：蜩（tiáo）始鸣。
三候：半夏生。

师父，在夏至节气，物候主要有些什么呀？

【二候】蜩始鸣。
　　蜩就是夏蝉，俗称"知了"，它的鸣叫是夏天最有特色的声音之一。雄蝉都会鼓膜（在腹部）而鸣。

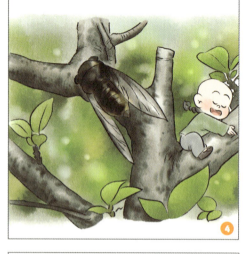

④

【一候】鹿角解。
　　鹿在古代是属阳性的山兽，此时阳气已盛极而衰，鹿角就开始脱落了。

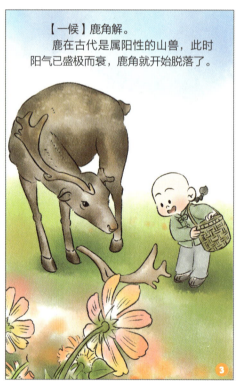

③

【三候】半夏生。
　　半夏是一种野生草药，因为在夏日之半生长起来，所以叫半夏。

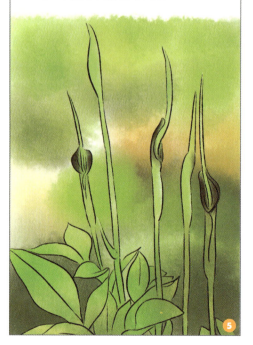

⑤

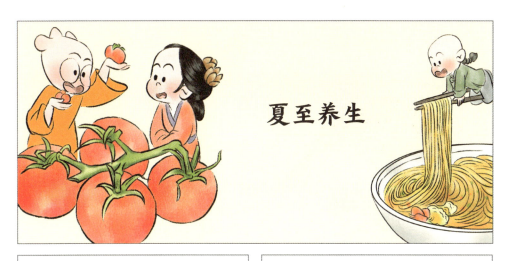

夏至养生

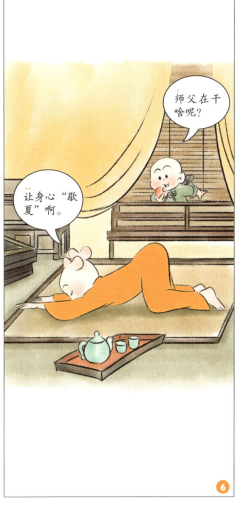

师父在干啥呢？

让身心"歇夏"啊。

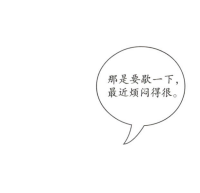

那是要歇一下，最近烦闷得很。

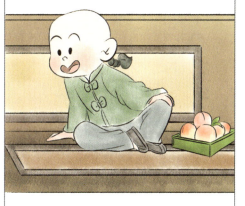

　　夏至所在的这个月，在古人看来是一个阴阳互争之月，这也是农历五月通常被称为"恶月"的原因之一。

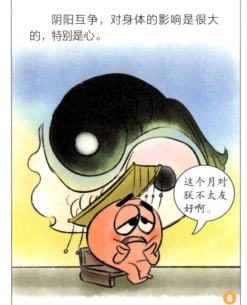

阴阳互争，对身体的影响是很大的，特别是心。

这个月对朕不太友好啊。

8

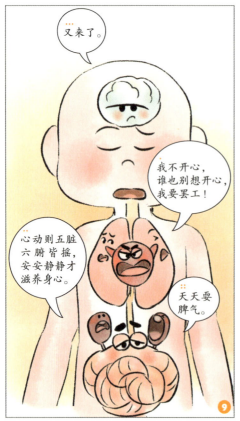

又来了。

我不开心，谁也别想开心，我要罢工！

心动则五脏六腑皆摇，安安静静才滋养身心。

天天耍脾气。

9

羊爸爸说

《黄帝内经》里说："心者，君主之官也，神明出焉""心者，五脏六腑之主也""悲哀愁忧则心动，心动则五脏六腑皆摇"。意思是，心神是身体的君主，心神会被悲伤、哀苦、烦愁、忧思的情绪所牵动，心神不安，则会影响气血的分布，对身体五脏六腑产生负面影响。

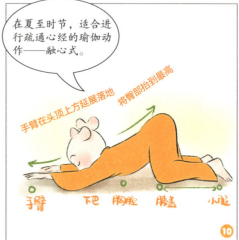

在夏至时节，适合进行疏通心经的瑜伽动作——融心式。

手臂在头顶上方延展落地　　将臀部抬到最高

手臂　下巴　胸腔　膝盖　小腿

10

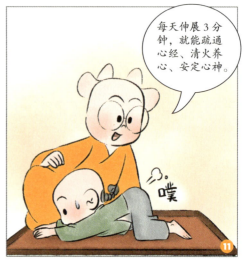

每天伸展3分钟，就能疏通心经、清火养心、安定心神。

噗

11

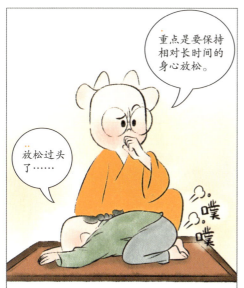

重点是要保持相对长时间的身心放松。

放松过头了……

噗噗

让身和心都完全放松，可以理解成让心柔软、放松下来，就像融化了一般，也可以理解成让心融入大地。

12

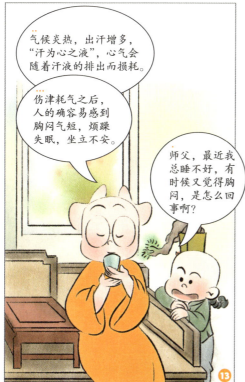

气候炎热，出汗增多，"汗为心之液"，心气会随着汗液的排出而损耗。

伤津耗气之后，人的确容易感到胸闷气短，烦躁失眠，坐立不安。

师父，最近我总睡不好，有时候又觉得胸闷，是怎么回事啊？

13

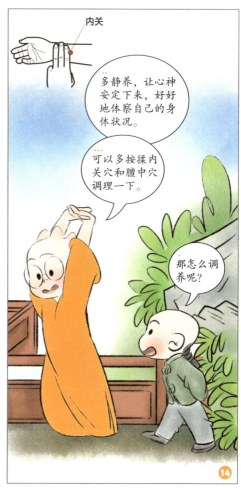

内关

多静养，让心神安定下来，好好地体察自己的身体状况。

可以多按揉内关穴和膻中穴调理一下。

那怎么调养呢？

14

夏至是我们一年养生的关键转折点，是从上半场到下半场的过渡。

在夏至前后七天，需有意识地减少劳心劳力的事情，多静养，让心神安定下来。

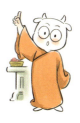

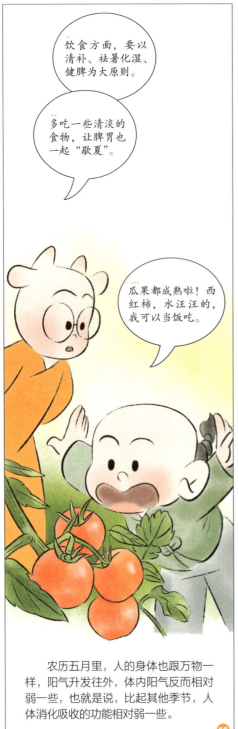

饮食方面，要以清补、祛暑化湿、健脾为大原则。

多吃一些清淡的食物，让脾胃也一起"歇夏"。

瓜果都成熟啦！西红柿，水汪汪的，我可以当饭吃。

农历五月里，人的身体也跟万物一样，阳气升发往外，体内阳气反而相对弱一些，也就是说，比起其他季节，人体消化吸收的功能相对弱一些。

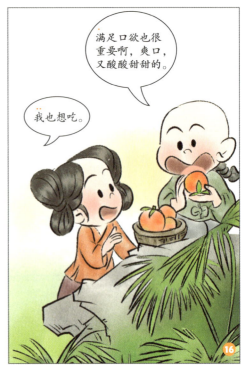

满足口欲也很重要啊，爽口，又酸酸甜甜的。

我也想吃。

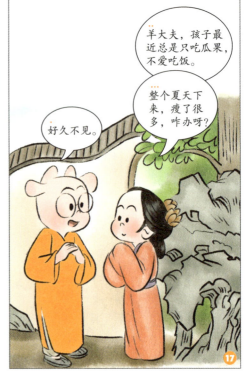

羊大夫，孩子最近总是只吃瓜果，不爱吃饭。

整个夏天下来，瘦了很多，咋办呀？

好久不见。

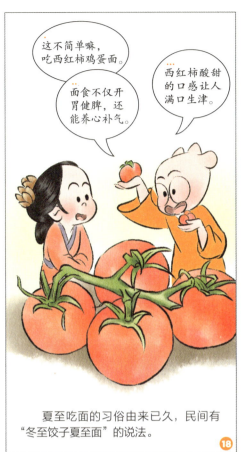

夏至吃面的习俗由来已久，民间有"冬至饺子夏至面"的说法。

18

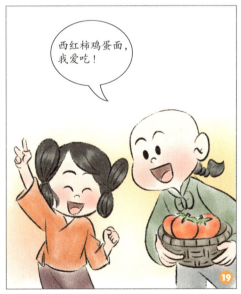

19

西红柿鸡蛋面

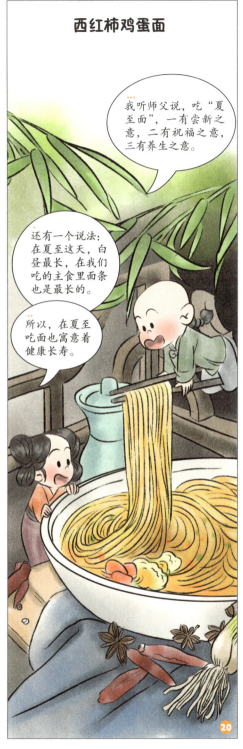

20

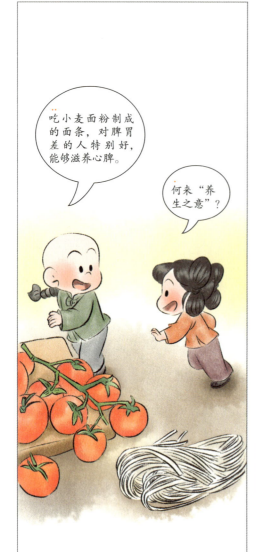

吃小麦面粉制成的面条，对脾胃差的人特别好，能够滋养心脾。

何来"养生之意"？

小麦味甘、性凉，入心、脾、肾经。《本草拾遗》里说："小麦面，补虚，实人肤体，厚肠胃，强气力。"《医林纂（zuǎn）要》里说它"除烦，止血，利小便，润肺燥"。

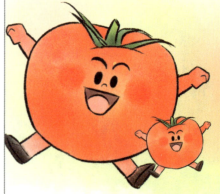

番茄：不但能补益肝气、生津止渴，还能健胃消食、增进食欲，又不会过寒。红色入心，西红柿对养心也有所助益。

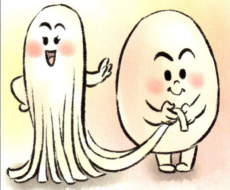

面条：据《本草再新》记载，面条具有养心、益肾、和血、健脾四大作用。谷物能益胃健脾、扶助正气，由小麦制成的面食可以养气补虚。

鸡蛋：具有养阴益肾的作用。

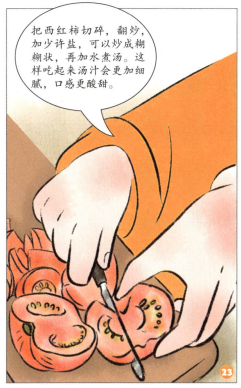

把西红柿切碎，翻炒，加少许盐，可以炒成糊糊状，再加水煮汤。这样吃起来汤汁会更加细腻，口感更酸甜。

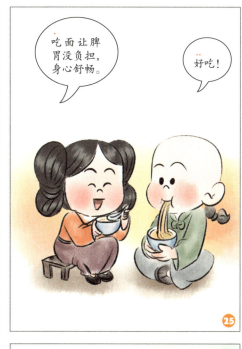

吃面让脾胃没负担，身心舒畅。

好吃！

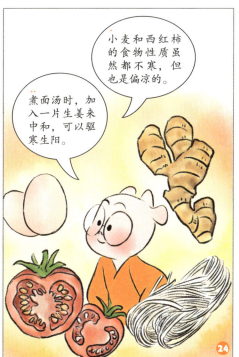

小麦和西红柿的食物性质虽然都不寒，但也是偏凉的。

煮面汤时，加入一片生姜来中和，可以驱寒生阳。

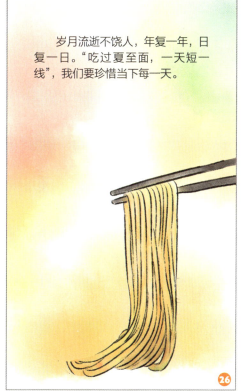

岁月流逝不饶人，年复一年，日复一日。"吃过夏至面，一天短一线"，我们要珍惜当下每一天。

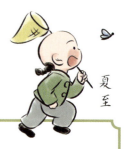

夏至养生漫画小结

　　夏至所在的这个月是阴阳互争之月，对心和脾胃的影响比较大。人容易感到心烦、燥热，睡不好觉，身心都需要"歇夏"。

　　少熬夜，每天睡午觉，减少夏至后身体的虚耗。有意识地减少劳心劳力的事情，多静养，让心神安定下来。

　　每天练习3分钟的瑜伽动作融心式，可疏通心经，清火安神。

　　多按揉内关穴和膻中穴。

　　饮食要以清补、祛暑化湿、健脾为大原则，多吃一些清淡、有滋阴功效的食物，如西红柿鸡蛋面、红薯粥。

夏至·药食同源

红薯粥

（通便减肥、美容养颜）

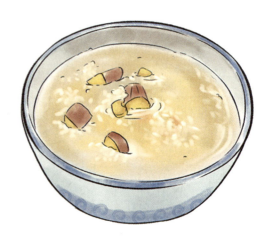

主料

红薯	250 克
粳米	150 克

做法

1. 将红薯洗净，连皮切成块，放入锅中；
2. 加入淘洗干净的粳米及适量清水；
3. 大火煮沸后，小火慢熬；
4. 可根据个人口味适当加入芝麻。

红薯

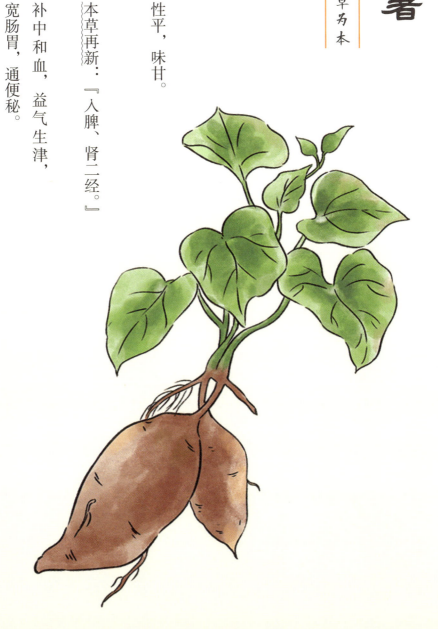

诸药以草为本

性味

性平，味甘。

归经

本草再新：『入脾、肾二经。』

功用主治

补中和血，益气生津，宽肠胃，通便秘。

消暑除烦

　　此时大自然的阳气已至鼎盛，但"阳盛于外而寒伏于内"，人体呈现外热内寒的状态，消暑的同时亦要护阳。

　　配合如下调理手法，可清暑解热、顾护脾胃、预防大便干结。

　　（取手肘部）逆运内八卦2分钟，平肝经2分钟，揉板门穴2分钟，清补脾经2分钟，清肺经2分钟，清心经2分钟，清天河水2分钟，取天河水2分钟，运水入土1分钟，清大肠经1分钟，揉内劳宫穴1分钟；

　　（取腿部）揉足三里穴1分钟、阴陵泉穴1分钟；

　　（取背部）揉厥阴俞穴1分钟、脾俞穴1分钟。

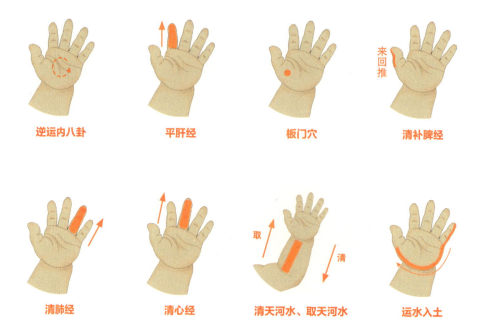

逆运内八卦　　　平肝经　　　板门穴　　　清补脾经

清肺经　　　清心经　　　清天河水、取天河水　　　运水入土

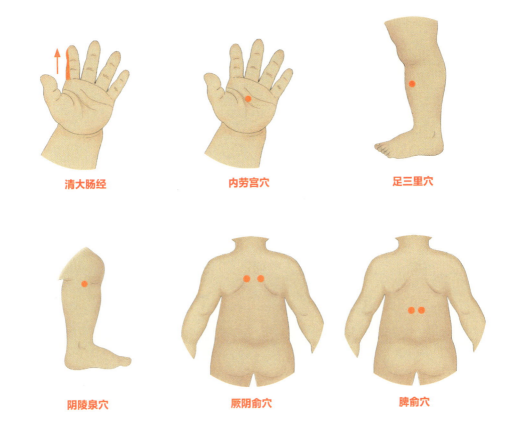

清大肠经　　　　　　内劳宫穴　　　　　　足三里穴

阴陵泉穴　　　　　　厥阴俞穴　　　　　　脾俞穴

夏至·身心健康运动

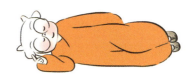

吉祥卧

　　夏至养生，睡眠就是一味药。中医推崇"睡子午觉"，白日要午睡，夜晚要在23点前入睡。夜睡适宜吉祥卧，利于消除疲劳，恢复体力，养神聚气。

　　动作要领：右卧，两腿微屈，左手放在左大腿外侧，右手五指伸直，拇指和食指轻夹耳垂。

　　青年人可双腿略直，老年人和病人可双腿略屈。

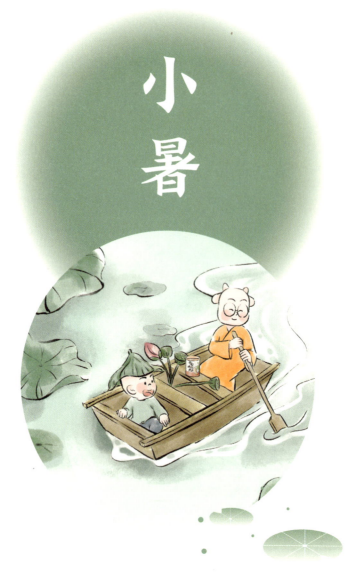

小暑

苦热（其一）

［宋］陆游

万瓦鳞鳞若火龙，日车不动汗珠融。
无因羽翮氛埃外，坐觉蒸炊釜甑中。
石涧寒泉空有梦，冰壶团扇欲无功。
余威向晚犹堪畏，浴罢斜阳满野红。

二十四节气之小暑

溽热难耐，宜清热、祛湿、补津

羊爸爸说

　　仲夏即将结尾，小暑也跟着来了。

　　"倏忽温风至，因循小暑来。"

　　暑，为炎热之意。小暑就是小热，意味着非常火热的盛夏时节正式开始，天气从这之后会越来越炎热和潮湿。

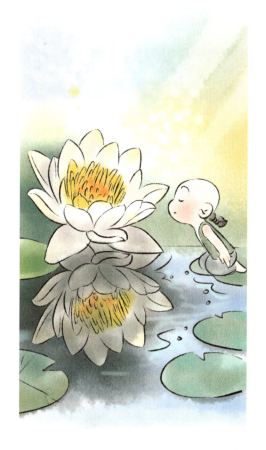

①

小暑物候

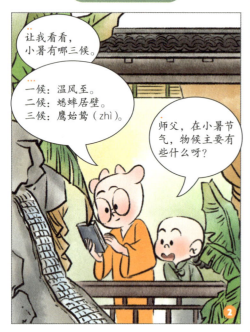

让我看看，小暑有哪三候。

一候：温风至。
二候：蟋蟀居壁。
三候：鹰始鸷（zhì）。

师父，在小暑节气，物候主要有些什么呀？

【二候】蟋蟀居壁。
此时，蟋蟀的羽翼稍稍长成，开始离开田野来到庭院的墙角下或墙壁缝隙以避暑热。

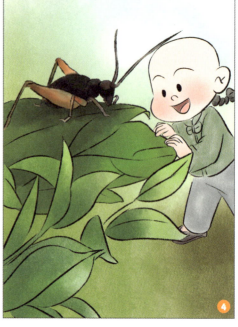

【一候】温风至。
温风，就是挟裹着热浪的风，带着暑热吹烫了大地，让人感觉不到一丝凉意。

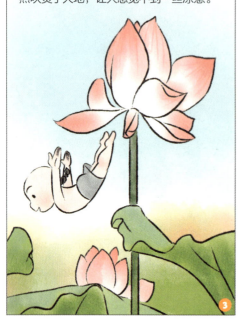

【三候】鹰始鸷。
老鹰开始远离地面，翱翔在清凉的高空中，以躲避地面的热浪。

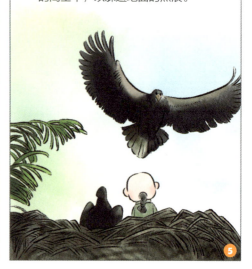

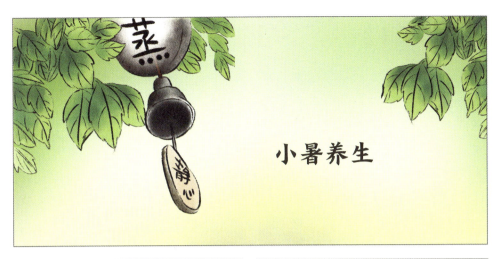

小暑养生

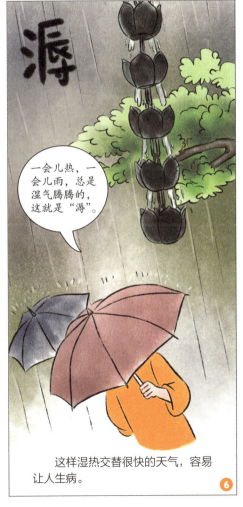

一会儿热，一会儿雨，总是湿气腾腾的，这就是"溽"。

这样湿热交替很快的天气，容易让人生病。

6

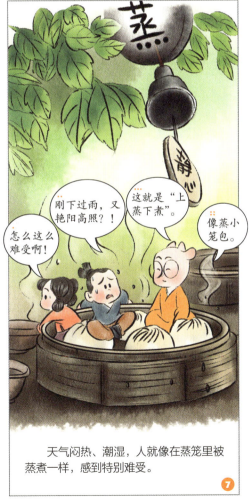

刚下过雨，又艳阳高照？！

这就是"上蒸下煮"。

怎么这么难受啊！

像蒸小笼包。

天气闷热、潮湿，人就像在蒸笼里被蒸煮一样，感到特别难受。

7

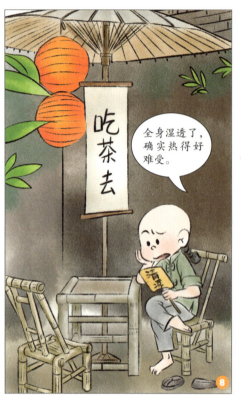

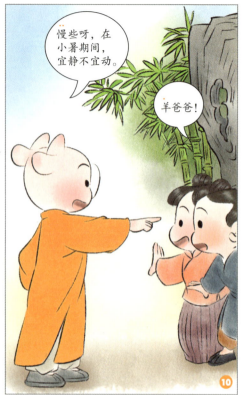

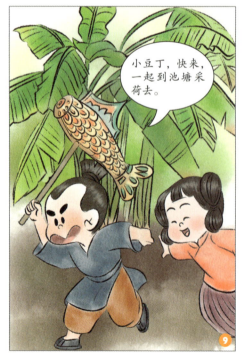

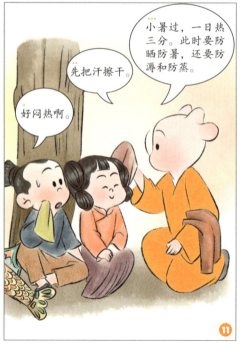

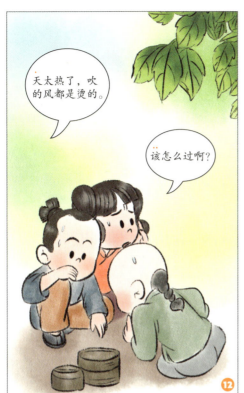

羊爸爸说

在夏季，人体的阳气都被蒸腾在外，外热内寒，内里阴寒，切忌贪凉而常吹空调、喝冰镇饮料、吃冰西瓜。这些更容易消耗人体阳气、导致脾胃虚寒，使脾胃运化能力越来越弱，寒湿邪气走到体内更深的地方。

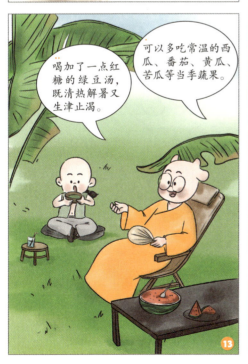

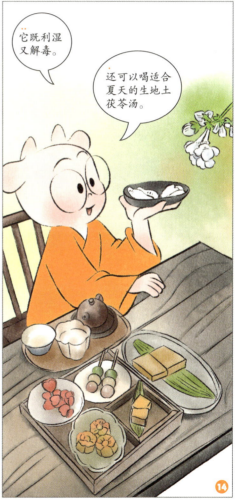

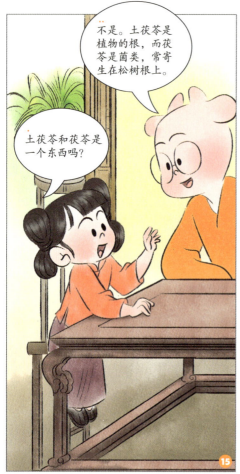

不是。土茯苓是植物的根，而茯苓是菌类，常寄生在松树根上。

土茯苓和茯苓是一个东西吗？

15

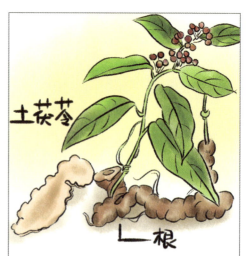

土茯苓

└根

土茯苓利热祛湿，当身体因为湿气、热气而出现轻微炎症时（已经不只是水肿、易困倦那么简单），比如女性下焦白带变黄、增多，阴痒，出现湿疹等，就要用土茯苓了，以"搜剔湿热之蕴毒"。

17

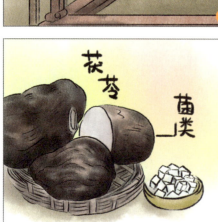

茯苓

└菌类

茯苓利水渗湿，作用较慢但平和。脾虚的人容易水肿、虚胖、困倦，经常感到松软无力，可以常吃茯苓粥。它还有补益心脾的效果。

16

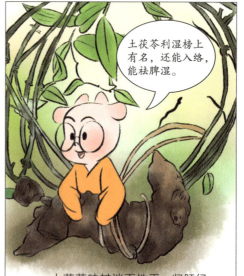

土茯苓利湿榜上有名，还能入络，能祛脾湿。

土茯苓味甘淡而性平，归肝经、胃经，在利湿的中药排行榜里能够排前几位。

它就像是小型的除湿机，在身体经络里辛勤地走窜，可以把那些藏在筋络角落、肌肉和皮肤里的水湿垃圾搜刮出来、排出去。

18

有些药材只能在皮（表）的层面发挥作用。

而土茯苓的能量虽然平和，却可以深入到中层。

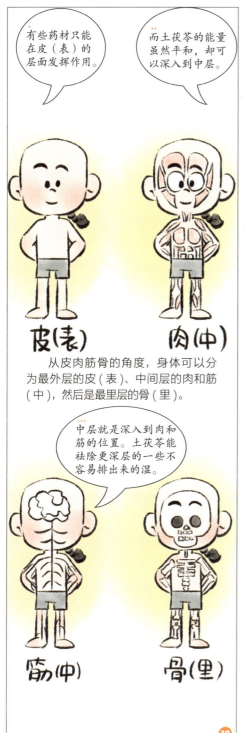

皮（表）　　肉（中）

从皮肉筋骨的角度，身体可以分为最外层的皮（表）、中间层的肉和筋（中），然后是最里层的骨（里）。

中层就是深入到肉和筋的位置。土茯苓能祛除更深层的一些不容易排出来的湿。

筋（中）　　骨（里）

如果湿邪深入到经络和骨关节，人容易感到关节肿胀或疼痛。

如果湿邪深入到下焦，体内有顽固性湿气的人，会出现顽固性肥胖、湿疹、荨麻疹、关节炎、妇科炎症、脚气、各类结节和息肉等。

如果湿邪深入到中焦脾胃的话，人容易胸脘胀满、憋闷，腹胀，困倦，不爱吃饭，大便黏滞、便秘或量少而稀烂，舌体胖大、边缘有锯齿等。

如果有这些情况，可以用土茯苓。

怎么判断体内已经有更深层的湿呢？

土茯苓有一点比较特别，那就是能祛中焦脾湿。

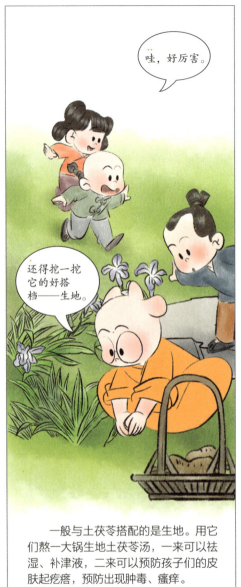

哇，好厉害。

还得挖一挖它的好搭档——生地。

一般与土茯苓搭配的是生地。用它们熬一大锅生地土茯苓汤，一来可以祛湿、补津液，二来可以预防孩子们的皮肤起疙瘩，预防出现肿毒、瘙痒。

21

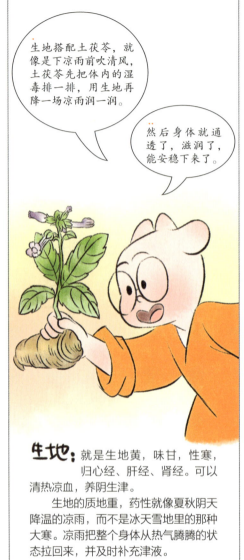

生地搭配土茯苓，就像是下凉雨前吹清风，土茯苓先把体内的湿毒排一排，用生地再降一场凉雨润一润。

然后身体就通透了，滋润了，能安稳下来了。

生地： 就是生地黄，味甘，性寒，归心经、肝经、肾经。可以清热凉血，养阴生津。

生地的质地重，药性就像夏秋阴天降温的凉雨，而不是冰天雪地里的那种大寒。凉雨把整个身体从热气腾腾的状态拉回来，并及时补充津液。

22

羊爸爸说

津液和血一样，来源于饮食水谷，是散布在人体各处的一切正常水液的总称。质地较清稀的称为"津"，流动性大，布散于体表皮肤、肌肉和孔窍（眼耳鼻舌口），能渗入血脉之内，起滋润作用。

质地较浓稠的称为"液"，流动性较小，灌注于骨节、骨髓、五脏六腑、脑等，起濡养作用。

津滋润如水，液濡养如粥，对人体都很重要。

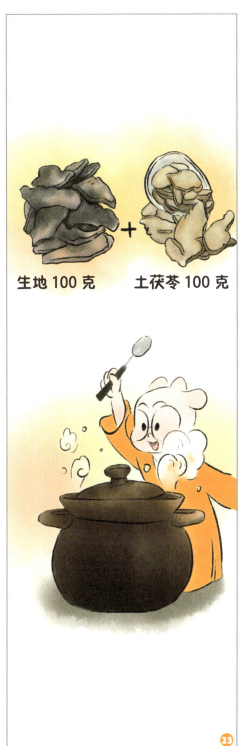

生地 100 克 + 土茯苓 100 克

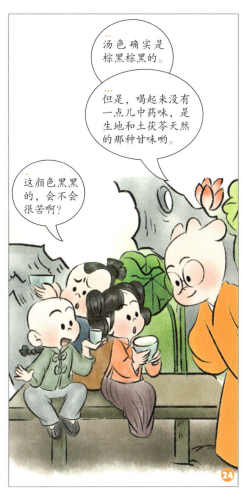

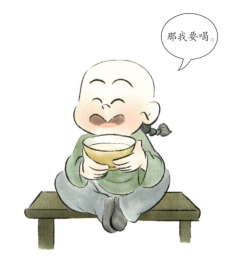

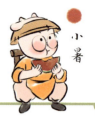

小暑

小暑养生漫画小结

　　小暑后，天气溽热，一会儿热，一会儿雨，湿气腾腾，凉热交替也很快，对身体津液损耗很大，人容易生病。人体的阳气都被蒸腾在外，外热内寒，内里阴寒，此时切忌贪凉而喝冰镇饮料，这容易导致脾胃虚寒。可以多吃常温西瓜、番茄、黄瓜、苦瓜等当季蔬果，也可以喝加了一点红糖的绿豆汤，清热解暑、生津止渴。

　　一些有湿热的大人和小孩在小暑容易上火、流鼻血、喉咙痛、便秘，总觉得口渴，不停地喝水，舌苔黄、厚，舌尖发红。可以多喝一些生地土茯苓汤，祛湿清热的同时，还能滋阴补津。而偏虚寒体质的大人和孩子，舌苔白厚的，可以多喝一些土茯苓和五指毛桃汤。

小暑·药食同源

生地土茯苓汤

（清热凉血、滋阴祛湿）

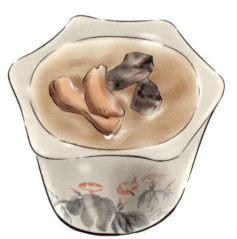

主料

生地　　　　　100 克
土茯苓　　　　100 克

做法

1. 把生地和土茯苓一起放入砂锅里，加入适量的水；

2. 大火烧滚后，再用小火熬 1~2 小时；

3. 最后放入一点盐即可。

土茯苓

性味

性平，味甘淡。

归经

入心、脾、肺经。

功用主治

渗湿利水，益脾和胃，宁心安神。治小便不利，水肿胀满，痰饮咳逆，呕哕（yuě）泄泻，遗精，淋浊，惊悸，健忘。

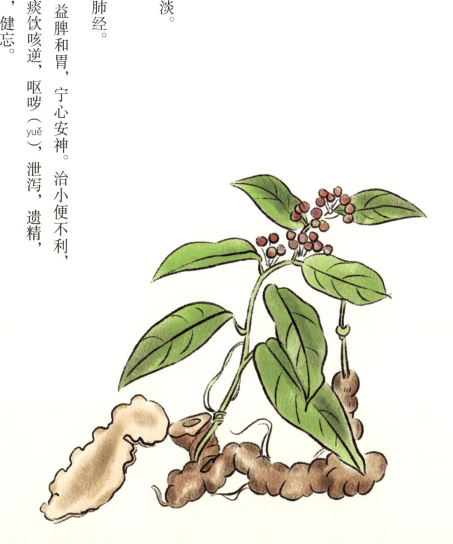

扶养正气

小暑一过，一日热三分，暑多挟湿，易伤脾胃。此时"应夏藏，闭门谢客"，扶养身体正气。

配合如下调理手法，可清热利湿，解暑，健脾和胃，平衡阴阳，补阳扶正。

（取手肘部）顺运内八卦 1 分钟，清脾胃经 2 分钟，补脾经 2 分钟，清大肠经 2 分钟，平肝经 2 分钟，清肺经 2 分钟，清天河水 2 分钟，取天河水 2 分钟，补肾阴经 1 分钟，补肾阳经 2 分钟，分阴阳 1 分钟；

（取腿部）揉足三里穴 1 分钟；

（取腹部）揉中脘穴 1 分钟；

（取背部）揉肝俞穴 1 分钟、脾俞穴 1 分钟，正捏脊 10 次。

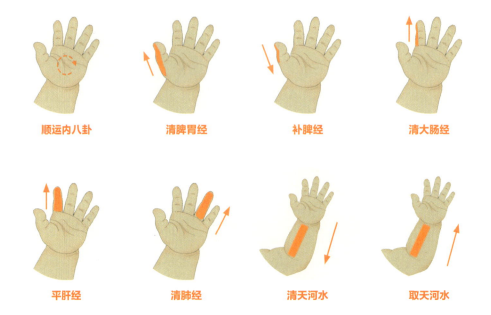

顺运内八卦　　清脾胃经　　补脾经　　清大肠经

平肝经　　清肺经　　清天河水　　取天河水

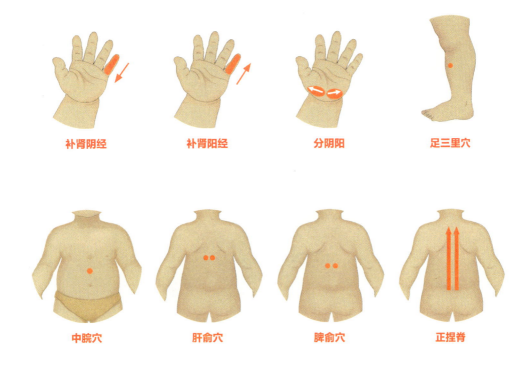

补肾阴经　　　补肾阳经　　　分阴阳　　　足三里穴

中脘穴　　　肝俞穴　　　脾俞穴　　　正捏脊

太极摩腹

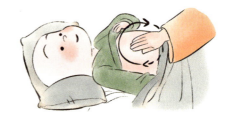

小暑入长夏，热如煮物也。"长夏应脾"，未来一个月，护佑好脾胃，秋冬身体会更好。

每晚睡前做太极摩腹 5 分钟，可调畅气血，预防和消除积食。

动作要领：整个手臂放松，手掌自然地放在腹部，以肚脐为中心，顺时针按摩整个腹部，范围可以大一点，其间不换手。

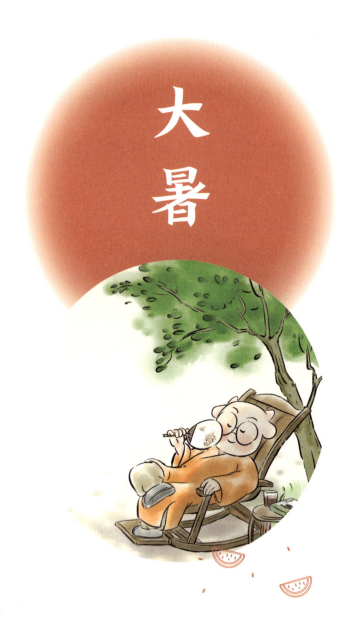

大暑

大暑登东城

[元]许衡

三丈危城日暮登，暑威殊不霁凭陵。
何时太华高峰上，细嚼松阴六月冰。

二十四节气之大暑

趁三伏天滋阴、敛阳、养神

羊爸爸说

大暑是夏至过后的第二个节气，此时阳气已过峰值，开始下降，阴气开始上升。

但气温却是一年中最高的，暑为热之极，此时名为"大暑"，当之无愧。

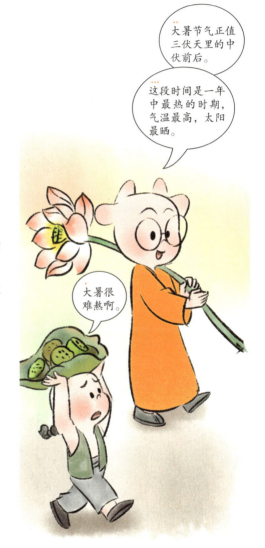

大暑节气正值三伏天里的中伏前后。

这段时间是一年中最热的时期，气温最高，太阳最晒。

大暑很难熬啊。

大暑物候

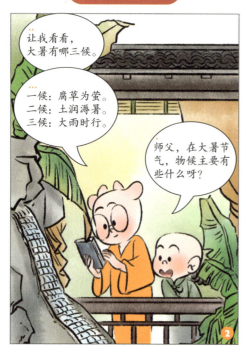

让我看看，大暑有哪三候。

一候：腐草为萤。
二候：土润溽暑。
三候：大雨时行。

师父，在大暑节气，物候主要有些什么呀？

【二候】土润溽暑。
土壤潮润，天气湿热难耐。

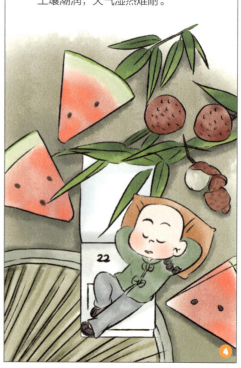

【一候】腐草为萤。
萤火虫产卵在落叶与枯草之间，经幼虫、蛹而至成虫，在盛夏时节孵化而出。

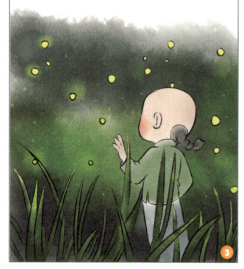

【三候】大雨时行。
早上的湿热之气在高空中遇到冷空气，形成积雨云，常在午后下起大雨，雨势大而短暂。

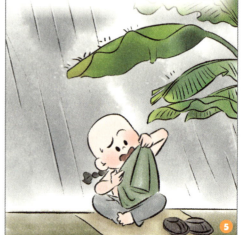

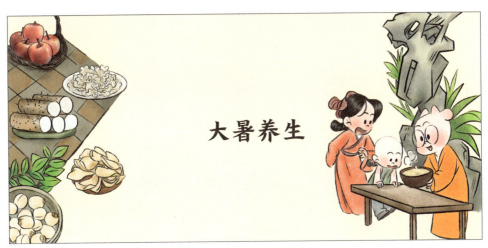

大暑养生

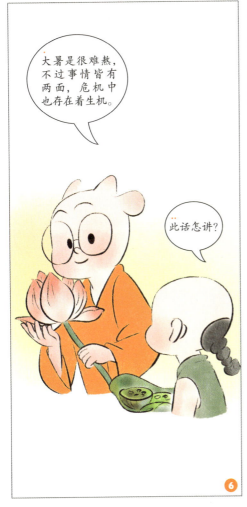

大暑是很难熬，不过事情皆有两面，危机中也存在着生机。

此话怎讲？

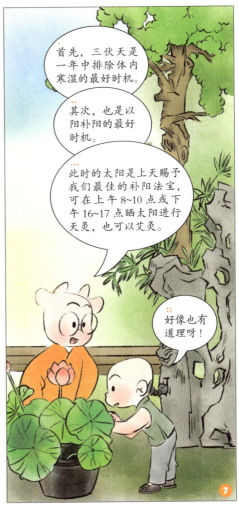

首先，三伏天是一年中排除体内寒湿的最好时机。

其次，也是以阳补阳的最好时机。

此时的太阳是上天赐予我们最佳的补阳法宝，可在上午8~10点或下午16~17点晒太阳进行天灸，也可以艾灸。

好像也有道理呀！

6

7

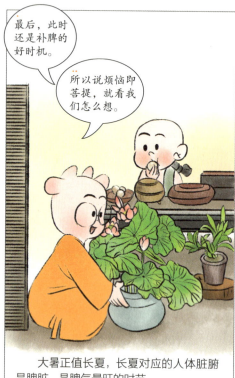

最后，此时还是补脾的好时机。

所以说烦恼即菩提，就看我们怎么想。

大暑正值长夏，长夏对应的人体脏腑是脾脏，是脾气最旺的时节。

此时补脾事半功倍，不仅可以解决体内湿气重的问题，还可以把吃进的水谷经脾脏最大程度运化为气血来补阳。⑧

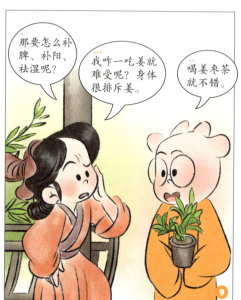

那要怎么补脾、补阳、祛湿呢？

我咋一吃姜就难受呢？身体很排斥姜。

喝姜枣茶就不错。⑨

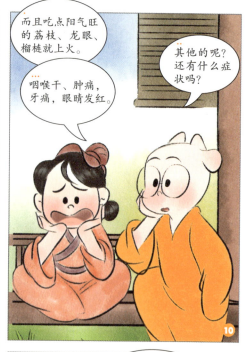

而且吃点阳气旺的荔枝、龙眼、榴梿就上火。

其他的呢？还有什么症状吗？

咽喉干、肿痛，牙痛，眼睛发红。⑩

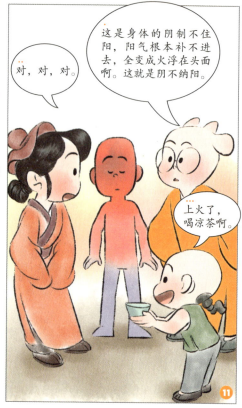

这是身体的阴制不住阳，阳气根本补不进去，全变成火浮在头面啊。这就是阴不纳阳。

对，对，对。

上火了，喝凉茶啊。⑪

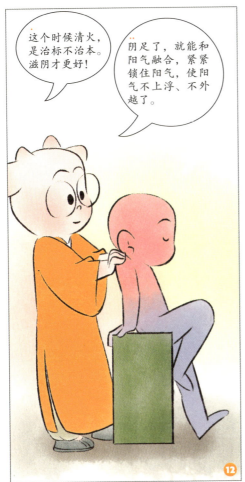

这个时候清火，是治标不治本。滋阴才更好！

阴足了，就能和阳气融合，紧紧锁住阳气，使阳气不上浮、不外越了。

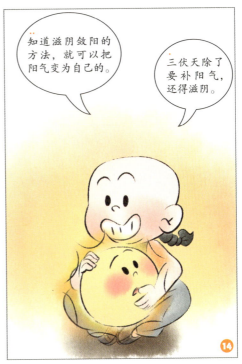

知道滋阴敛阳的方法，就可以把阳气变为自己的。

三伏天除了要补阳气，还得滋阴。

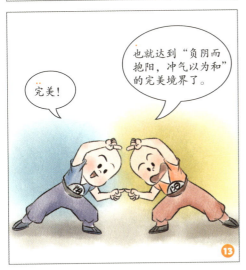

完美！

也就达到"负阴而抱阳，冲气以为和"的完美境界了。

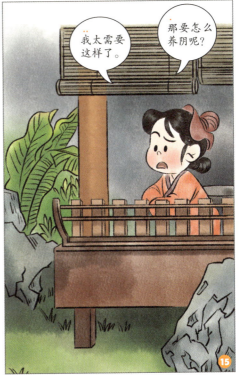

我太需要这样了。

那要怎么养阴呢？

01
养阴先养神

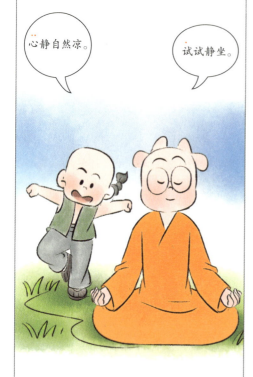

"神"在中医里面又可以解释为神志，指人的精神状态和意识活动，是人体生命活动的主宰。人神好清，人心好静。

阴是主滋养、宁静的，可以做一些安静的功法，比如静坐、站桩，滋阴养神的效果都不错。

16

02
别再熬夜啦

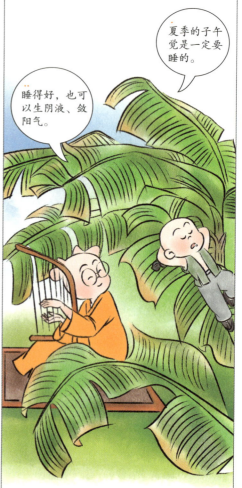

子午觉就是每天子时（夜晚 23 点到 1 点）和午时（中午 11 点到 13 点）按时入睡。子时大睡，午时小憩。

17

03
常备小甜汤，给身体补津液

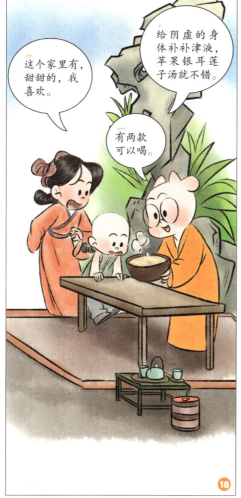

给阴虚的身体补补津液，苹果银耳莲子汤就不错。

这个家里有，甜甜的，我喜欢。

有两款可以喝。

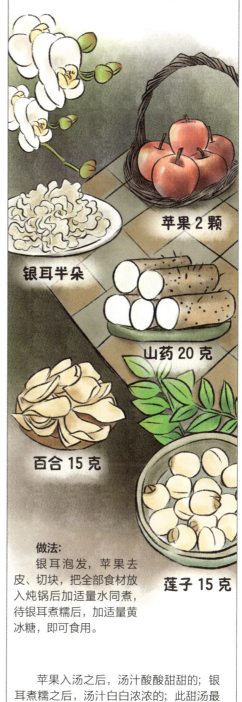

苹果 2 颗

银耳半朵

山药 20 克

百合 15 克

莲子 15 克

做法：
　银耳泡发，苹果去皮、切块，把全部食材放入炖锅后加适量水同煮，待银耳煮糯后，加适量黄冰糖，即可食用。

　苹果入汤之后，汤汁酸酸甜甜的；银耳煮糯之后，汤汁白白浓浓的；此甜汤最治烦热、燥渴、晚上睡得不安稳的。

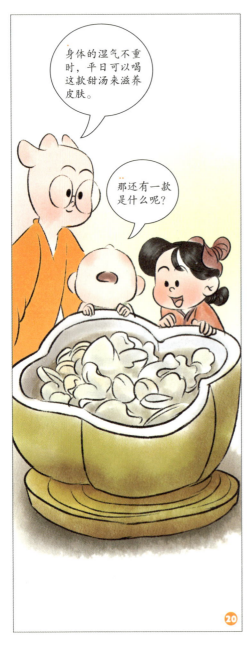

身体的湿气不重时，平日可以喝这款甜汤来滋养皮肤。

那还有一款是什么呢？

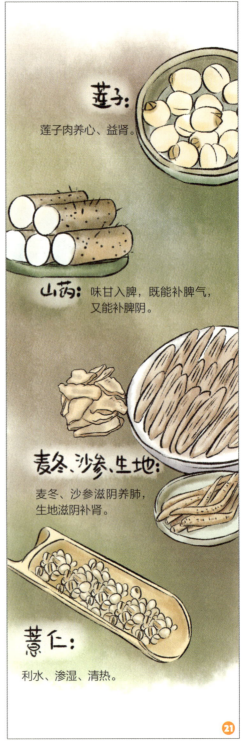

莲子：
莲子肉养心、益肾。

山药： 味甘入脾，既能补脾气，又能补脾阴。

麦冬、沙参、生地：
麦冬、沙参滋阴养肺，生地滋阴补肾。

薏仁：
利水、渗湿、清热。

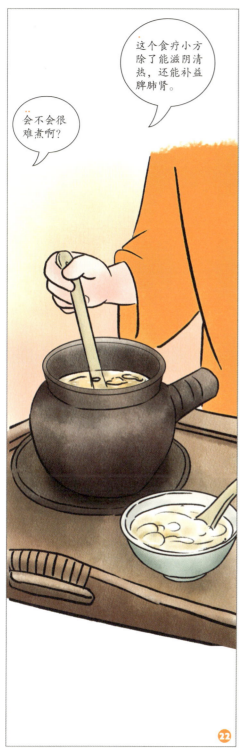

这个食疗小方除了能滋阴清热，还能补益脾肺肾。

会不会很难煮啊？

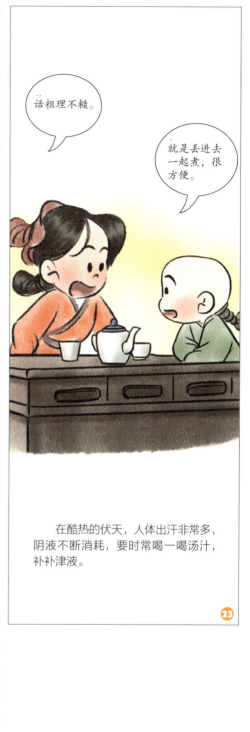

话粗理不糙。

就是丢进去一起煮，很方便。

在酷热的伏天，人体出汗非常多，阴液不断消耗，要时常喝一喝汤汁，补补津液。

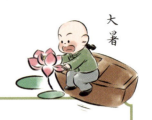
大暑

大暑养生漫画小结

　　大暑至热，万物荣华。可借最佳的补阳法宝——晒太阳来天灸，也可以艾灸，以阳补阳，驱逐寒湿。同时，也要滋阴敛阳。阴液足，才不生虚火，才能"收住"阳气。滋阴敛阳有三招：

　　第一招：静。静坐、站桩都可以。

　　第二招：睡。子时（夜晚 23 点到 1 点）一定要入睡，午时（中午 11 点到 13 点）要小憩一下。

　　第三招：饮。苹果银耳莲子汤，滋阴清热，最治烦热、燥渴、晚上睡得不安稳的。还可以喝山药莲子薏仁汤，除了滋阴、清热、祛湿，还可以养心益肾、补益脾肺。

大暑 · 药食同源

山药莲子薏仁汤

（滋阴清热、补益脾肺肾）

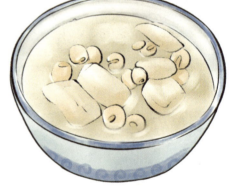

主料

山药	9 克	沙参	6 克
莲子肉	9 克	生地	6 克
薏仁	9 克	冰糖	1 块
麦冬	6 克		

做法

1. 食材入锅，加适量清水，用大火煎煮；

2. 烧开后，转小火再煮半小时；

3. 最后把汁滤出，盛入碗中，加冰糖就可以喝了。

莲子

诸药以草为本

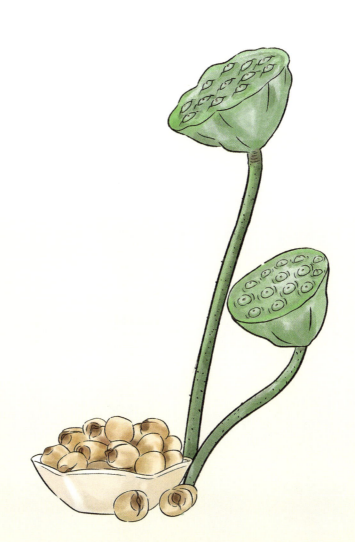

性味

性平，味甘涩。

归经

入心、脾、肾经。

功用主治

养心，益肾，补脾，涩肠。治夜寐多梦，遗精，淋浊，久痢，虚泻，妇人崩漏带下。

冬病夏治

　　大暑至，万物荣华。此时最宜借助至热阳气温通经络，驱逐寒湿邪，调理慢性疾病。

　　配合如下调理手法，可清热利湿、防暑。

　　（取手部）顺运内八卦1分钟，清大肠经2分钟，平肝经2分钟，清肺经2分钟，清胃经2分钟，补脾经2分钟，揉小天心穴2分钟；

　　（取腿部）揉足三里穴1分钟；

　　（取腹部）揉中脘穴2分钟；

　　（取背部）揉肝俞穴2分钟、脾俞穴2分钟，正捏脊10次。

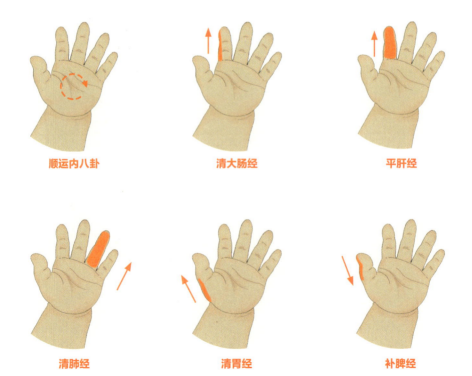

顺运内八卦　　　　　清大肠经　　　　　平肝经

清肺经　　　　　清胃经　　　　　补脾经

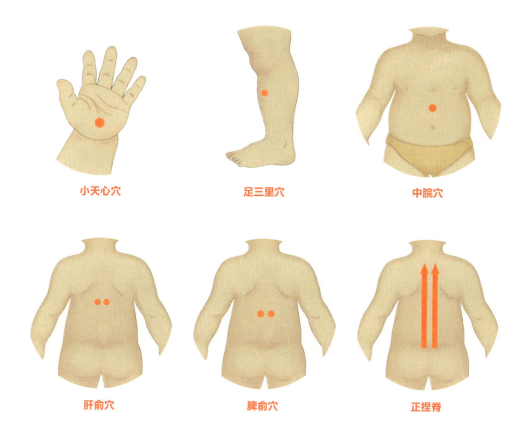

小天心穴　　　足三里穴　　　中脘穴

肝俞穴　　　脾俞穴　　　正捏脊

温水泡脚

大暑高温酷热，阳气最旺。
睡前温水泡脚，可防热伤风，促进睡眠。
孩童或体弱者应避免每日泡脚。

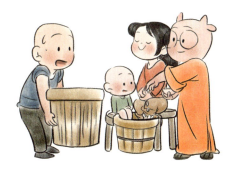

青豆读享 阅读服务

帮你读好这本书

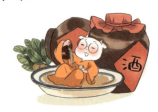

《二十四节气顺时正养》阅读服务：

- **配套广播剧**　24 节音频，和孩子随时随地收听顺时养生智慧。

- **节气清单**　24 张清单卡片，分节气列举带孩子应季打卡的 120 件"小事"，方便你把本书实践起来。

- **趣味测试**　中华中医药学会发布的中医体质自测题，方便你测测自己属于哪种体质。

- **作者访谈**　本书作者分享创作初心以及中医学习心路历程。

- **编辑讲书**　编辑精讲本书的 3 个使用方法，方便你借助本书，带孩子践行中医养生。

- ……

（以上内容持续优化更新中，具体呈现以实际上线为准。）

扫码进入
正版图书配套阅读服务

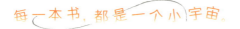
每一本书，都是一个小宇宙。

注：本套书前勒口、书签、春生册附录 1 的二维码及扫码获取的内容，均由羊爸爸团队负责。

青豆書坊

—— 阅读·思考·生活 ——

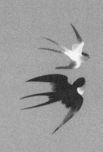

用中医智慧，赋能天下家庭

愿天下孩子，都能身心健康

中医文化家庭共读和青少普及丛书

二十四节气
顺时正养 冬藏

羊爸爸　俞小燕 ◎ 著绘

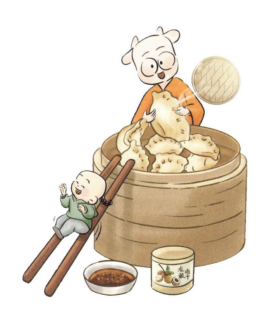

SPM 南方传媒　新世纪出版社

· 广州 ·

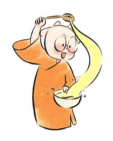

图书在版编目（CIP）数据

二十四节气顺时正养. 冬藏 / 羊爸爸, 俞小燕著绘.

广州 : 新世纪出版社, 2025.5（2025.7重印）. -- ISBN 978-7-5583-4832-7

I. R212-49

中国国家版本馆CIP数据核字第2025WL2266号

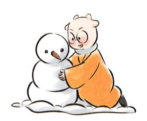

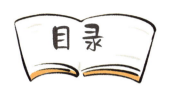

目录

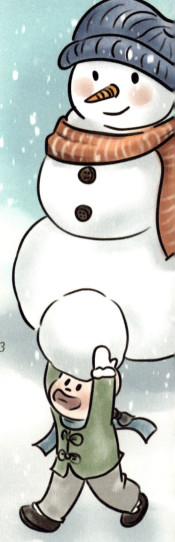

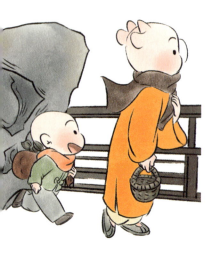

扫码优惠购买本书配套广播剧
和孩子随时收听顺时养生智慧

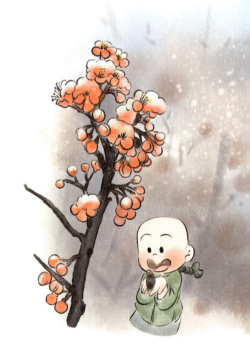

在山的那边海的那边有一个羊羊镇，羊羊镇风景秀美，四季如画，村民们顺应天时，衡量地利，日出而作，日落而息，生活美满又充实。

羊羊镇里有一位羊爸爸，羊爸爸一直跟羊羊镇的村民们生活在一起。羊爸爸收了一个小徒弟，名叫小豆丁。

没人记得羊爸爸多少岁了，只知道，每当有孩子出生，羊爸爸就会出现，陪伴他们成长，守护他们的健康。

有一天，小豆丁从《黄帝内经》上看到"春生夏长，秋收冬藏"。这是什么意思呢？小豆丁想了好久也不明白。他想，羊爸爸一定知道。于是，他叫上好朋友小花，去找羊爸爸。我们的故事，就从这里开始了。

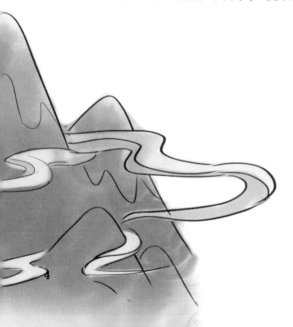

人物简介

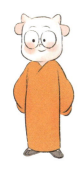

羊爸爸

很多年前的一个夜晚，天空划过一颗流星，羊爸爸开始了研习中医、探寻生命奥秘的旅程，立志要守护孩子们的身心健康，陪伴他们成长。

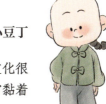

小豆丁

天真可爱，聪明好学，对中国传统文化很感兴趣，跟着羊爸爸学习中医知识，经常黏着羊爸爸问这问那。

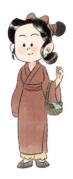

小豆丁妈妈姜半夏

脾气火辣，心思细腻，美丽善良。受羊爸爸影响，热爱中医，也一直在学习中医。喜欢做笔记，记录小豆丁的日常生活，一心为孩子的健康着想，鼓励并支持小豆丁学习中医文化。

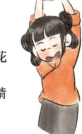

小花

小豆丁的好朋友，性格活泼开朗、热情大方，经常与小豆丁一起去找羊爸爸。

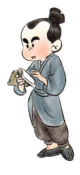

大壮

小豆丁邻居家的小孩，经常和小豆丁一起玩，喜欢欺负弱小，在羊爸爸和小豆丁的影响下，也慢慢喜欢上了中医，改掉了坏毛病，和大家成了好朋友。

子午流注图

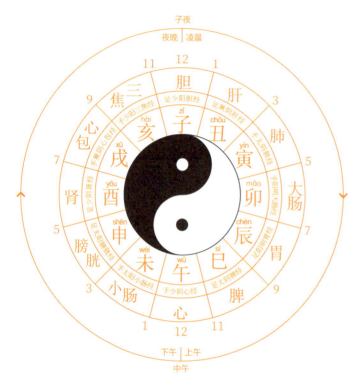

子午流注图表示的是人体生命系统在一天十二个时辰中的盛衰运行规律。

"子"代表阳生，为阳气之首；"午"代表阴生，为阴气之初；"流"代表阳生的过程；"注"代表阴藏的过程。"子午流注"意味着阳极生阴、阴极生阳的运动规律。

子午流注图把人的十二条经脉在十二个时辰中的盛衰规律有序地联系起来，又通过人体的五脏六腑与十二经脉相配的关系，预测出某脏腑经络的气血在某个时辰的盛或衰，以此为基础进行养生、治病，可以达到事半功倍的效果。

亥时 21:00—23:00
宜：心平气和，入睡。

子时 23:00—1:00
宜：睡觉，保护阳气。

丑时 1:00—3:00
宜：熟睡。

寅时 3:00—5:00
宜：熟睡或导引吐纳。

卯时 5:00—7:00
宜：起床喝温开水、排便。

辰时 7:00—9:00
宜：及时早餐，营养需均衡。

巳时 9:00—11:00
宜：适量饮水，抓紧时间学习、工作。

午时 11:00—13:00
宜：吃午餐，小憩养阳气。

未时 13:00—15:00
宜：多饮水，净化血液，调理小肠经。

申时 15:00—17:00
宜：适量饮水，运动，抓紧时间学习、工作。

酉时 17:00—19:00
宜：休息。

戌时 19:00—21:00
宜：吃晚餐、散步，做能让自己放松和心情愉快的事情。

二十四节气歌

春雨惊春清谷天，夏满芒夏暑相连，

秋处露秋寒霜降，冬雪雪冬小大寒。

每月两节不变更，最多相差一两天。

上半年来六廿一，下半年是八廿三。

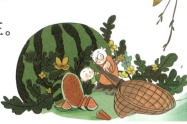

注："廿"读作 niàn，意为二十。

🔶 节气的计算以阳历为准，每一节气开始的时间并不总是固定的，有时前后相差一两天。

🔶 上半年每个月的两个节气，前一个节气的日期在六号前后，后一个节气的日期在二十一号前后。

🔶 下半年每个月的两个节气，前一个节气的日期在八号前后，后一个节气的日期在二十三号前后。

🔶 春三月包括立春、雨水、惊蛰、春分、清明、谷雨这六个节气，时间在每年阳历的二月、三月和四月。

🔶 夏三月包括立夏、小满、芒种、夏至、小暑、大暑这六个节气，时间在每年阳历的五月、六月和七月。

🔶 秋三月包括立秋、处暑、白露、秋分、寒露、霜降这六个节气，时间在每年阳历的八月、九月和十月。

🔶 冬三月包括立冬、小雪、大雪、冬至、小寒、大寒这六个节气，时间在每年阳历的十一月、十二月和一月。

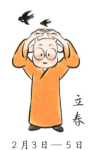

立春

2 月 3 日 — 5 日

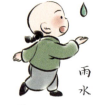

雨水

2 月 18 日 — 20 日

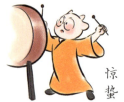
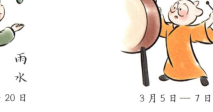

惊蛰

3 月 5 日 — 7 日

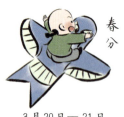

春分

3 月 20 日 — 21 日

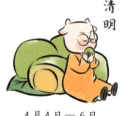

清明

4 月 4 日 — 6 日

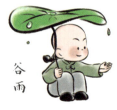

谷雨

4 月 19 日 — 21 日

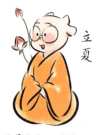

立夏

5 月 5 日 — 7 日

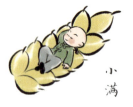

小满

5 月 20 日 — 22 日

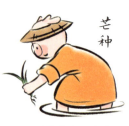

芒种

6 月 5 日 — 7 日

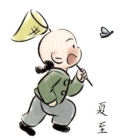

夏至

6 月 21 日 — 22 日

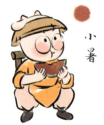

小暑

7 月 6 日 — 8 日

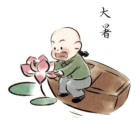

大暑

7 月 22 日 — 24 日

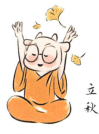

立秋

8 月 7 日 — 9 日

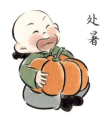

处暑

8 月 22 日 — 24 日

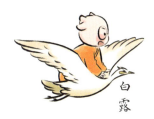

白露

9 月 7 日 — 9 日

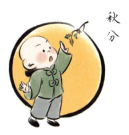

秋分

9 月 22 日 — 24 日

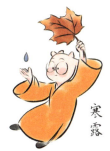

寒露

10 月 7 日 — 9 日

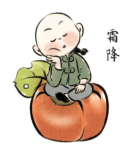

霜降

10 月 23 日 — 24 日

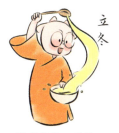

立冬

11 月 7 日 — 8 日

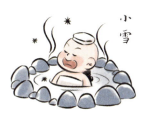

小雪

11 月 22 日 — 23 日

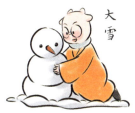

大雪

12 月 6 日 — 8 日

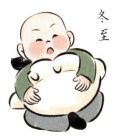

冬至

12 月 21 日 — 23 日

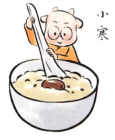

小寒

1 月 5 日 — 7 日

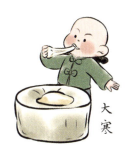

大寒

1 月 20 日 — 21 日

9

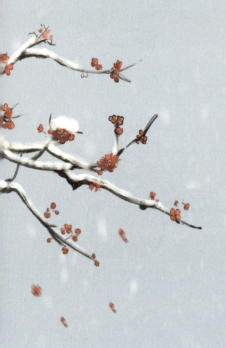

万物蛰藏
御寒补肾

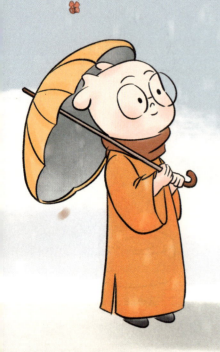

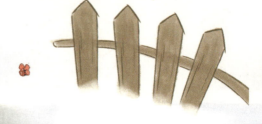

冬三月，此谓闭藏。

水冰地坼，无扰乎阳。
<small>chè</small>

早卧晚起，必待日光，使志若伏若匿，

若有私意，若已有得，去寒就温，无泄皮肤，

使气亟夺，此冬气之应，养藏之道也。

逆之则伤肾，春为痿厥，奉生者少。
<small>wěi jué</small>

——《黄帝内经·素问》

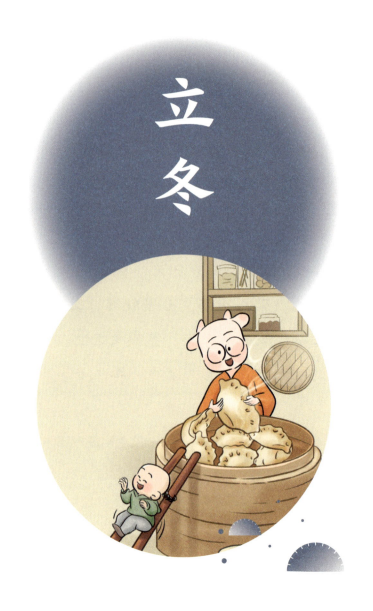

立冬

［唐］李白

冻笔新诗懒写，寒炉美酒时温。

醉看墨花月白，恍疑雪满前村。

二十四节气 之 立冬

初冬建始，万物潜藏，
补冬之前吃萝卜，滋阴潜阳

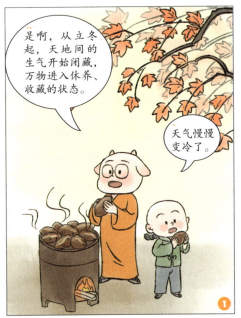

是啊，从立冬起，天地间的生气开始闭藏，万物进入休养、收藏的状态。

天气慢慢变冷了。

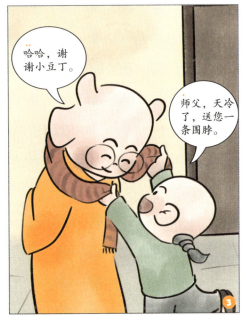

气候也由秋季的少雨干燥向冬季的阴雨寒冻过渡。

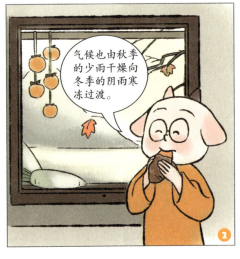

哈哈，谢谢小豆丁。

师父，天冷了，送您一条围脖。

羊爸爸说

立冬是冬天的第一个节气，代表冬季的开始，万物开始潜藏。

立冬与立春、立夏、立秋合称"四立"，与春分、秋分"二分"以及夏至、冬至"二至"一起，被视为二十四节气中最重要的八大节气，也是古代的重要节日，同时是健康风险高、需要认真保养身体的重要时节。

立冬物候

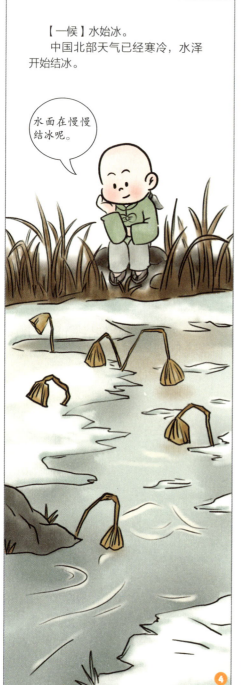

【一候】水始冰。
中国北部天气已经寒冷，水泽开始结冰。

水面在慢慢结冰呢。

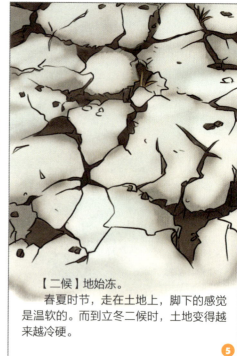

【二候】地始冻。
春夏时节，走在土地上，脚下的感觉是温软的。而到立冬二候时，土地变得越来越冷硬。

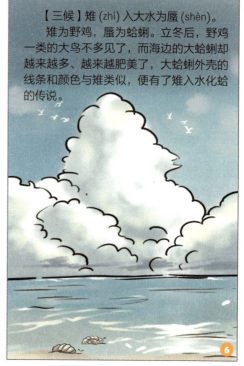

【三候】雉 (zhì) 入大水为蜃 (shèn)。
雉为野鸡，蜃为蛤蜊。立冬后，野鸡一类的大鸟不多见了，而海边的大蛤蜊却越来越多、越来越肥美了，大蛤蜊外壳的线条和颜色与雉类似，便有了雉入水化蛤的传说。

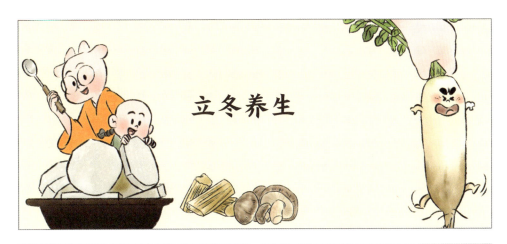

立冬养生

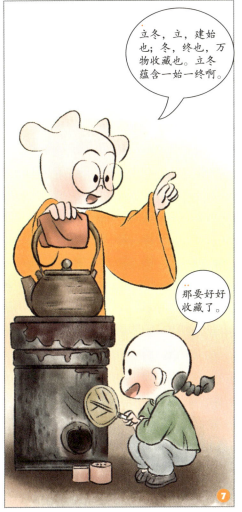

立冬，立，建始也；冬，终也，万物收藏也。立冬蕴含一始一终啊。

那要好好收藏了。

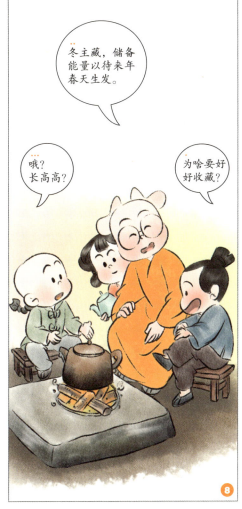

冬主藏，储备能量以待来年春天生发。

哦？长高高？

为啥要好好收藏？

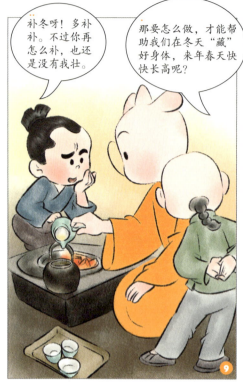

补冬呀！多补补。不过你再怎么补，也还是没有我壮。

那要怎么做，才能帮助我们在冬天"藏"好身体，来年春天快快长高呢？

⑨

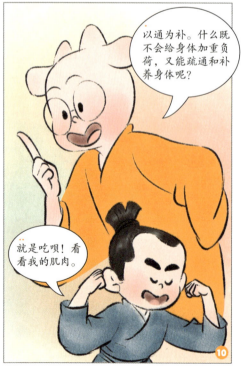

以通为补。什么既不会给身体加重负荷，又能疏通和补养身体呢？

就是吃呗！看看我的肌肉。

⑩

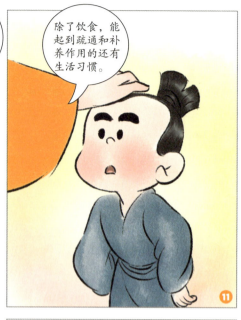

除了饮食，能起到疏通和补养作用的还有生活习惯。

⑪

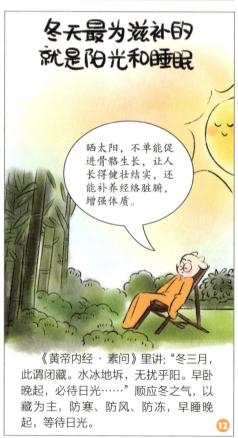

冬天最为滋补的就是阳光和睡眠

晒太阳，不单能促进骨骼生长，让人长得健壮结实，还能补养经络脏腑，增强体质。

《黄帝内经·素问》里讲："冬三月，此谓闭藏。水冰地坼，无扰乎阳。早卧晚起，必待日光……"顺应冬之气，以藏为主，防寒、防风、防冻，早睡晚起，等待日光。

⑫

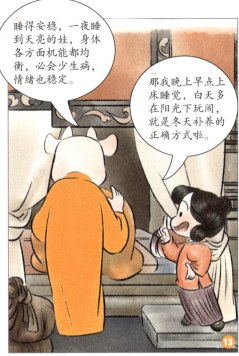

睡得安稳，一夜睡到天亮的娃，身体各方面机能都均衡，必会少生病，情绪也稳定。

那我晚上早点上床睡觉，白天多在阳光下玩闹，就是冬天补养的正确方式啦。

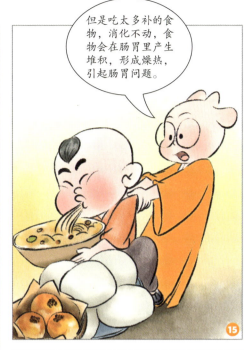

但是吃太多补的食物，消化不动，食物会在肠胃里产生堆积，形成燥热，引起肠胃问题。

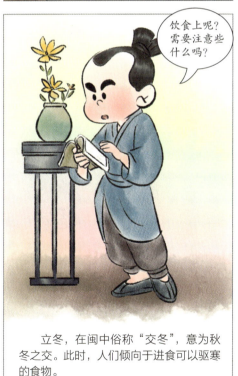

饮食上呢？需要注意些什么吗？

立冬，在闽中俗称"交冬"，意为秋冬之交。此时，人们倾向于进食可以驱寒的食物。

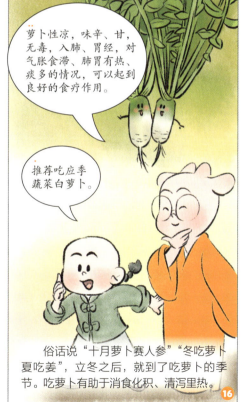

萝卜性凉，味辛、甘，无毒，入肺、胃经，对气胀食滞、肺胃有热、痰多的情况，可以起到良好的食疗作用。

推荐吃应季蔬菜白萝卜。

俗话说"十月萝卜赛人参""冬吃萝卜夏吃姜"，立冬之后，就到了吃萝卜的季节。吃萝卜有助于消食化积、清泻里热。

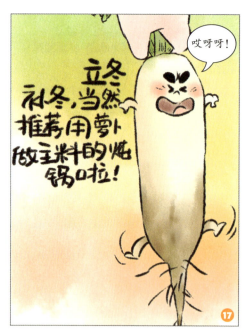

哎呀呀!

立冬补冬，当然推荐用萝卜做主料的焖锅啦!

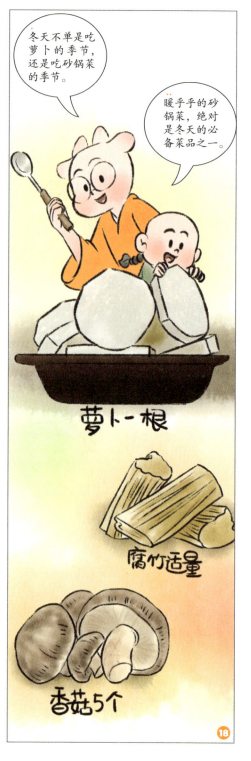

冬天不单是吃萝卜的季节，还是吃砂锅菜的季节。

暖乎乎的砂锅菜，绝对是冬天的必备菜品之一。

萝卜一根

腐竹适量

香菇5个

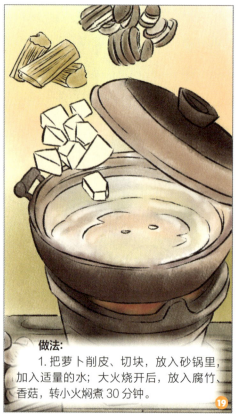

做法:

1. 把萝卜削皮、切块，放入砂锅里，加入适量的水；大火烧开后，放入腐竹、香菇，转小火焖煮30分钟。

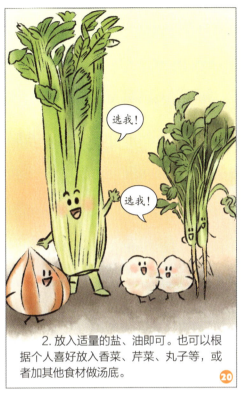

2. 放入适量的盐、油即可。也可以根据个人喜好放入香菜、芹菜、丸子等，或者加其他食材做汤底。

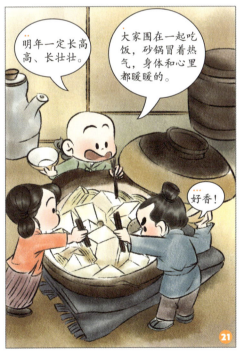

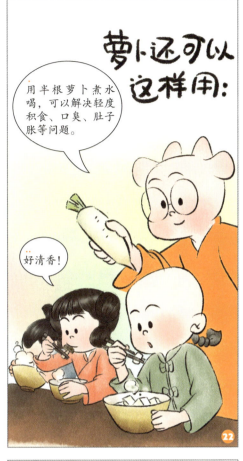

萝卜还可以这样用：

用半根萝卜煮水喝，可以解决轻度积食、口臭、肚子胀等问题。

好清香！

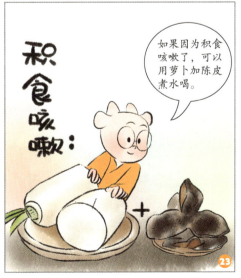

积食咳嗽：

如果因为积食咳嗽了，可以用萝卜加陈皮煮水喝。

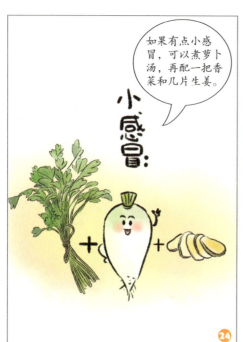

如果有点小感冒，可以煮萝卜汤，再配一把香菜和几片生姜。

小感冒：

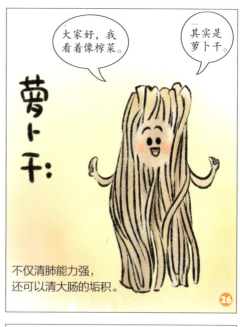

大家好，我看着像榨菜。

其实是萝卜干。

萝卜干：

不仅清肺能力强，还可以清大肠的垢积。

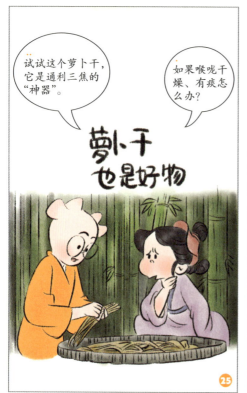

试试这个萝卜干，它是通利三焦的"神器"。

如果喉咙干燥、有痰怎么办？

萝卜干也是好物

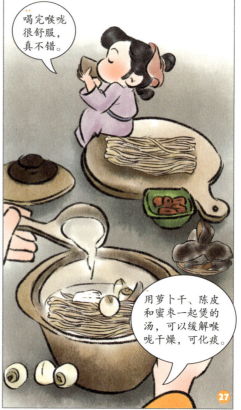

喝完喉咙很舒服，真不错。

用萝卜干、陈皮和蜜枣一起煲的汤，可以缓解喉咙干燥，可化痰。

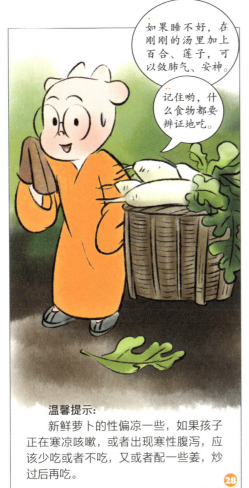

如果睡不好，在刚刚的汤里加上百合、莲子，可以敛肺气、安神。

记住哟，什么食物都要辨证地吃。

温馨提示：

新鲜萝卜的性偏凉一些，如果孩子正在寒凉咳嗽，或者出现寒性腹泻，应该少吃或者不吃，又或者配一些姜，炒过后再吃。

28

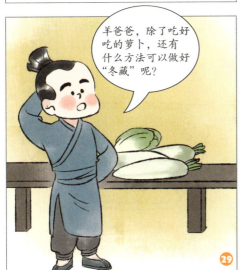

羊爸爸，除了吃好吃的萝卜，还有什么方法可以做好"冬藏"呢？

29

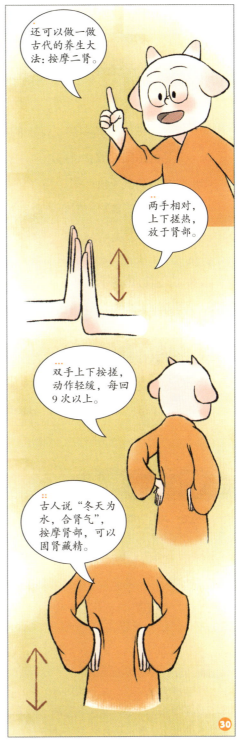

还可以做一做古代的养生大法：按摩二肾。

两手相对，上下搓热，放于肾部。

双手上下按搓，动作轻缓，每回9次以上。

古人说"冬天为水，合肾气"，按摩肾部，可以固肾藏精。

30

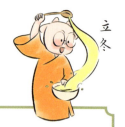

立冬

立冬养生漫画小结

　　立冬，蕴含一始一终。这个时候要注意"藏"，多晒太阳，早睡晚起，保障充足的睡眠。饮食调养以"虚者补之，寒者温之"为原则。食用滋阴潜阳的食物，如萝卜、桂圆、黑木耳等。吃驱寒的食物，但不可盲目进补，少吃生冷或燥热的食物。用好萝卜，可以解决冬季的积食、内热、上火问题。

　　吃砂锅炖萝卜，身心都暖暖的；用半根萝卜煮水喝，可以解决轻度积食、口臭、肚子胀等问题；如果有积食咳嗽，可以用萝卜加陈皮煮水；如果有点小感冒，可以用萝卜、香菜和生姜一起煮水喝。

　　萝卜干也是养生好物，如果喉咙干燥、有痰，可以用萝卜干、陈皮、蜜枣煲汤；如果睡不好，可以在刚刚的汤里加上百合、莲子，有敛肺气、安神的功效。新鲜萝卜的性偏凉一些，如果孩子正在寒凉咳嗽，或者出现寒性腹泻，应该少吃或者不吃萝卜，或者配姜一起炒过后再吃。

　　日常还可以经常按摩二肾，固肾藏精。

立冬·药食同源

小茴香茶

（温肾暖肝、行气止痛）

主料

小茴香　　　　　　10克

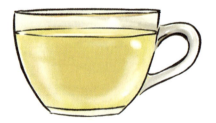

做法

1. 将小茴香洗净；

2. 在锅中加入 1 升水，加入小茴香；

3. 大火烧开后，再用小火煮 10 分钟即可。

小茴香

诸药以草为本

性味

性温，味辛。

归经

入肾、膀胱、胃经。

功用主治

温肾散寒，和胃理气。治寒疝（shàn），少腹冷痛，肾虚腰痛，胃痛，呕吐，干、湿脚气。

益精补肾

立冬后，万物由收转为藏，寒性疾病易借天地和人体阳气减弱之时发出，若肾精不足，则抵抗力下降，须益精补肾、温补元阳。

配合如下调理手法，可温阳、益气、固表，调补一身元气。

（取手肘部）顺运内八卦 2 分钟，推三关 2 分钟，平肝经 2 分钟，补心经 2 分钟，补肾阳经 2 分钟，补脾经 2 分钟，顺运外八卦 2 分钟，揉外劳宫穴 2 分钟、二马穴 1 分钟；

（取腿部）揉足三里穴 1 分钟；

（取足部）揉太溪穴 1 分钟；

（取背部）揉脾俞穴 2 分钟、肾俞穴 2 分钟。

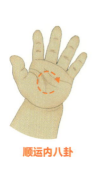

顺运内八卦

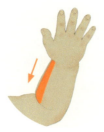

推三关

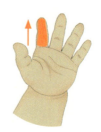

平肝经

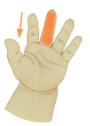

补心经

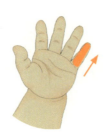

补肾阳经

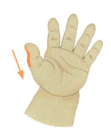

补脾经

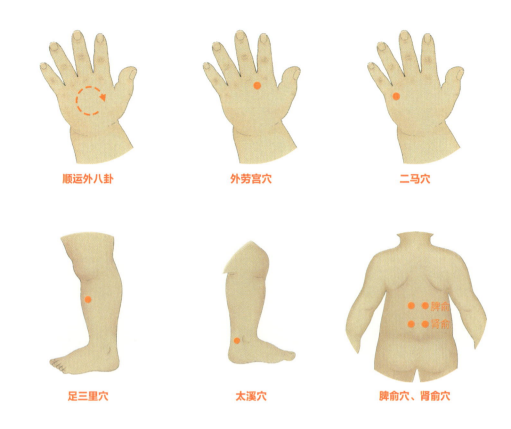

顺运外八卦　　　　　外劳宫穴　　　　　二马穴

足三里穴　　　　　太溪穴　　　　　脾俞穴、肾俞穴

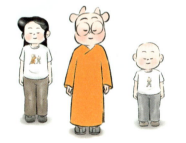

颠足

立冬起，阳气潜藏，寒邪当令，养生应以敛阴护阳、进补肾气为根本。

常做颠足，可温煦肾经、膀胱经，补肾安神，促进下肢血液循环。

要点：两脚并拢站立，脚趾抓地；提踵（脚后跟）时极力拔高身体，微微提肛；下落时脚跟不落，再迅速提踵；连续做 20 次起。

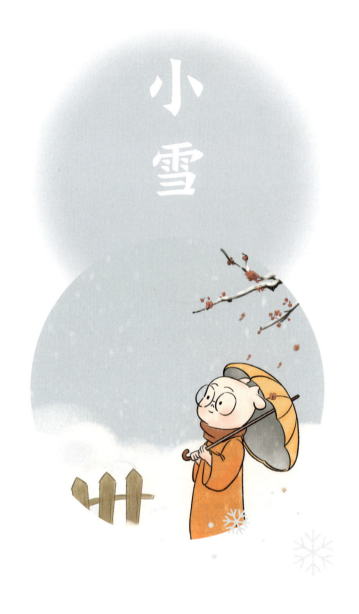

小雪

小雪日戏题绝句

［唐］张登

甲子徒推小雪天，刺桐犹绿槿花然。

融和长养无时歇，却是炎洲雨露偏。

二十四节气之小雪

气寒而将雪，巧吃糯米，健脾补肾

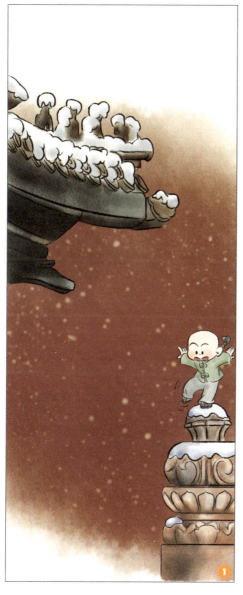

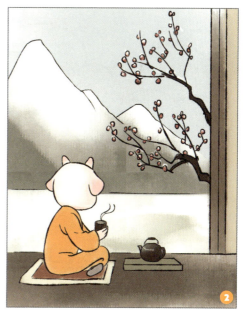

羊爸爸说

　　在小雪时节，寒潮和强冷空气活跃度较高，天气寒冷，寒气凝而为雪，但寒未深、雪未大，故名"小雪"。

　　南方和北方地理与气候有差异，此时，北方可能已经冰天雪地，南方可能正阴雨绵绵。万物收藏蛰存，顺应节气变化，要注意温阳补肾，进行适当的室内锻炼。

小雪物候

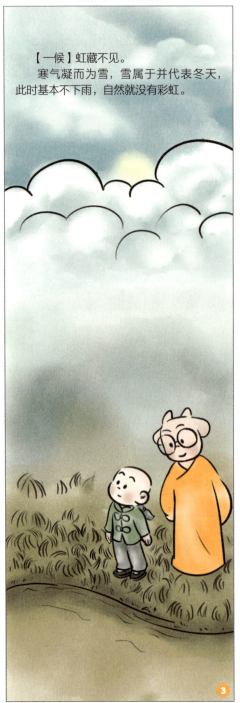

【一候】虹藏不见。

寒气凝而为雪，雪属于并代表冬天，此时基本不下雨，自然就没有彩虹。

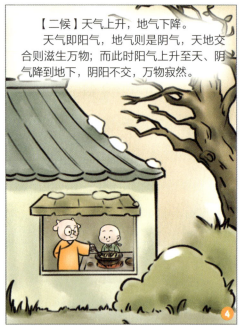

【二候】天气上升，地气下降。

天气即阳气，地气则是阴气，天地交合则滋生万物；而此时阳气上升至天、阴气降到地下，阴阳不交，万物寂然。

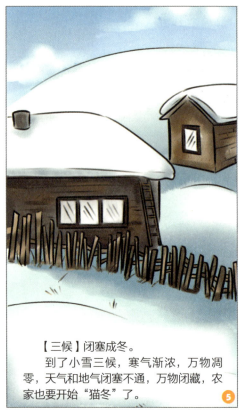

【三候】闭塞成冬。

到了小雪三候，寒气渐浓，万物凋零，天气和地气闭塞不通，万物闭藏，农家也要开始"猫冬"了。

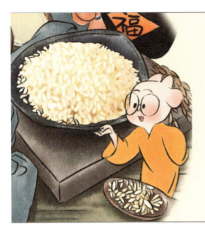

小雪养生

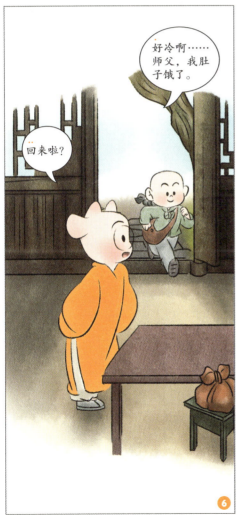

好冷啊……师父，我肚子饿了。

回来啦？

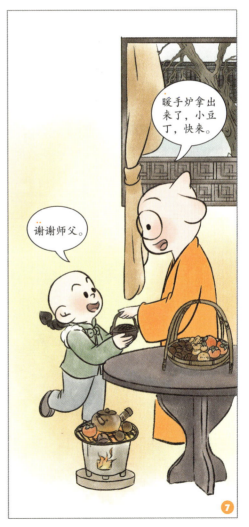

暖手炉拿出来了，小豆丁，快来。

谢谢师父。

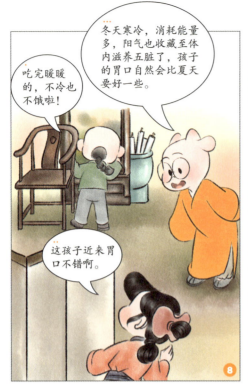

冬天寒冷，消耗能量多，阳气也收藏至体内滋养五脏了，孩子的胃口自然会比夏天要好一些。

吃完暖暖的，不冷也不饿啦！

这孩子近来胃口不错啊。

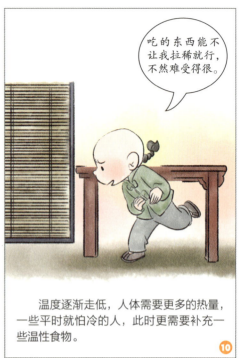

吃的东西能不让我拉稀就行，不然难受得很。

温度逐渐走低，人体需要更多的热量，一些平时就怕冷的人，此时更需要补充一些温性食物。

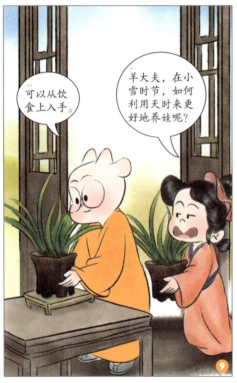

羊大夫，在小雪时节，如何利用天时来更好地养娃呢？

可以从饮食上入手。

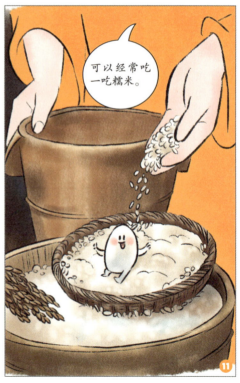

可以经常吃一吃糯米。

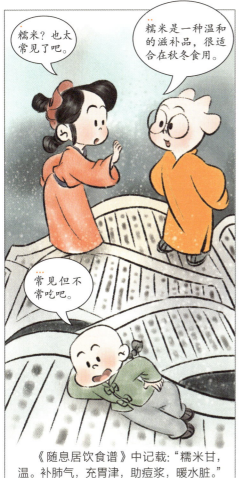

糯米？也太常见了吧。

糯米是一种温和的滋补品，很适合在秋冬食用。

常见但不常吃吧。

《随息居饮食谱》中记载："糯米甘，温。补肺气，充胃津，助痘浆，暖水脏。"对于脾胃虚寒、容易腹泻的大人和孩子来说，很有好处。

12

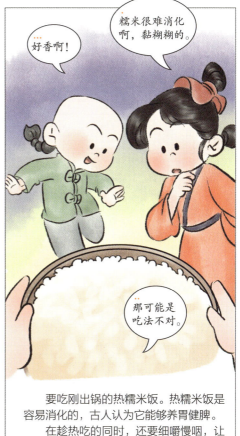

好香啊！

糯米很难消化啊，黏糊糊的。

那可能是吃法不对。

要吃刚出锅的热糯米饭。热糯米饭是容易消化的，古人认为它能够养胃健脾。

在趁热吃的同时，还要细嚼慢咽，让糯米充分"分解"后再咽下，可以减少胃肠负担。一次也不要吃太多。这样才可以充分发挥糯米的滋补作用。

14

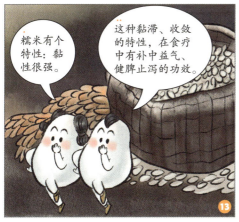

糯米有个特性：黏性很强。

这种黏滞、收敛的特性，在食疗中有补中益气、健脾止泻的功效。

13

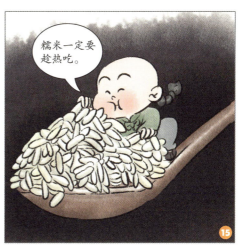

糯米一定要趁热吃。

15

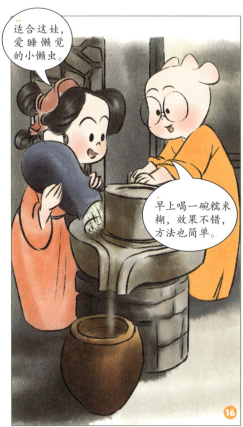

适合这娃，爱睡懒觉的小懒虫。

早上喝一碗糯米糊，效果不错，方法也简单。

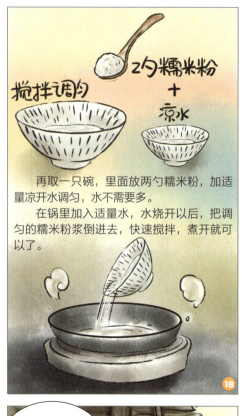

再取一只碗，里面放两勺糯米粉，加适量凉开水调匀，水不需要多。

在锅里加入适量水，水烧开以后，把调匀的糯米粉浆倒进去，快速搅拌，煮开就可以了。

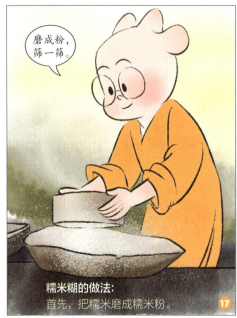

磨成粉，筛一筛。

糯米糊的做法：
首先，把糯米磨成糯米粉。

早上喝更好，能为一天的工作和生活提供营养和热量。

同时它又相对滋补，需要多一点时间来消化。

连续喝上一阵，能补中益气，健脾养胃。

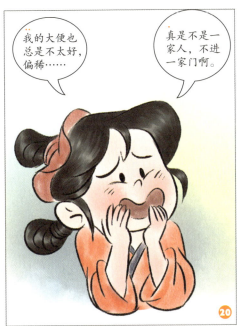

我的大便也总是不太好，偏稀……

真是不是一家人，不进一家门啊。

20

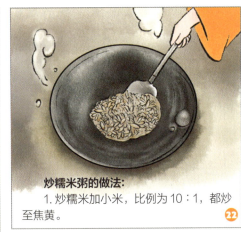

炒糯米粥的做法：
　1. 炒糯米加小米，比例为 10 : 1，都炒至焦黄。

22

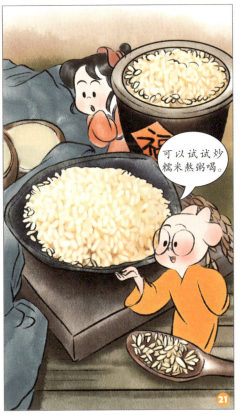

可以试试炒糯米熬粥喝。

21

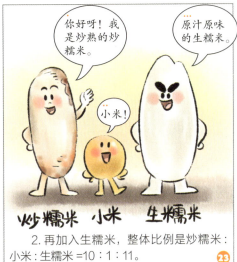

你好呀！我是炒熟的炒糯米。

小米！

原汁原味的生糯米。

炒糯米　小米　生糯米

　2. 再加入生糯米，整体比例是炒糯米：小米：生糯米 =10 : 1 : 11。

23

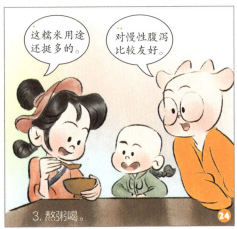

这糯米用途还挺多的。

对慢性腹泻比较友好。

3. 熬粥喝。

24

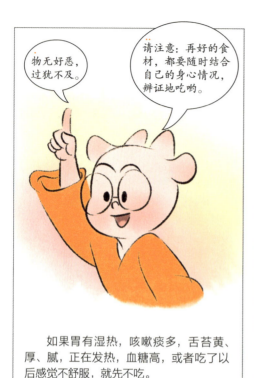

物无好恶，过犹不及。

请注意：再好的食材，都要随时结合自己的身心情况，辨证地吃哟。

如果胃有湿热，咳嗽痰多，舌苔黄、厚、腻，正在发热，血糖高，或者吃了以后感觉不舒服，就先不吃。

25

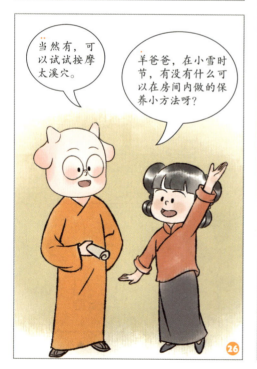

当然有，可以试试按摩太溪穴。

羊爸爸，在小雪时节，有没有什么可以在房间内做的保养小方法呀？

26

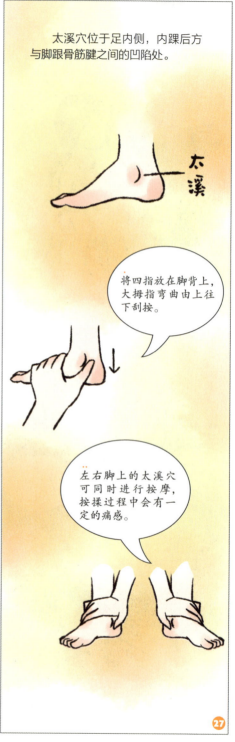

太溪穴位于足内侧，内踝后方与脚跟骨筋腱之间的凹陷处。

太溪

将四指放在脚背上，大拇指弯曲由上往下刮按。

左右脚上的太溪穴可同时进行按摩，按揉过程中会有一定的痛感。

27

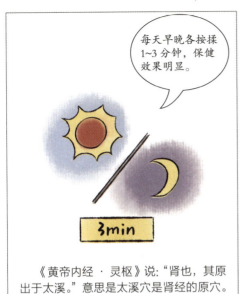

每天早晚各按揉1~3分钟，保健效果明显。

《黄帝内经·灵枢》说："肾也，其原出于太溪。"意思是太溪穴是肾经的原穴。按揉此穴可以滋阴益肾、壮阳强腰。

28

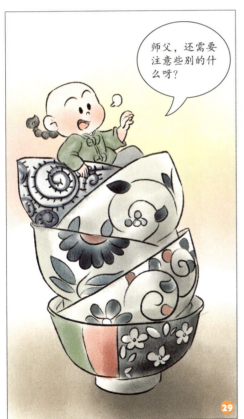

师父，还需要注意些别的什么呀？

29

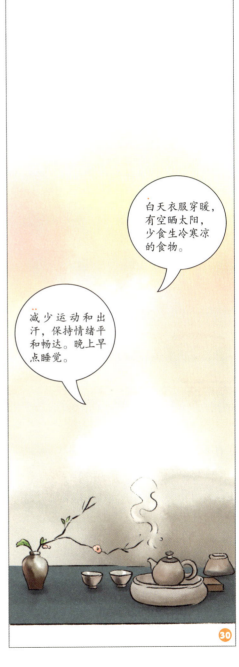

白天衣服穿暖，有空晒太阳，少食生冷寒凉的食物。

减少运动和出汗，保持情绪平和畅达。晚上早点睡觉。

30

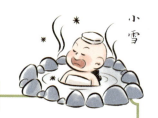

小雪养生漫画小结

　　小雪时节，气温逐渐走低，人体需要更多的热量来维持日常。平时怕冷的人，此时更需要多吃一些温性食物。

　　糯米，尤其适合脾胃虚寒、容易腹泻的大人和孩子吃。糯米要趁热吃，细嚼慢咽，一次不能吃太多，早上喝糯米糊更利于消化。如果有慢性腹泻，可以喝炒糯米粥。如果胃有湿热，咳嗽、痰多，舌苔黄、厚、腻，正在发热，血糖高，吃了后感觉不舒服，那就先不吃。

　　每天早晚按摩太溪穴1~3分钟，可以滋阴益肾、壮阳强腰。

　　同时不建议进行大强度运动，衣服要穿暖，有空多晒太阳，少吃生冷寒凉的食物。除糯米外，还推荐黄芪枸杞鸡汤，可温阳补肾。

小雪·药食同源

黄芪枸杞鸡汤

（补血补气、健脾和胃、滋阴壮阳、补肾益精）

主料

| 母鸡 | 1斤 | 黄芪 | 20克 |
| 枸杞 | 10克 | 姜片 | 10克 |

做法

1. 将母鸡清理干净，剁成块，沥水；将枸杞和黄芪洗净；
2. 鸡块入锅，倒入适量清水，待煮出浮沫后，捞出、冲净、沥干；
3. 将鸡块、姜片、黄芪放入锅中，倒入清水，大火煮开后用小火慢炖，炖至鸡块软烂；
4. 加入枸杞、盐，关火，盖上盖子闷一会儿，至枸杞涨大即可。

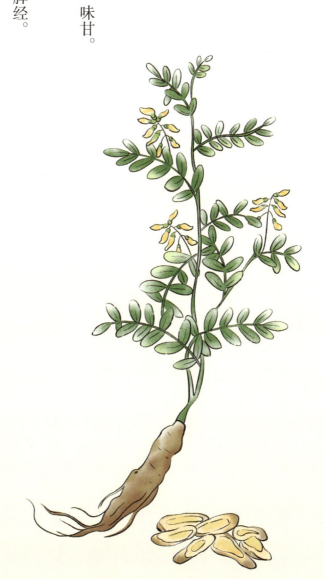

黄芪

诸药以草为本

性味

性微温，味甘。

归经

入肺、脾经。

功用主治

生用：益卫固表，利水消肿，托毒，生肌。治自汗，盗汗，血痹，浮肿，痈疽不溃或溃久不敛。

炙用：补中益气。治内伤劳倦，脾虚泄泻，脱肛，气虚血脱，崩带，及一切气衰血虚之证。

养肾御寒

此时气温骤降，万物失去生机，天地闭塞而转入严冬，人体代谢变缓，需以"养阴藏精，防寒进补"为主，加强肾藏的力量。

配合如下调理手法，可温肾健脾，防止寒邪伤阳。

（取手肘部）清天河水 2 分钟，补肾阳经 2 分钟，分阳 2 分钟，清补脾经 2 分钟，揉板门穴 1 分钟、二马穴 1 分钟；

（取背部）揉肾俞穴 2 分钟、命门穴 1 分钟；

（取足部）揉太溪穴 2 分钟、照海穴 2 分钟。

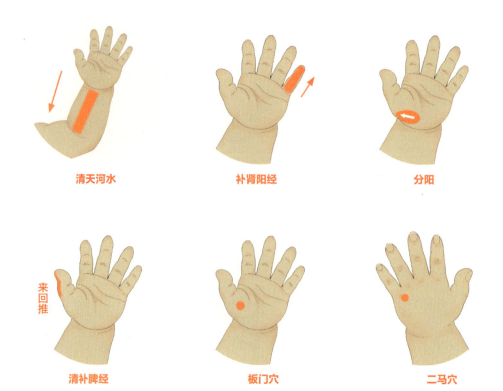

清天河水　　　　补肾阳经　　　　分阳

清补脾经　　　　板门穴　　　　二马穴

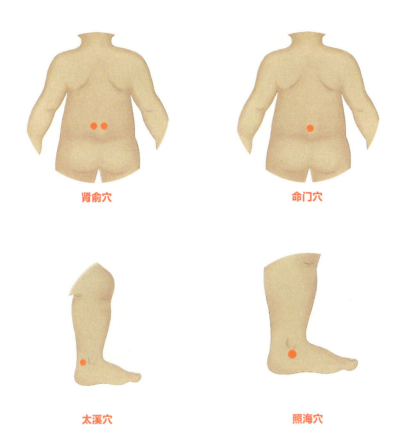

肾俞穴

命门穴

太溪穴

照海穴

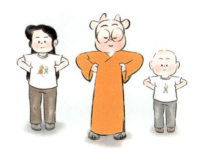

背摩精门

小雪时节，北风为常客，气寒而将雪，须知"腰好人自暖"。

常做背摩精门，可温通肾俞、补肾益气。

要领：深吸气后屏住呼吸，两掌搓至极热后迅速按住后腰，位置与肚脐相对，再缓缓呼气，同时两掌上下摩擦。重复 3 次。

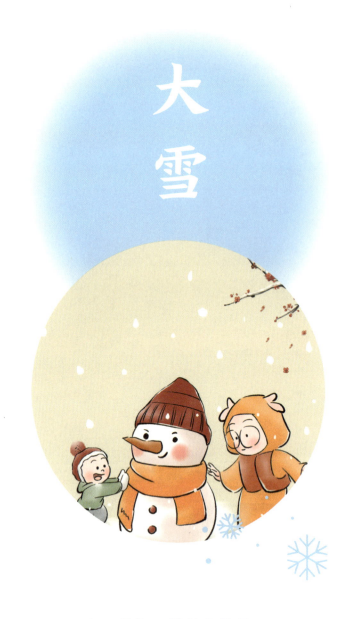

大雪

十一月朔大雪节早见雪

［明］陶宗仪

狂风昨夜吼棱棱，寒压重衾若覆冰。
节气今朝逢大雪，清晨瓦上雪微凝。

二十四节气之大雪

阴盛极而微阳生，用大白菜补津液、清内热

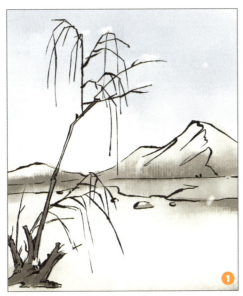

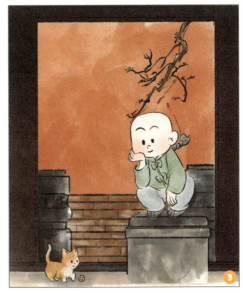

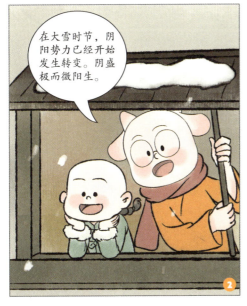

在大雪时节，阴阳势力已经开始发生转变。阴盛极而微阳生。

羊爸爸说

　　从小雪"闭塞成冬"开始，到大雪，再到冬至，这是一年中阴气最盛的一段时间。

　　《月令七十二候集解》中讲："大雪，十一月节。大者，盛也。至此而雪盛矣。"大雪节气的到来，意味着真正严寒的开始，浓郁的寒将世界封藏起来。

　　同时，阴盛极而微阳生，阴阳接而变化起。阴盛而衰，阳气萌动，自然界新一轮的流转即将开始，春天不远了。

大雪物候

【一候】鹖鴠（hé dàn）不鸣。

大雪一候这5天，天地间阴气浓盛到极点。鹖鴠，又称寒号鸟（寒号虫），其实是复齿鼯（wú）鼠，在冬季气温下降时会不停地发出叫声。但这样不畏寒冷的动物，在这至阴至寒的时节，也不再叫了。

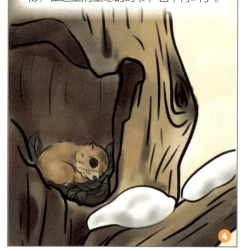

【二候】虎始交。

阴气盛极而衰，充满阳刚之气的百兽之王老虎率先感受到了微阳之气的萌生而开始求偶、交配。发情期的虎啸特别响亮，可传播两千米远，如惊雷般回荡在冰封沉寂的雪林中。虎啸冲破极阴的严冬，开启自然新一轮的流转。

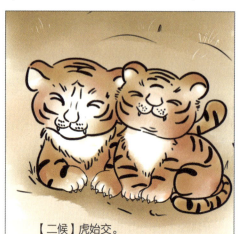

【三候】荔挺出。

荔是一种马蔺（lìn）草，也叫马薤（xiè），在万物均被冰雪覆盖的时候，它开始抽出嫩芽，露出地面。相比强悍的百兽之王，蔺草如此纤细柔小，却同样敏锐地感受到微阳的萌生，勇敢顽强地迸发出自己的生命力。

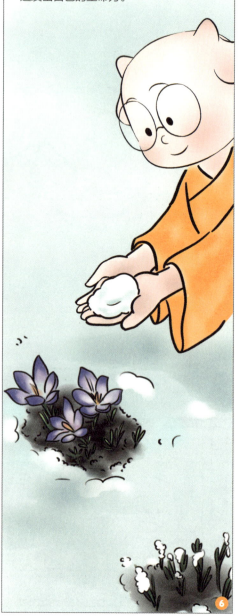

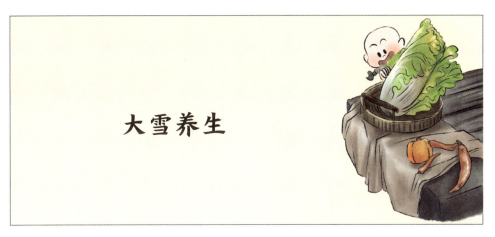

大雪养生

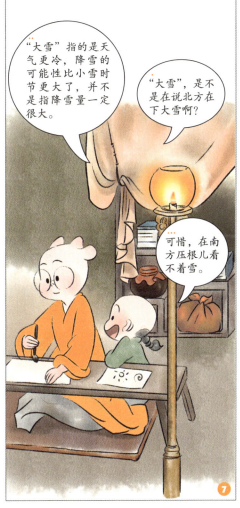

"大雪"指的是天气更冷，降雪的可能性比小雪时节更大了，并不是指降雪量一定很大。

"大雪"，是不是在说北方在下大雪啊？

可惜，在南方压根儿看不着雪。

7

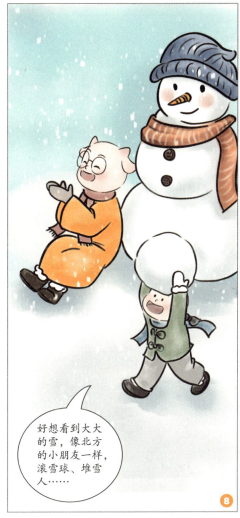

好想看到大大的雪，像北方的小朋友一样，滚雪球、堆雪人……

8

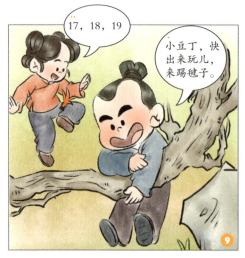

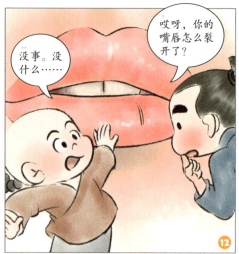

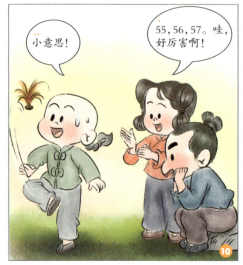

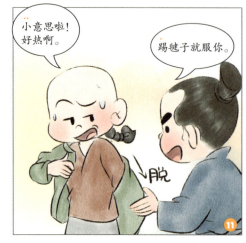

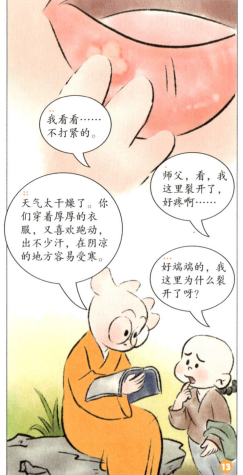

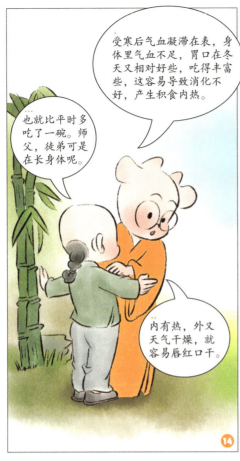

受寒后气血凝滞在表，身体里气血不足，胃口在冬天又相对好些，吃得丰富些，这容易导致消化不好，产生积食内热。

也就比平时多吃了一碗。师父，徒弟可是在长身体呢。

内有热，外又天气干燥，就容易唇红口干。

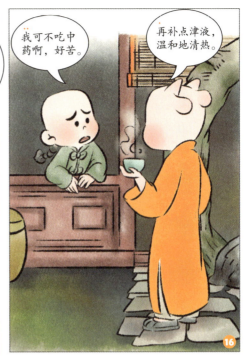

我可不吃中药啊，好苦。

再补点津液，温和地清热。

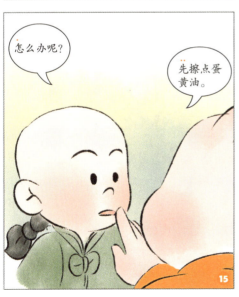

怎么办呢？

先擦点蛋黄油。

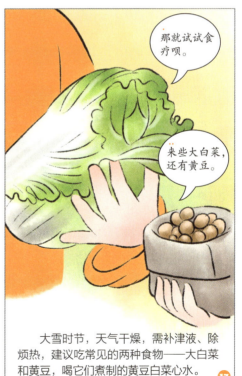

那就试试食疗呗。

来些大白菜，还有黄豆。

大雪时节，天气干燥，需补津液、除烦热，建议吃常见的两种食物——大白菜和黄豆，喝它们煮制的黄豆白菜心水。

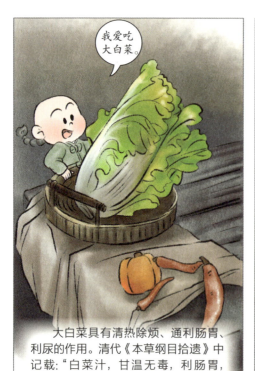

我爱吃大白菜。

大白菜具有清热除烦、通利肠胃、利尿的作用。清代《本草纲目拾遗》中记载："白菜汁，甘温无毒，利肠胃，除胸烦，解酒渴，利大小便，和中止嗽""冬汁尤佳"。 **18**

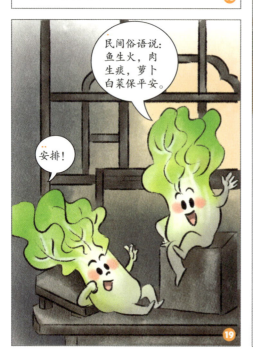

民间俗语说：鱼生火，肉生痰，萝卜白菜保平安。

安排！

鱼肉虽好，吃多了容易导致内火蓄积、津液代谢失常。

相比之下，看似清淡无味的萝卜、白菜，却是食疗一体的食物。

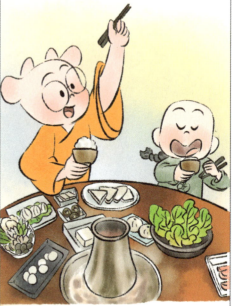

《随息居饮食谱》中记载：白菜"甘，平。养胃，解渴，生津。荤素咸宜，蔬中美品"。它同时又秉承了秋冬的收、降之气，是养肺和中的平和之物。在秋冬养生食疗中，它好像是无所不能的。 **20**

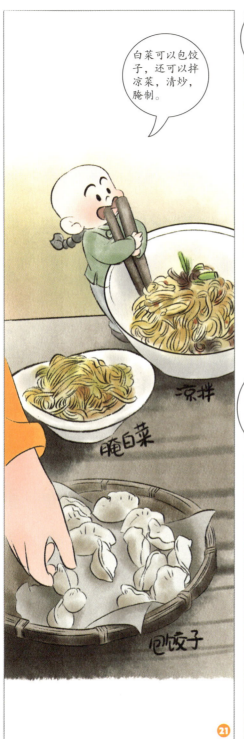

白菜可以包饺子，还可以拌凉菜，清炒，腌制。

凉拌

腌白菜

包饺子

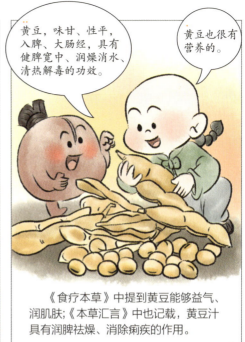

黄豆，味甘、性平，入脾、大肠经，具有健脾宽中、润燥消水、清热解毒的功效。

黄豆也很有营养的。

《食疗本草》中提到黄豆能够益气、润肌肤；《本草汇言》中也记载，黄豆汁具有润脾祛燥、消除痢疾的作用。

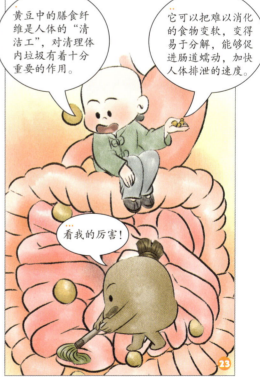

黄豆中的膳食纤维是人体的"清洁工"，对清理体内垃圾有着十分重要的作用。

它可以把难以消化的食物变软，变得易于分解，能够促进肠道蠕动，加快人体排泄的速度。

看我的厉害！

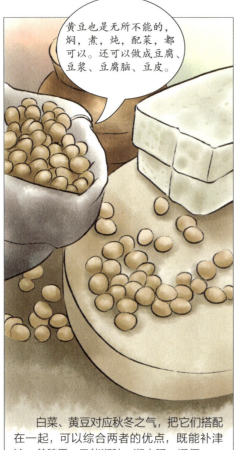

黄豆也是无所不能的，焖，煮，炖，配菜，都可以。还可以做成豆腐、豆浆、豆腐脑、豆皮。

白菜、黄豆对应秋冬之气，把它们搭配在一起，可以综合两者的优点，既能补津液、养脾胃，又能润肺、润大肠、通便。㉔

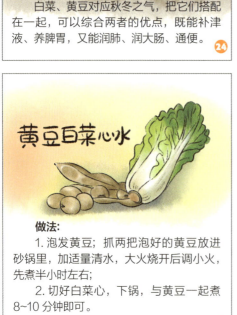

黄豆白菜心水

做法：

1. 泡发黄豆；抓两把泡好的黄豆放进砂锅里，加适量清水，大火烧开后调小火，先煮半小时左右；

2. 切好白菜心，下锅，与黄豆一起煮8~10分钟即可。㉕

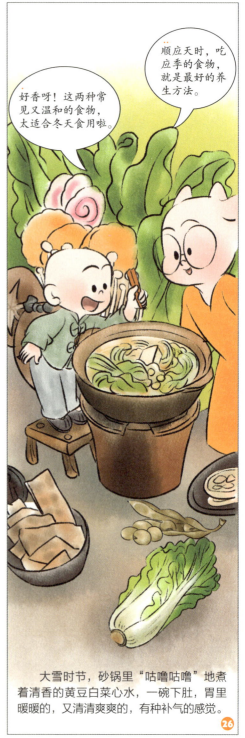

好香呀！这两种常见又温和的食物，太适合冬天食用啦。

顺应天时，吃应季的食物，就是最好的养生方法。

大雪时节，砂锅里"咕噜咕噜"地煮着清香的黄豆白菜心水，一碗下肚，胃里暖暖的，又清清爽爽的，有种补气的感觉。㉖

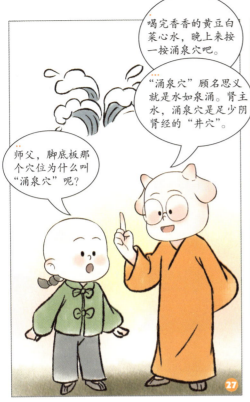

喝完香香的黄豆白菜心水，晚上来按一按涌泉穴吧。

"涌泉穴"顾名思义就是水如泉涌。肾主水，涌泉穴是足少阴肾经的"井穴"。

师父，脚底板那个穴位为什么叫"涌泉穴"呢？

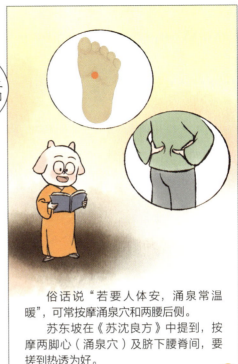

俗话说"若要人体安，涌泉常温暖"，可常按摩涌泉穴和两腰后侧。

苏东坡在《苏沈良方》中提到，按摩两脚心（涌泉穴）及脐下腰脊间，要搓到热透为好。

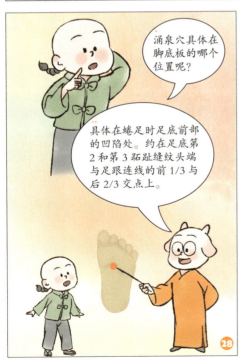

涌泉穴具体在脚底板的哪个位置呢？

具体在蜷足时足底前部的凹陷处。约在足底第2和第3趾趾缝纹头端与足跟连线的前1/3与后2/3交点上。

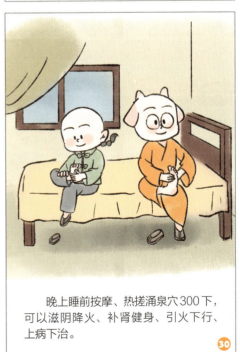

晚上睡前按摩、热搓涌泉穴300下，可以滋阴降火、补肾健身、引火下行、上病下治。

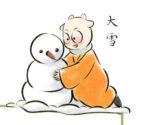

大雪养生漫画小结

在大雪时节，很多人会上火，呼吸道是最易发病的"重灾区"。注意防寒保暖的同时，适量多吃白菜以补充津液。

可以多吃煮食，如黄豆白菜心水。白菜、黄豆对应秋冬之气，两者搭配在一起能补津液、养脾胃、润肺、通便。还可以多吃黑色食物，如黑木耳、黑芝麻、黑豆等。

晚上睡前按摩、热搓涌泉穴和后腰两侧，可以滋阴降火、补肾健身、温阳益气。

大雪·药食同源

黄豆猪脚汤

（滋补气血、润肠通便、美容养颜、通乳汁）

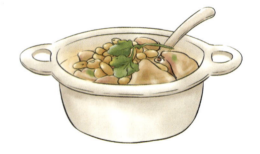

主料

猪蹄	2 只	黄豆	80 克
姜	5 片	陈皮	4 小条
葱	1 把	花椒	8 粒
枸杞	少量	胡椒粉、料酒、盐	少许

做法

1. 将黄豆提前泡发（至少 4 小时），葱切段备用；

2. 把猪蹄剁成块，冷水下锅，加入姜片、料酒，大火烧开，撇去锅中浮沫，捞出猪蹄，洗净、沥干、备用；

3. 将黄豆和猪蹄一起下锅，加清水没过猪蹄，加入葱段、姜片、花椒、陈皮，大火煮开后，转小火炖 2 小时，其间添热水；

4. 炖至猪蹄的肉皮可以用筷子插入后，加入适量枸杞、胡椒粉、盐，再煮上 10 分钟即可。

黄豆

诸药以草为本

性味

性平，味甘。

归经

入脾、大肠经。

功用主治

健脾宽中，润燥消水。治疳（gān）积泻痢，腹胀羸（léi）瘦，妊娠中毒，疮痈肿毒，外伤出血。

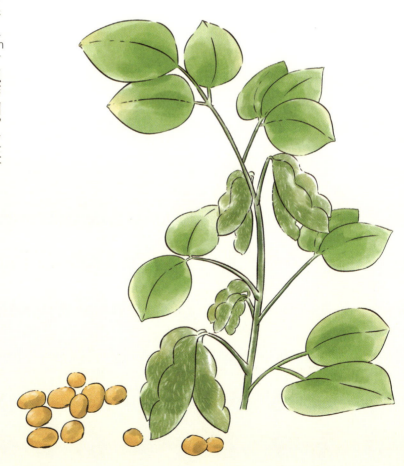

温阳益气

天地间寒气下沉极重，阳气敛降颇深，为了来年更好地生发，此时宜通过穴位进补，为身体补充能量。

配合如下调理手法，可使气血更好地收藏于肾，补益肾气，温阳益气，固本培元。

（取手肘部）顺运内八卦2分钟，平肝经2分钟，补心经2分钟，补脾经2分钟，清补肺经2分钟，补肾阳经2分钟，推三关2分钟，揉外劳宫穴2分钟、二马穴1分钟；

（取腿部）揉足三里穴1分钟；

（取足部）揉太溪穴1分钟；

（取腹部）搓关元穴到发热；

（取背部）揉脾俞穴1分钟、肾俞穴1分钟。

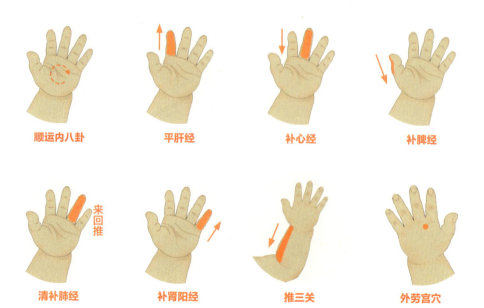

顺运内八卦　　平肝经　　补心经　　补脾经

清补肺经　　补肾阳经　　推三关　　外劳宫穴

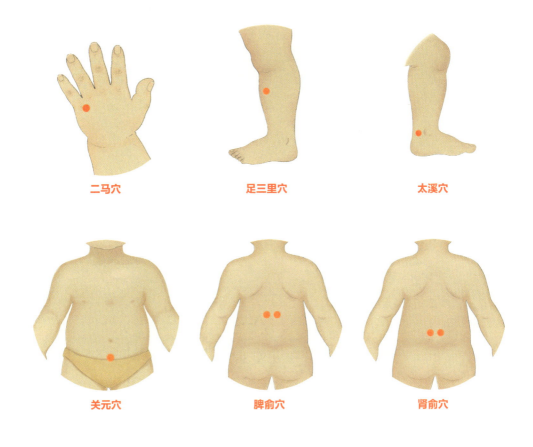

二马穴

足三里穴

太溪穴

关元穴

脾俞穴

肾俞穴

活动颈椎

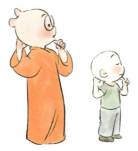

大雪节气要做好颈部保暖，颈椎如果受寒凉，可能会出现头痛、失眠、记忆力减退、眩晕等症状。可通过活动颈椎来缓解。

要点：一只手枕在脑后风府穴位置，另一只手的大拇指抵住下巴，头缓慢后仰，再慢慢复原，然后继续后仰，再复原。每天循环做 1~2 次，配合呼吸节奏，可有效缓解头颈疼痛。

冬至

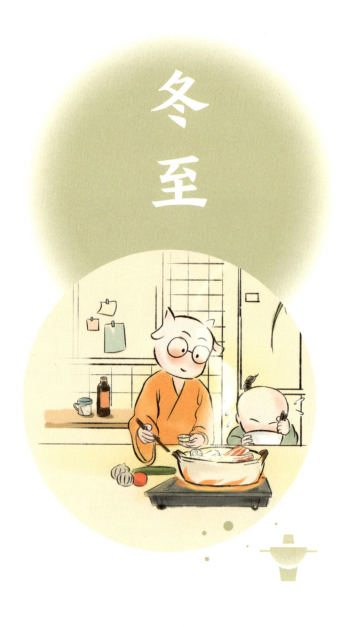

至节即事

［元］马臻

天街晓色瑞烟浓，名纸相传尽贺冬。
绣幕家家浑不卷，呼卢笑语自从容。

二十四节气之冬至

阴极至而一阳生，宜艾灸，助阳上升，调养人体阴阳平衡

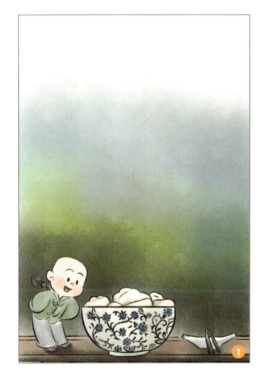

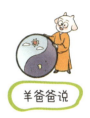

羊爸爸说

冬至是最重要的节气之一，民间有"冬至大如年"的说法和庆贺冬至的习俗。

明代医学家徐春甫在《古今医统大全》中对历代"冬至"的解读进行了汇总："十一月中。阴极之至，阳气始生。日南之至，日短之至，日影长之至，故曰冬至。"大致意思是：冬至是农历十一月的节气，这时（北半球）的阴气达到极点，阳气开始生起，太阳直射南回归线，（北半球）白昼时间是一年之中最短的一天，太阳照射物体投下的影子也是一年中最长的，所以这个节气被称为"冬至"。

和"夏至"中的"至"一样，"冬至"的"至"有"到达、到来"的意思，也有"极点、最大值"的意思。

《易经》以冬至为"一元复始"的标志，称冬至为一年之始。大雪时节萌生的微阳到冬至时，已经发展为"一阳"。这意味着，天地间阴阳二气的转化已经到了一个关键的突破点。此后，阴气渐消，阳气渐强，白天一天比一天长，天地自然开始新的轮回。

"冬至一阳生"，冬至是大吉之日，应该庆贺。

冬至物候

【一候】蚯蚓结。

蚯蚓缩成一团在土里过冬，相互交结犹如绳子。蚯蚓是阴曲阳伸的生物，此时虽然"一阳生"，但仍旧天寒地冻，寒阴和冬藏之气极盛。

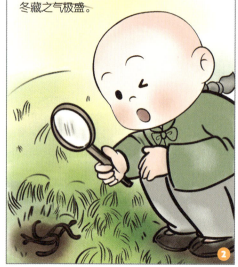

【二候】麋角解。

麋是喜爱水泽的阴兽，与鹿同科，却阴阳不同。麋的角朝后生，属阴，在冬至时感受阴气渐退、阳气渐长，角就开始脱落了。而夏至物候刚好相反，是"鹿角解"，鹿感受到阳气渐退、阴气渐长，角开始脱落。

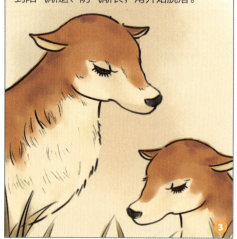

【三候】水泉动。

深埋于地底的泉水，最早感知阳气初生而温热地流动起来。

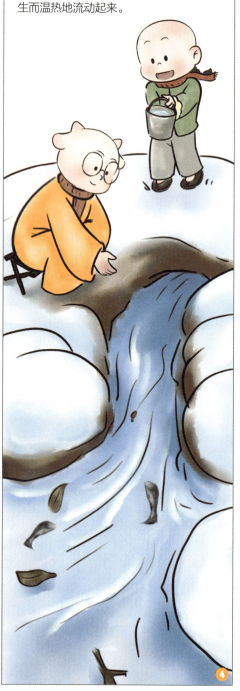

冬至养生

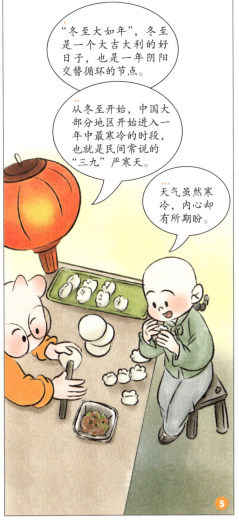

"冬至大如年"，冬至是一个大吉大利的好日子，也是一年阴阳交替循环的节点。

从冬至开始，中国大部分地区开始进入一年中最寒冷的时段，也就是民间常说的"三九"严寒天。

天气虽然寒冷，内心却有所期盼。

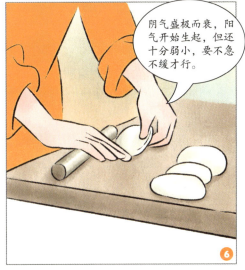

阴气盛极而衰，阳气开始生起，但还十分弱小，要不急不缓才行。

羊爸爸说

从冬至日开始，每九天为一个单元，第一个九天叫"一九"，第二个九天叫"二九"，第三个九天叫"三九"，第三个九天是一年中最寒冷的时期，被称为"三九"严寒天。依此类推，从"一九"一直数到"九九"，等数满九九八十一天，冬天就全部过完，到了春深日暖的春耕季节。

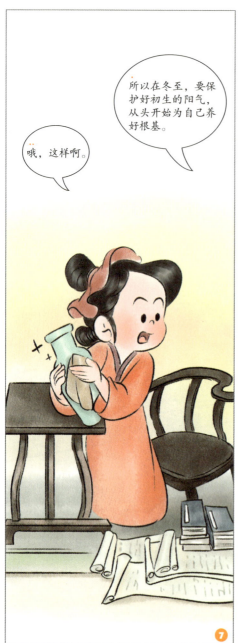

哦，这样啊。

所以在冬至，要保护好初生的阳气，从头开始为自己养好根基。

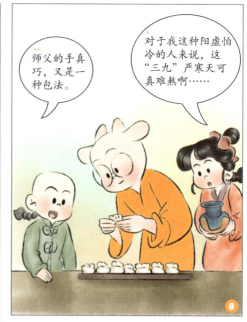

师父的手真巧，又是一种包法。

对于我这种阳虚怕冷的人来说，这"三九"严寒天可真难熬啊……

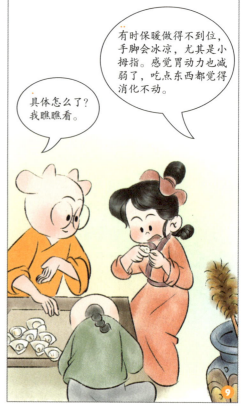

具体怎么了？我瞧瞧看。

有时保暖做得不到位，手脚会冰凉，尤其是小拇指。感觉胃动力也减弱了，吃点东西都觉得消化不动。

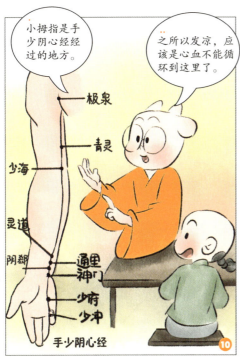
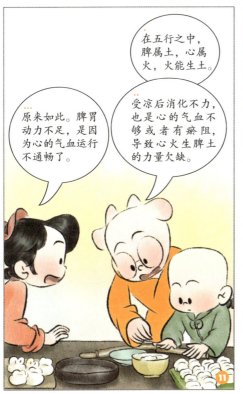
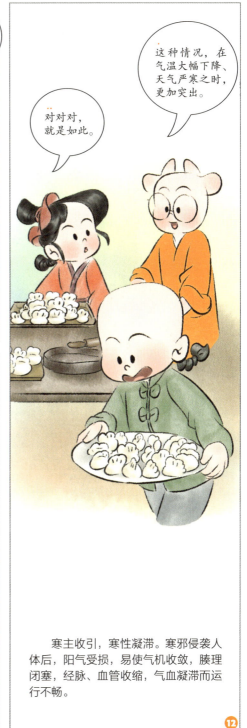

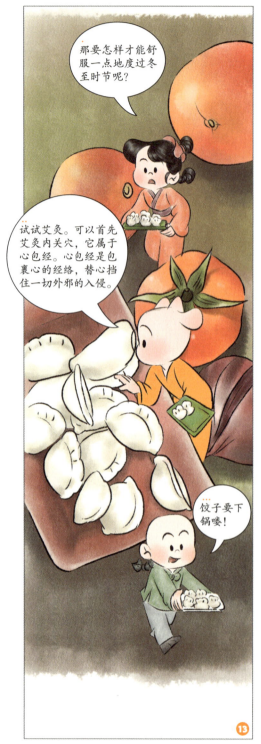

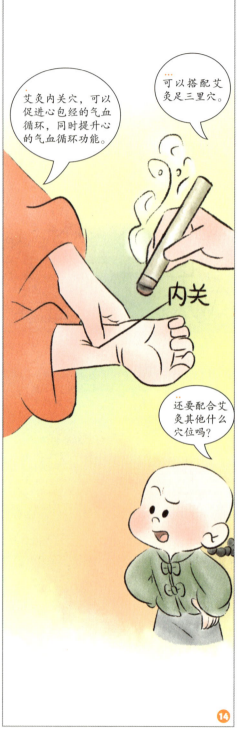

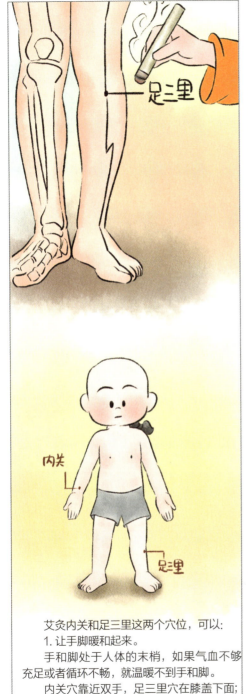

艾灸内关和足三里这两个穴位，可以：

1. 让手脚暖和起来。

手和脚处于人体的末梢，如果气血不够充足或者循环不畅，就温暖不到手和脚。

内关穴靠近双手，足三里穴在膝盖下面；艾灸后，手和腿一整天都会暖乎乎的。

2. 让脾胃更加舒服。

足三里穴是足阳明胃经的主要穴位之一，艾灸它，既满足了脾胃喜暖的特性，又能健运脾胃，化痰湿，消积滞。

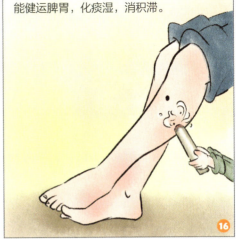

3. 让面部红润、有光泽。

一方面，心主血脉，其华在面。心就像一个水泵，能把血液泵到全身。内关穴是心包经的重要穴位之一，艾灸内关穴，能温煦心阳，推动血液运行，打通淤堵。血液循环正常后，能滋养到面部皮肤，让脸色看上去红润。

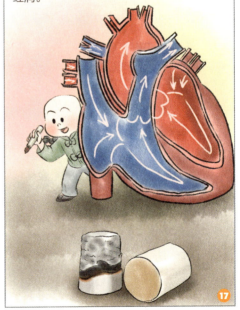

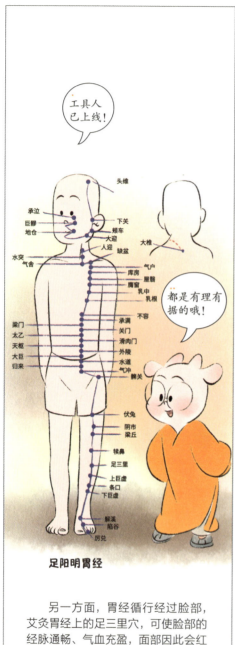

足阳明胃经

另一方面，胃经循行经过脸部，艾灸胃经上的足三里穴，可使脸部的经脉通畅、气血充盈，面部因此会红润、有光泽。反之，如果气血不能上达于面部，就具备了产生皱纹和斑点的内在条件。

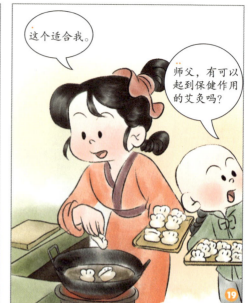

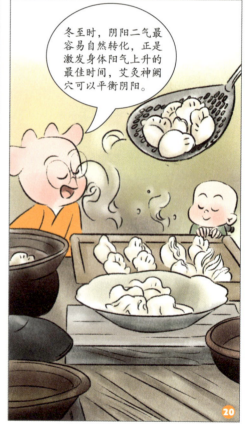

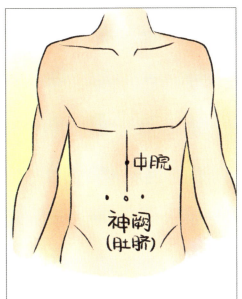

神阙穴位于腹中部脐中央。

中医里有"脐为五脏六腑之本，元气归藏之根"之说，所以在阴阳交接的时候艾灸神阙穴最能激发身体阳气，平衡阴阳，调和气血。

㉑

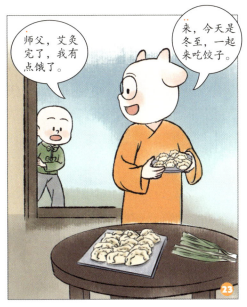

师父，艾灸完了，我有点饿了。

来，今天是冬至，一起来吃饺子。

㉓

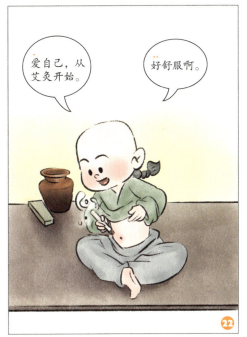

爱自己，从艾灸开始。

好舒服啊。

㉒

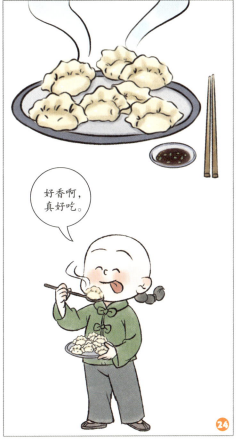

好香啊，真好吃。

㉔

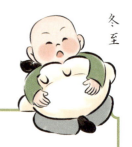

冬至养生漫画小结

　　在冬至，阴极至而一阳生，正是一年阴阳交替循环的节点。需要做好精神调养和饮食调护，节欲保精，加强室内的身体锻炼。

　　可以做艾灸促进血液循环，帮身体提升阳气。心阳脾阳不足，手脚凉（尤其小拇指）、消化不好的女性，可以艾灸内关穴和足三里穴。保健艾灸，可以灸神阙穴（肚脐），激发身体的阳气，平衡阴阳，调和气血。建议用艾条悬灸，每个穴位灸 10 分钟左右。

　　饮食方面可食用温性食物，推荐羊肉枸杞汤，可温补脾肾、固护正气。

　　最后要记得，早早睡觉，少劳累，多休养。

冬至·药食同源

羊肉枸杞汤

（补肾益精、养肝明目）

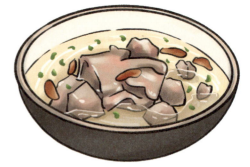

主料

羊肉	500 克	党参	10 克
红枣	10 颗	枸杞	10 克
生姜	1 块	白糖、胡椒粉、盐、料酒	少许

做法

1. 将羊肉洗净剁块、党参切段、生姜切片，红枣、枸杞泡透，备用；

2. 锅内加入适量清水，待水开时下羊肉块，中火煮开后去血水和浮沫，将羊肉捞出后洗净、沥干；

3. 锅中加入羊肉、生姜、党参、红枣、枸杞、盐、白糖、胡椒粉、料酒，加适量清水；

4. 用大火煮开后，再用小火慢煮 2 小时即可食用。

枸杞

性味

性平，味甘。

归经

入肝、肾经。

功用主治

滋肾，润肺，补肝，明目。治肝肾阴亏，腰膝酸软，头晕，目眩，目昏多泪，虚劳咳嗽，消渴，遗精。

冬病冬治

冬至，阴极之至，阳气始生，调整好人体阴阳平衡，可使一些宿疾得到缓解或化解。

配合如下调理手法，可温补脾肾、固护正气，提高人体的抗寒和抗病能力。

（取手肘部）顺运内八卦 2 分钟，推三关 2 分钟，补心经 2 分钟，补脾经 2 分钟，清补肺经 2 分钟，补肾阳经 2 分钟，平肝经 1 分钟，揉二马穴 1 分钟、外劳宫穴 1 分钟；

（取腿部）揉足三里穴 1 分钟；

（取足部）揉涌泉穴 1 分钟；

（取腹部）揉关元穴 1 分钟；

（取背部）揉脾俞穴 1 分钟、肾俞穴 1 分钟，正捏脊 10 次。

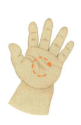

顺运内八卦

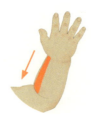

推三关

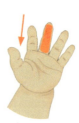

补心经

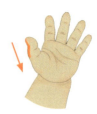

补脾经

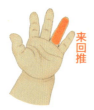

清补肺经

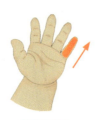

补肾阳经

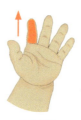

平肝经

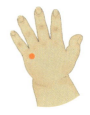

二马穴

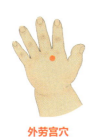

外劳宫穴

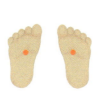

足三里穴

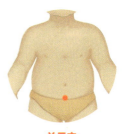

涌泉穴

关元穴

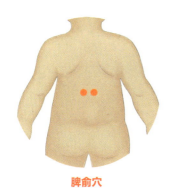

脾俞穴

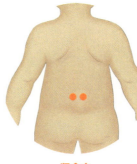

肾俞穴

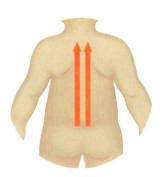

正捏脊

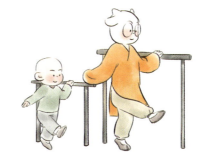

冬至·身心健康运动

悠腿

冬至一到，开始"三九"严寒天，寒通于肾，天气越冷，越要养肾。

坚持一个简单功法——悠腿，能疏通脾胃经、膀胱经，灵活腰膝，益肾强腰。

要领：手扶栏杆，单脚垫高，另一条腿前后悠荡，由低到高循序渐进，一前一后为一次，30 次起。

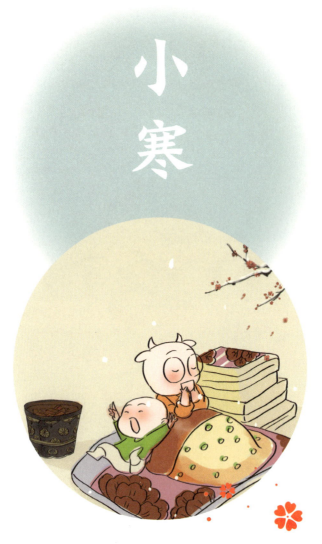

小寒

咏廿四气诗·小寒十二月节

［唐］元稹

小寒连大吕，欢鹊垒新巢。

拾食寻河曲，衔柴绕树梢。

霜鹰近北首，雏鵙^{gòu}隐丛茅。

莫怪严凝切，春冬正月交。

二十四节气之小寒

正值"三九"严寒天，宜吃醪糟、
防寒保暖、温补元阳

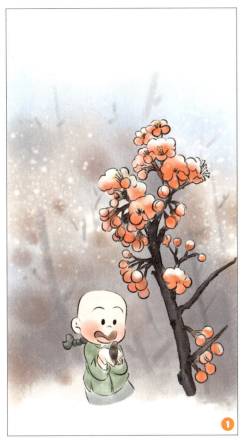

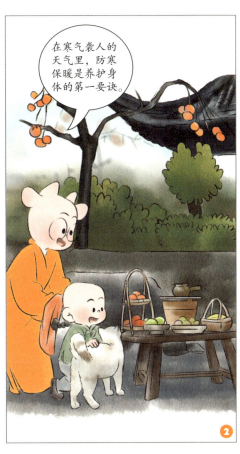

在寒气袭人的天气里，防寒保暖是养护身体的第一要诀。

羊爸爸说

《月令七十二候集解》里讲："小寒，十二月节。月初寒尚小，故云。月半则大矣。"

小寒节气在农历十二月（腊月），正值"三九"严寒天。中国大部分地区进入一年中最寒冷的时候。天寒得格外蓝且清，地冻得特别硬且白，万物静寂，天地清朗。

小寒物候

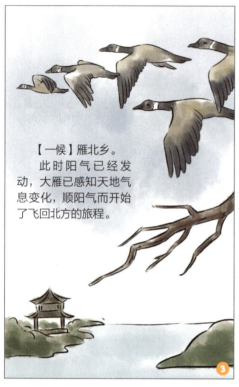

【一候】雁北乡。
此时阳气已经发动，大雁已感知天地气息变化，顺阳气而开始了飞回北方的旅程。

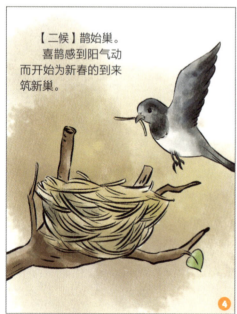

【二候】鹊始巢。
喜鹊感到阳气动而开始为新春的到来筑新巢。

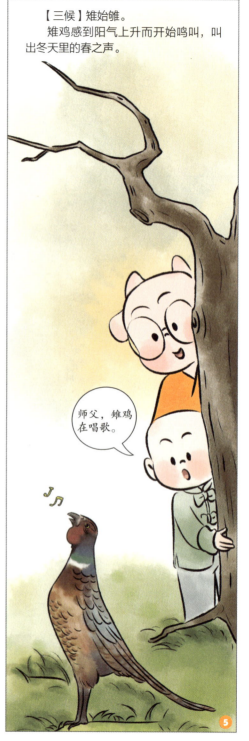

【三候】雉始雊。
雉鸡感到阳气上升而开始鸣叫，叫出冬天里的春之声。

师父，雉鸡在唱歌。

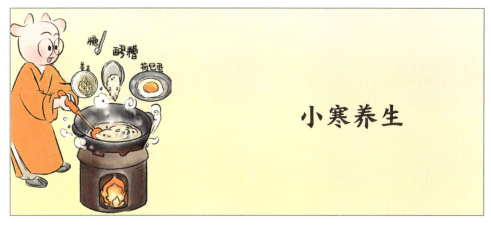

小寒养生

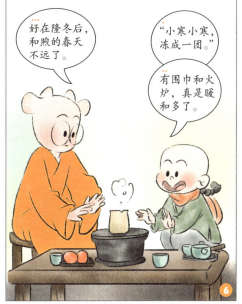

好在隆冬后，和煦的春天不远了。

"小寒小寒，冻成一团。"

有围巾和火炉，真是暖和多了。

⑥

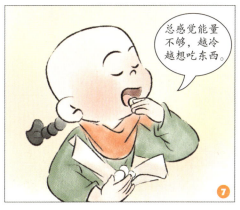

总感觉能量不够，越冷越想吃东西。

⑦

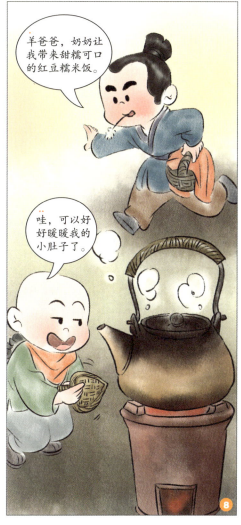

羊爸爸，奶奶让我带来甜糯可口的红豆糯米饭。

哇，可以好好暖暖我的小肚子了。

⑧

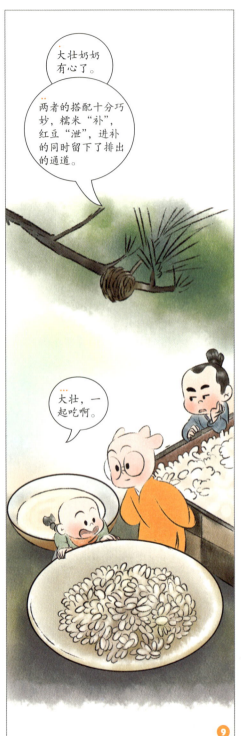

大壮奶奶有心了。

两者的搭配十分巧妙，糯米"补"，红豆"泄"，进补的同时留下了排出的通道。

大壮，一起吃啊。

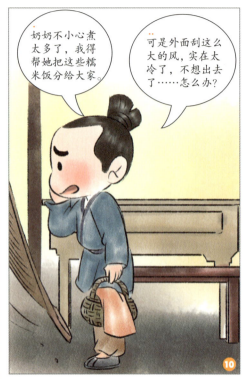

奶奶不小心煮太多了，我得帮她把这些糯米饭分给大家。

可是外面刮这么大的风，实在太冷了，不想出去了……怎么办？

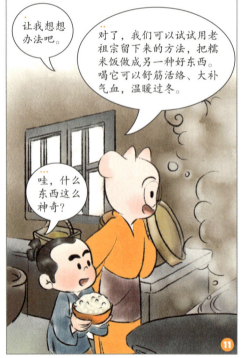

让我想想办法吧。

对了，我们可以试试用老祖宗留下来的方法，把糯米饭做成另一种好东西。喝它可以舒筋活络、大补气血，温暖过冬。

哇，什么东西这么神奇？

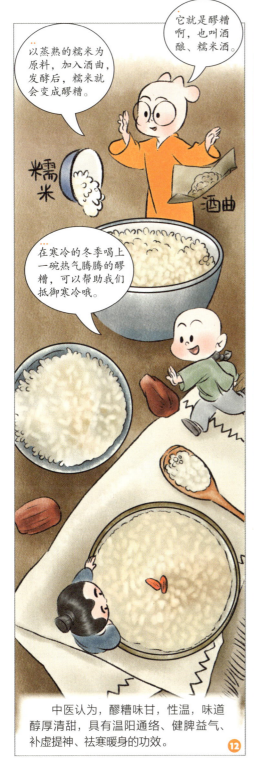

它就是醪糟啊，也叫酒酿、糯米酒。

以蒸熟的糯米为原料，加入酒曲，发酵后，糯米就会变成醪糟。

糯米

酒曲

在寒冷的冬季喝上一碗热气腾腾的醪糟，可以帮助我们抵御寒冷哦。

中医认为，醪糟味甘，性温，味道醇厚清甜，具有温阳通络、健脾益气、补虚提神、祛寒暖身的功效。

⑫

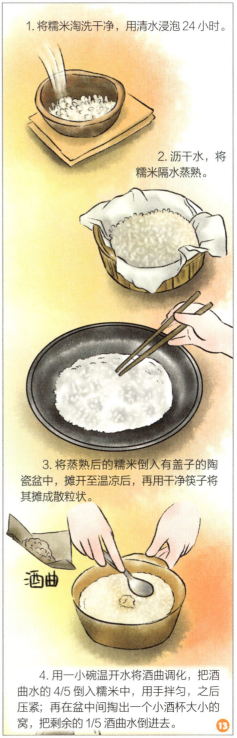

1. 将糯米淘洗干净，用清水浸泡24小时。

2. 沥干水，将糯米隔水蒸熟。

3. 将蒸熟后的糯米倒入有盖子的陶瓷盆中，摊开至温凉后，再用干净筷子将其摊成散粒状。

酒曲

4. 用一小碗温开水将酒曲调化，把酒曲水的4/5倒入糯米中，用手拌匀，之后压紧；再在盆中间掏出一个小酒杯大小的窝，把剩余的1/5酒曲水倒进去。

⑬

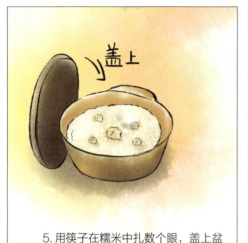

5. 用筷子在糯米中扎数个眼，盖上盆盖，再用一个塑料袋套住；冬天气温低，最后再用保温的物品将盆包裹严实。 **14**

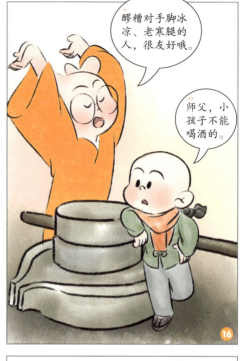

醪糟对手脚冰凉、老寒腿的人，很友好哦。

师父，小孩子不能喝酒的。

16

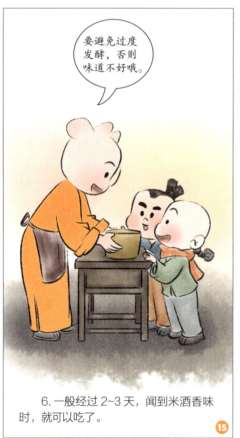

要避免过度发酵，否则味道不好哦。

6. 一般经过 2~3 天，闻到米酒香味时，就可以吃了。 **15**

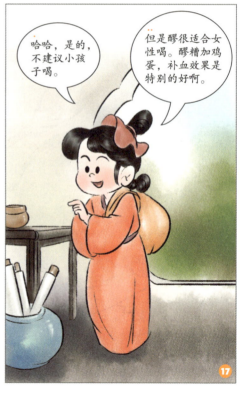

哈哈，是的，不建议小孩子喝。

但是醪很适合女性喝。醪糟加鸡蛋，补血效果是特别的好啊。

17

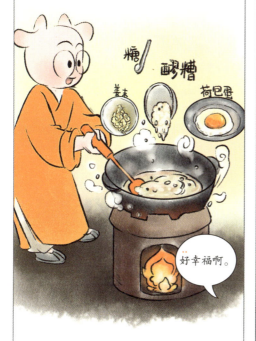

非常好操作，吃完后身体一下子就暖和起来了。

糖 醪糟

姜末 荷包蛋

好幸福啊。

做法：

　　将一小块生姜切成姜末；锅中倒入一点油，将姜末炒一炒后，打入鸡蛋，把鸡蛋煎成荷包蛋；放入适当的醪糟，放一点热水，喜欢甜的，可以加入一点白糖或者红糖，煮开即可食用。

⑱

　　小米醪糟红糖粥对于产后体虚、奶水不足者，效果最佳，每日可服食1~2次。若失眠，睡前服食一些，也有很好的促眠作用，还可提高睡眠质量。

做法：

　　将小米洗净后加水适量，加入醪糟，熬成粥状，再加入红糖，待红糖溶化后即可食用。

醪糟加小米、红糖也不错。

香！

⑲

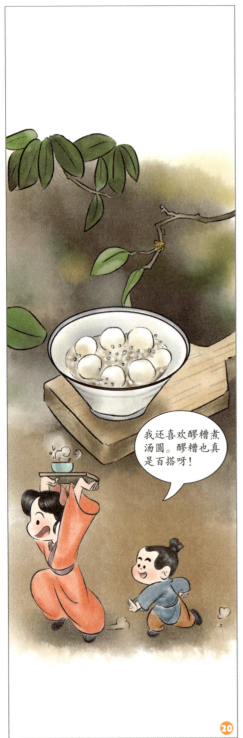

我还喜欢醪糟煮汤圆。醪糟也真是百搭呀!

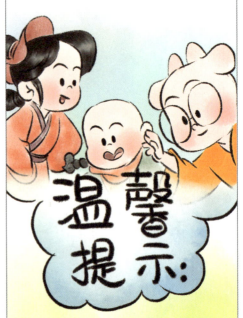

温馨提示:

　　制作醪糟的每个环节都要保证干净,用的器皿都应洗净、擦干。

　　一般加入酒曲发酵1~2天后,可以看到糯米表面有白色的毛,这是正常现象,可以放心食用。但是,若表面长黑色或红色的毛,或汁液浑浊,就说明制作环节出了问题,此时醪糟就不能吃了。

　　其次,醪糟含有酒精,每次食用不宜超过150克。

　　患有急慢性肝炎、肝硬化的患者禁止食用,防止加重肝病。

　　最后,《随息居饮食谱》中讲:"酒酿,多饮亦助湿热。"因此,阴虚湿热体质者(通常会出现口干舌燥、牙龈肿痛、皮肤油腻、大便干燥、便秘等问题)以及热性病患者(表现为高热汗出、面红目赤、腹部胀满疼痛、小便黄赤、舌苔黄厚或焦黑起芒刺)也不宜食用醪糟,否则会助湿生热。

20　　21

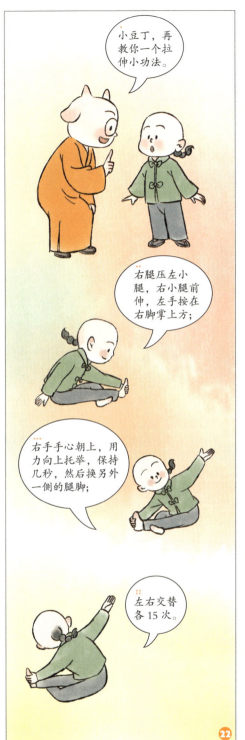

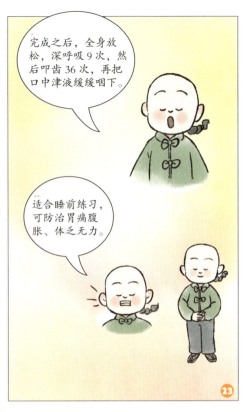

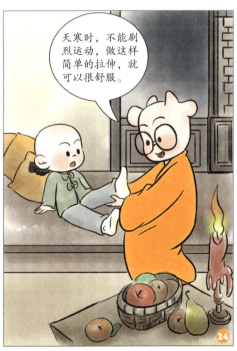

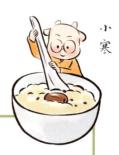

小寒

小寒养生漫画小结

　　小寒时节万物潜藏，天地清朗，中国大部分地区正值一年中最寒冷的时候，防寒保暖是养护身体的第一要素。不宜过多食用肥甘厚味、辛辣之品，不宜吃生冷寒凉食物（易损伤初生的阳气）。

　　大部分人适合喝醪糟，可温阳通络、健脾益气、补虚提神、祛寒暖身。女性可食用醪糟加鸡蛋，暖身又补血。产妇或失眠者可食用小米醪糟红糖粥。

　　运动可以改到室内，做做简单的拉伸。

小寒·药食同源

糯米饭

（补中益气、健脾养胃）

主料

新鲜糯米　　适量

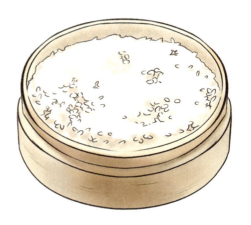

做法

1. 将新鲜糯米在水里泡发 3 小时；
2. 放入铺好纱布的蒸笼里蒸熟即可。

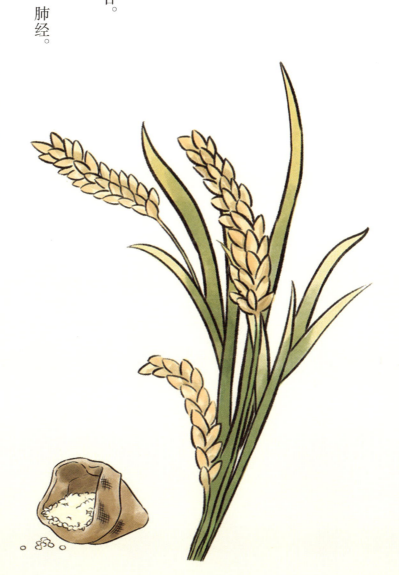

糯米

性味

性温，味甘。

归经

入脾、胃、肺经。

功用主治

补中益气。治消渴溲（sōu）多，自汗，便泄。

温补下元

在小寒节气前后，体弱者、脾胃虚寒者容易病情加重，日常应多按摩以促进血液循环，达到驱寒和调理身体的双重作用。

配合如下调理手法，可调和脾胃、温补下元。

（取手肘部）平肝经1分钟，清胃经1分钟，补心经2分钟，补脾经2分钟，清补肺经2分钟，补肾阳经2分钟，推三关3分钟，退六腑1分钟，揉外劳宫穴2分钟、二马穴1分钟；

（取腿部）揉足三里穴1分钟；

（取足部）揉太溪穴1分钟；

（取腹部）揉中脘穴1分钟；

（取背部）揉膏肓穴2分钟。

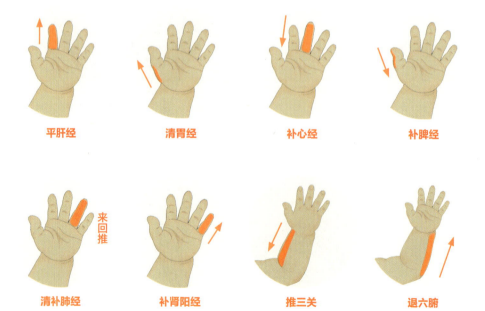

平肝经　　　清胃经　　　补心经　　　补脾经

清补肺经　　补肾阳经　　推三关　　　退六腑

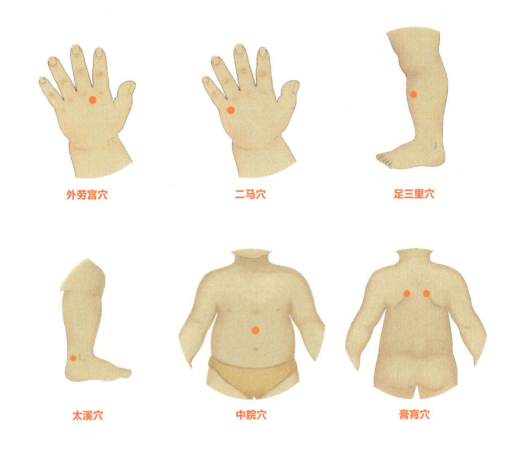

外劳宫穴　　　　　　　二马穴　　　　　　　足三里穴

太溪穴　　　　　　　　中脘穴　　　　　　　膏肓穴

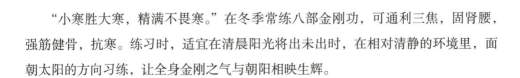

八部金刚功

　　"小寒胜大寒，精满不畏寒。"在冬季常练八部金刚功，可通利三焦，固肾腰，强筋健骨，抗寒。练习时，适宜在清晨阳光将出未出时，在相对清静的环境里，面朝太阳的方向习练，让全身金刚之气与朝阳相映生辉。

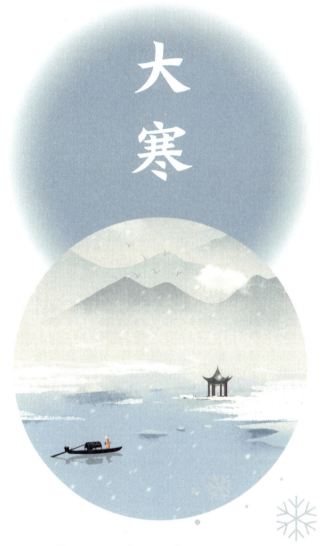

大寒

咏廿四气诗·大寒十二月中

［唐］元稹

腊酒自盈樽，金炉兽炭温。

大寒宜近火，无事莫开门。

冬与春交替，星周月讵存？

明朝换新津，梅柳诗阳春。

二十四节气之大寒

冬藏转春生，宜安心养气、固肾补脾、静待春来

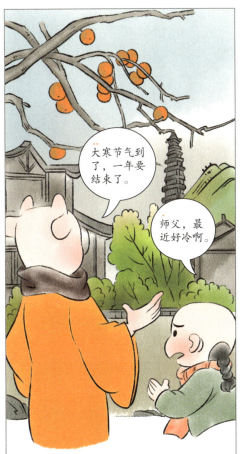

大寒节气到了，一年要结束了。

师父，最近好冷啊。

二十四节气，始于立春，终于大寒，周而复始，循环往复。

作为是二十四节气的最后一个节气，大寒的到来，意味着整个冬天漫长的敛藏期即将结束。过了大寒，就迎来新的节气轮回。

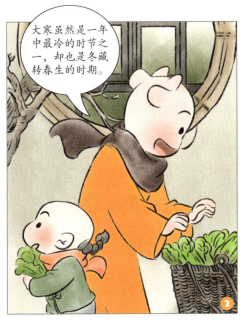

大寒虽然是一年中最冷的时节之一，却也是冬藏转春生的时期。

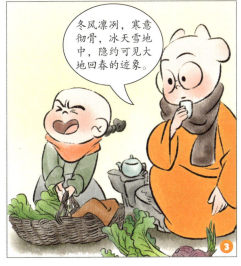

冬风凛冽，寒意彻骨，冰天雪地中，隐约可见大地回春的迹象。

大寒物候

【一候】鸡乳。
　　大寒时节，主生殖繁衍的肾气强盛，春气萌发，可以孵小鸡了。

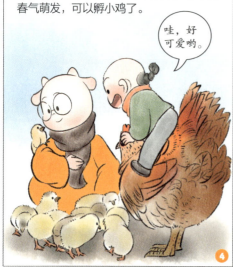

哇，好可爱哟。

【二候】征鸟厉疾。
　　一候五日后，鹰、隼（sǔn）之类高飞的鸟更加厉猛、迅捷，盘旋于空中到处找寻食物。

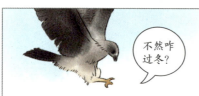

不然咋过冬？

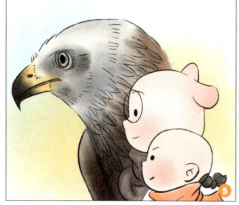

【三候】水泽腹坚。
　　再过五日，水中的冰一直冻到水中央，上下冻透，寒冷至极。但是冰深处春水生，冻到极点后就开始走向消融。

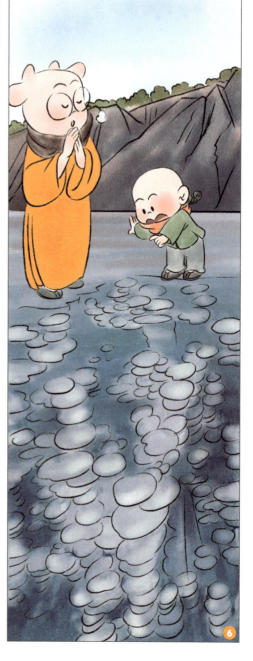

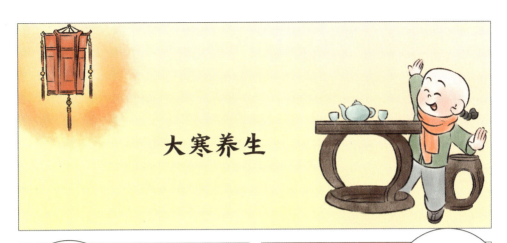

大寒养生

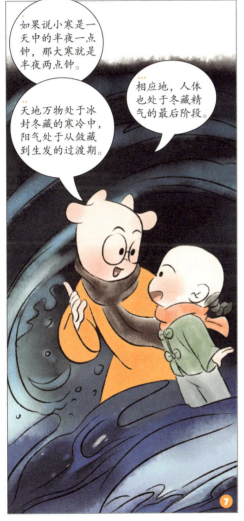

如果说小寒是一天中的半夜一点钟，那大寒就是半夜两点钟。

天地万物处于冰封冬藏的寒冷中，阳气处于从敛藏到生发的过渡期。

相应地，人体也处于冬藏精气的最后阶段。

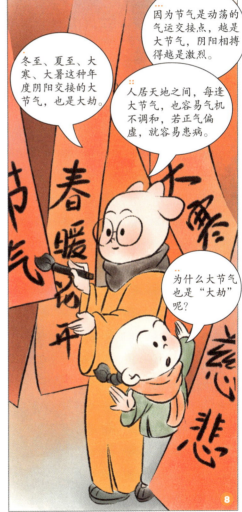

冬至、夏至、大寒、大暑这种年度阴阳交接的大节气，也是大劫。

因为节气是动荡的气运交接点，越是大节气，阴阳相搏得越是激烈。

人居天地之间，每逢大节气，也容易气机不调和，若正气偏虚，就容易患病。

为什么大节气也是"大劫"呢？

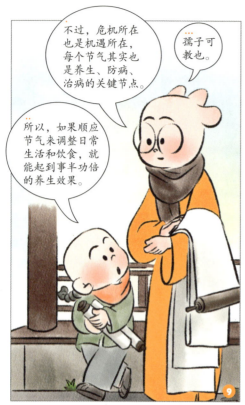

不过，危机所在也是机遇所在，每个节气其实也是养生、防病、治病的关键节点。

孺子可教也。

所以，如果顺应节气来调整日常生活和饮食，就能起到事半功倍的养生效果。

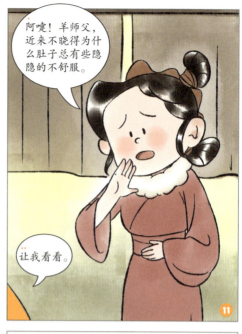

阿嚏！羊师父，近来不晓得为什么肚子总有些隐隐的不舒服。

让我看看。

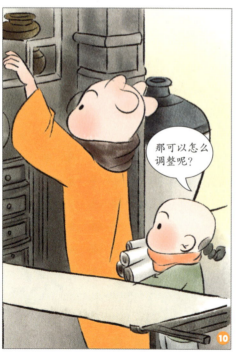

那可以怎么调整呢？

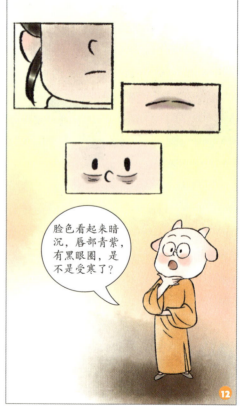

脸色看起来暗沉，唇部青紫，有黑眼圈，是不是受寒了？

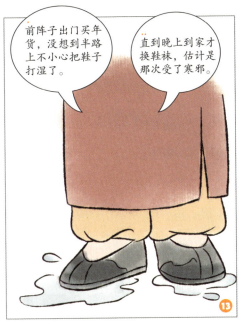

前阵子出门买年货，没想到半路上不小心把鞋子打湿了。

直到晚上到家才换鞋袜，估计是那次受了寒邪。

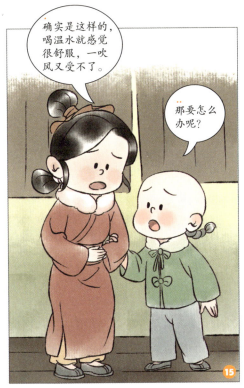

确实是这样的，喝温水就感觉很舒服，一吹风又受不了。

那要怎么办呢？

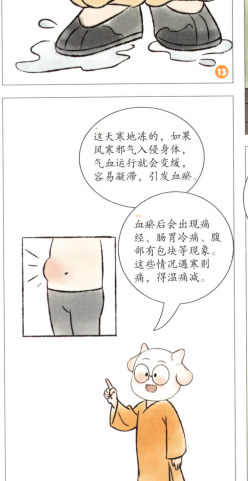

这天寒地冻的，如果风寒邪气入侵身体，气血运行就会变缓，容易凝滞，引发血瘀。

血瘀后会出现痛经、肠胃冷痛、腹部有包块等现象。这些情况遇寒则痛，得温痛减。

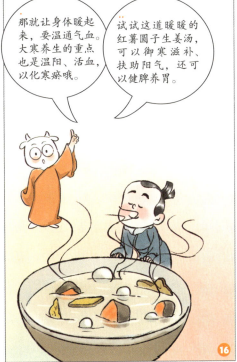

那就让身体暖起来，要温通气血。大寒养生的重点也是温阳、活血，以化寒瘀哦。

试试这道暖暖的红薯圆子生姜汤，可以御寒滋补、扶助阳气，还可以健脾养胃。

糯米味甘、性温，具有御寒滋补功效；食后全身暖和，故得"消寒"之名。

但糯米有些黏滞，不容易消化，所以脾胃消化功能不好的人需要少食。

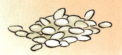

红薯将它的根深深扎在土里，储存能量。

煮的时候可以带着皮一起煮，红薯皮可以帮助疏通气机，可缓解吃多了红薯导致的积食。

红薯味甘、性温，能补中焦之虚。《随息居饮食谱》中记载，红薯"煮食补脾胃，益气力，御风寒，益颜色"。

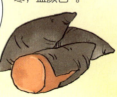

※ 生姜皮味辛、性凉，具有利水消肿的功效，因此有"留姜皮则凉，去姜皮则热"的说法。

※ 带皮煮可以平衡生姜的热性，不至于发汗太过或上火。

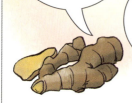

生姜味辛、性温，可以增强肺卫之气，解表散寒，预防风寒感冒，温肺止咳。姜还有温热之力，能温暖脾胃、温中止呕。

⑰

食材:

红薯 250 克、生姜 3 片（带皮）、糯米圆子 100 克、红糖适量。

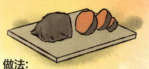

做法:

1. 把红薯清洗干净，不去皮，切成块；

2. 把生姜洗净，带皮切片；

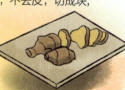

3. 锅中加入适量水，加入红薯、生姜、糯米圆子；

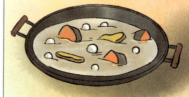

4. 用中小火煮 15 分钟；

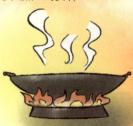

5. 最后加入红糖，搅拌均匀即可。

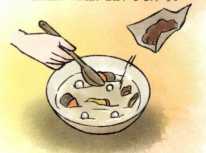

⑱

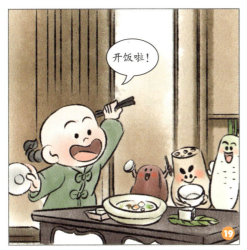

开饭啦！

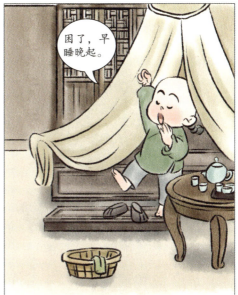

困了，早睡晚起。

起居上，仍要顺应冬季闭藏的特性，做到早睡晚起。早睡是为了养人体的阳气，晚起是为养阴气。

还需特别注意防寒、防风，衣着要随着气温变化而增减。手脚易受冻，尤其应注意保暖。

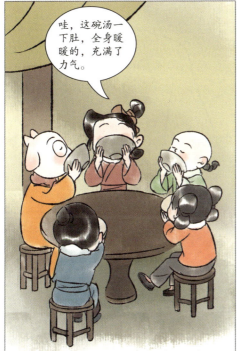

哇，这碗汤一下肚，全身暖暖的，充满了力气。

在大寒节气，如果受了风寒，可以喝暖暖的红薯圆子生姜汤。

日常饮食上，可以多食用一些具有敛阳护阴作用的食物，如大枣、黑豆、核桃、莲藕、黑芝麻、桂圆、白萝卜、银耳等。宜热食，忌食黏硬、生冷食物（易损害脾胃阳气），不可过食燥热之物，适当清淡，让脾胃得到一定的休息，为春季的生发做准备。

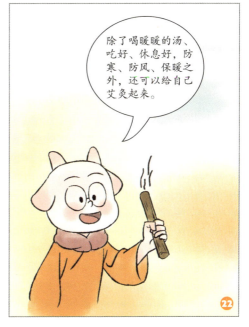

除了喝暖暖的汤、吃好、休息好，防寒、防风、保暖之外，还可以给自己艾灸起来。

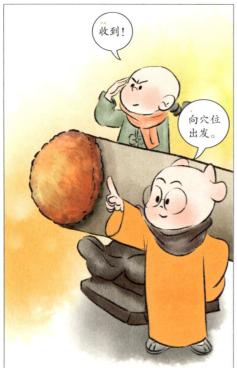

收到!

向穴位出发。

正因为大寒之后阳气逐渐升发，故艾灸养生方面，既要进一步补益肾阳，继续为身体积蓄能量，同时也要注意调畅肝气，给来年春天肝气的生发打好基础。㉓

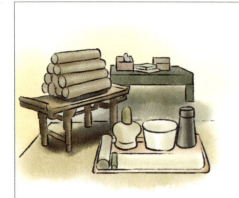

大寒节气艾灸：取肾俞穴、期门穴、三阴交穴。㉔

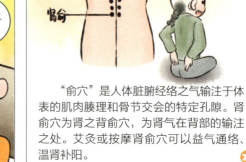

大椎

肾俞

"俞穴"是人体脏腑经络之气输注于体表的肌肉腠理和骨节交会的特定孔隙。肾俞穴为肾之背俞穴，为肾气在背部的输注之处。艾灸或按摩肾俞穴可以益气通络、温肾补阳。㉕

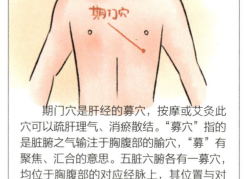

期门穴

期门穴是肝经的募穴，按摩或艾灸此穴可以疏肝理气、消瘀散结。"募穴"指的是脏腑之气输注于胸腹部的腧穴，"募"有聚焦、汇合的意思。五脏六腑各有一募穴，均位于胸腹部的对应经脉上，其位置与对应脏腑所处的部位相近。㉖

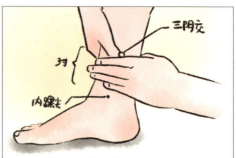

三阴交

寸

内踝尖

三阴交穴为肝脾肾三经交汇的要穴，艾灸或按摩三阴交穴既能健脾养血，又能调肝补肾。《金针王乐亭》中记载："三阴交滋阴，健脾，助阳。"㉗

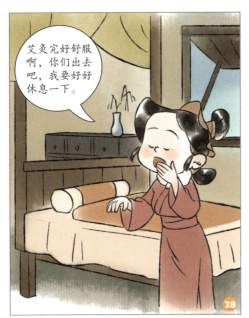

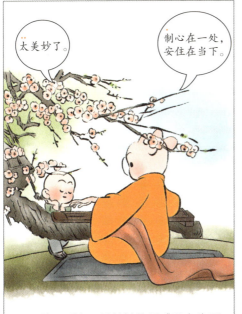

　　除了暖身，最关键的是"暖身先暖心，心暖则身温"。意思是安心养性、怡神敛气，保持心情舒畅、心境平和，就能气机通畅，血脉顺和，全身和四肢末梢都温暖起来。不扰乱体内闭藏的阳气，为来年的生发做好准备。

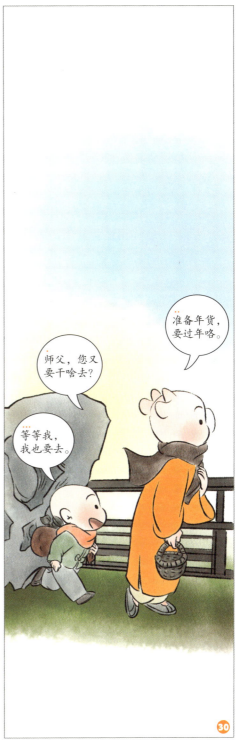

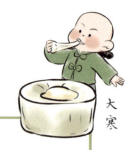

大寒养生漫画小结

　　大寒是一年中最寒冷的时节之一，同时也是冬藏转春生的时期。

　　特别需要注意防寒、防风、保暖，如果受了风寒，可以喝暖暖的红薯圆子生姜汤，还可以通过艾灸让自己暖起来。

　　饮食上可以适量进补一些温热之品，如牛肉、羊肉、龙眼、山药、大枣等，可以食用适量坚果，同时食用一些滋阴食物，如莲藕、白萝卜等，这样能够固阳气、养阴气。

　　在起居上，仍然要顺应冬季闭藏的特性，早睡晚起。重点艾灸肾俞穴、期门穴、三阴交穴，补益肾阳。

　　此外，暖身先暖心，应注意安心养性、怡神敛气，保持心情舒畅，心境平和，使体内的气血和顺，不扰乱体内闭藏的阳气，为即将到来的春生做好准备。

大寒·药食同源

糯米陈皮茶

（温中理气、健脾祛湿）

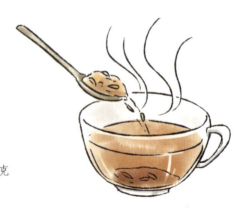

主料

糯米	250 克	姜粉	15 克
陈皮粉	10 克		

做法

1. 热锅不放油，生糯米下锅，用小火把生糯米炒至焦香微黄；
2. 加入姜粉和陈皮粉再炒一会儿，关火放凉；
3. 倒入密封罐里储存，每次取一小把冲泡即可。

陈皮

诸药以草为本

性味

性温，味辛、苦。

归经

入脾、肺经。

功用主治

理气，调中，燥湿，化痰。治胸腹胀满，不思饮食，呕吐哕逆，咳嗽痰多。亦解鱼、蟹毒。

温肾健脾

冬末最后 15 天，宜养肾、补脾，扶正气，静待春生。

配合如下调理手法，可调和脾胃、温补下元。

（取手肘部）推三关 2 分钟，平肝经 1 分钟，清胃经 1 分钟，补心经 2 分钟，补脾经 2 分钟，揉板门穴 1 分钟，补肾阳经 2 分钟；

（取腿部）揉足三里穴 1 分钟；

（取足部）揉太冲穴 1 分钟、涌泉穴 1 分钟；

（取腹部）揉中脘穴 2 分钟、关元穴 2 分钟；

（取背部）正捏脊 10 次，揉脾俞穴 2 分钟、肾俞穴 2 分钟、肝俞穴 2 分钟。

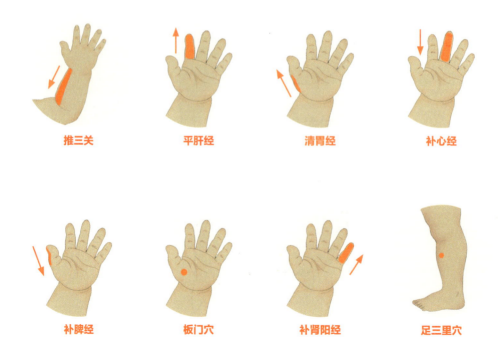

推三关　　　　平肝经　　　　清胃经　　　　补心经

补脾经　　　　板门穴　　　　补肾阳经　　　　足三里穴

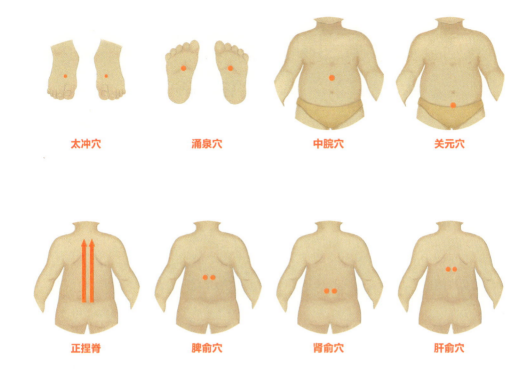

太冲穴　　　　涌泉穴　　　　中脘穴　　　　关元穴

正捏脊　　　　脾俞穴　　　　肾俞穴　　　　肝俞穴

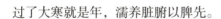
大寒·身心健康运动

风摆荷叶

　　过了大寒就是年，濡养脏腑以脾先。

　　积食胀气时，做风摆荷叶动作，可增强脾胃升清降浊功能，疏肝理气，促消化。

　　要领：坐姿或站姿，两小臂贴在胸前交叉，左手扶右肩，右手扶左肩，以脊柱为轴连续左右转体，每秒两次。

青豆读享 阅读服务

帮你读好这本书

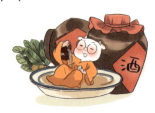

《二十四节气顺时正养》阅读服务：

🌿 **配套广播剧**　24 节音频，和孩子随时随地收听顺时养生智慧。

🌿 **节气清单**　24 张清单卡片，分节气列举带孩子应季打卡的 120 件"小事"，方便你把本书实践起来。

🌿 **趣味测试**　中华中医药学会发布的中医体质自测题，方便你测测自己属于哪种体质。

🌿 **作者访谈**　本书作者分享创作初心以及中医学习心路历程。

🌿 **编辑讲书**　编辑精讲本书的 3 个使用方法，方便你借助本书，带孩子践行中医养生。

🌿 ……

（以上内容持续优化更新中，具体呈现以实际上线为准。）

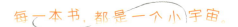
每一本书，都是一个小宇宙。

扫码进入
正版图书配套阅读服务

注：本套书前勒口、书签、春生册附录 1 的二维码及扫码获取的内容，均由羊爸爸团队负责。

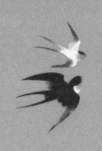

用中医智慧，赋能天下家庭

愿天下孩子，都能身心健康

中医文化家庭共读和青少普及丛书

二十四节气
顺时正养 春生

羊爸爸　俞小燕 ◎ 著绘

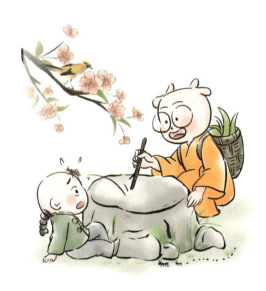

SPM
南方传媒　新世纪出版社
·广州·

图书在版编目（CIP）数据

二十四节气顺时正养. 春生 / 羊爸爸, 俞小燕著绘.

广州：新世纪出版社, 2025.5（2025.7重印）. -- ISBN 978-7-5583-4832-7

Ⅰ. R212-49

中国国家版本馆CIP数据核字第2025Z4077D号

出 版 人：陈志强
策　　划：青豆書坊　苏　元
产品总监：刘红霞
策划编辑：鲁小彬
责任编辑：耿　谦（春生、夏长分册）
　　　　　宁　伟（秋收、冬藏分册）
特约编辑：源彬彬
责任校对：陈　雪
责任技编：王　维
版式设计：徐小雨　盛广佳
封面设计：主语设计

二十四节气顺时正养
ERSHISI JIEQI SHUN SHI ZHENG YANG
羊爸爸　俞小燕◎著绘

出版发行：SPM 南方传媒｜新世纪出版社（广州市越秀区大沙头四马路 12 号 2 号楼）
经　　销：全国新华书店
印　　刷：北京中科印刷有限公司
开　　本：710 mm × 1000 mm　1/16
印　　张：25.5
字　　数：395 千
版　　次：2025 年 5 月第 1 版
印　　次：2025 年 7 月第 2 次印刷
定　　价：128.80 元（全 4 册）

总序

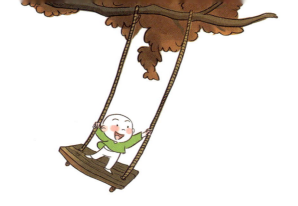

　　在羊爸爸漫画养生智慧这套《二十四节气顺时正养》的书稿完成后，我反复研读了好几遍。

　　跟随羊爸爸与小豆丁的步伐，我踏上了二十四节气顺时正养的生活旅程。在四季的更迭和流转中，我们一起观察自然七十二物候，感受天地阴阳之气的变化对人体身心状态的影响。我们顺应天时、身心合一，觉知日常生活中的点点滴滴，最终凝结成这套彰显中医智慧、分量十足又生动有趣的作品。这正是羊爸爸品牌希望呈现给读者的好内容。

　　《黄帝内经·灵枢》中说："天之在我者，德也；地之在我者，气也。德流气薄而生者也。"天地人本一体，生命就是天地能量流动的产物，天地合气，命之曰人。我们通过呼吸空气，通过消化食物，通过全身十二正经加奇经八脉的三百六十多个穴位，无时无刻不在与天地进行着能量交换，也因此每时每刻都与天地保持着连接。

　　生命的健康状态就是与天地有着顺畅的能量流动，健康发生了故障是因为这些流动出现了局部的不顺畅和卡顿。春生夏长，秋收冬藏，在四季的天地能量大循环中，我们该如何去顺应天地的大趋势，做既有益于健康也最省心省事的事情，知道如何好好吃饭、如何运动、如何睡眠、如何养生，并落地于日复一日的生活实践中，这些便是阅读本套书的最大收获。

杨千栋

羊爸爸品牌创始人

2024 年 11 月于四川成都

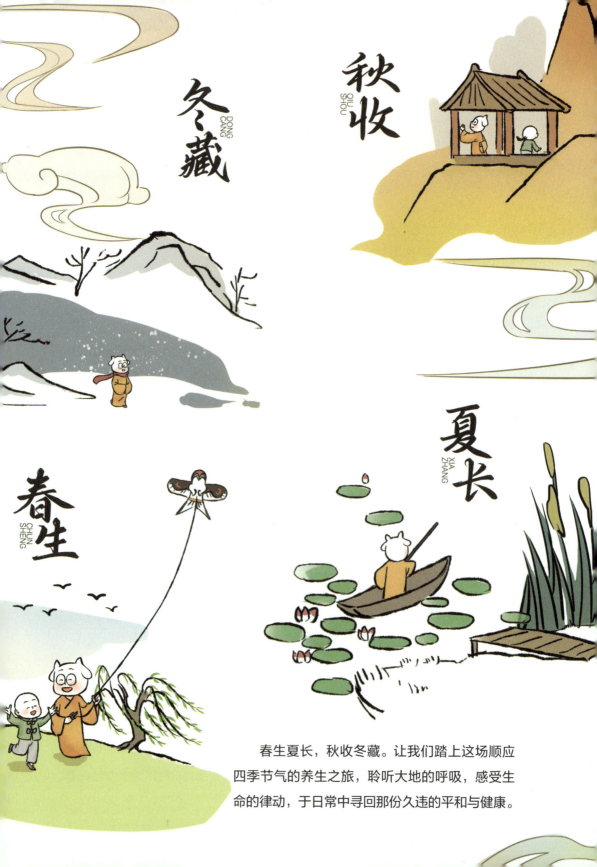

秋收
QIU
SHOU

冬藏
DONG
CANG

夏长
XIA
ZHANG

春生
CHUN
SHENG

春生夏长，秋收冬藏。让我们踏上这场顺应四季节气的养生之旅，聆听大地的呼吸，感受生命的律动，于日常中寻回那份久违的平和与健康。

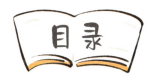

目录

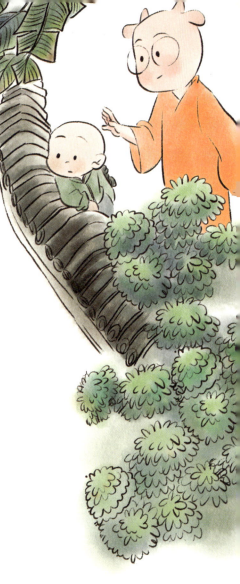

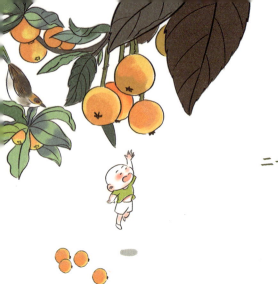

扫码优惠购买本书配套广播剧
和孩子随时收听顺时养生智慧

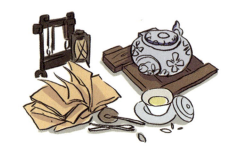

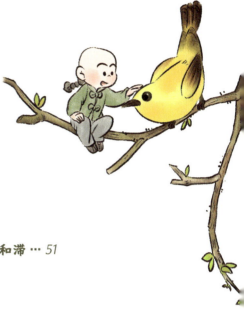

在山的那边海的那边有一个羊羊镇，羊羊镇风景秀美，四季如画，村民们顺应天时，衡量地利，日出而作，日落而息，生活美满又充实。

羊羊镇里有一位羊爸爸，羊爸爸一直跟羊羊镇的村民们生活在一起。羊爸爸收了一位小徒弟，名叫小豆丁。

没人记得羊爸爸多少岁了，只知道，每当有孩子出生，羊爸爸就会出现，陪伴他们成长，守护他们的健康。

有一天，小豆丁从《黄帝内经》上看到"春生夏长，秋收冬藏"。这是什么意思呢？小豆丁想了好久也不明白。他想，羊爸爸一定知道。于是，他叫上好朋友小花，去找羊爸爸。我们的故事，就从这里开始了。

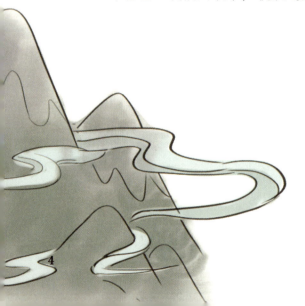

人物简介

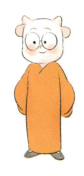

羊爸爸

很多年前的一个夜晚，天空划过一颗流星，羊爸爸开始了研习中医、探寻生命奥秘的旅程，立志要守护孩子们的身心健康，陪伴他们成长。

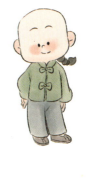

小豆丁

天真可爱，聪明好学，对中国传统文化很感兴趣，跟着羊爸爸学习中医知识，经常黏着羊爸爸问这问那。

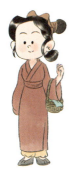

小豆丁妈妈姜半夏

脾气火辣，心思细腻，美丽善良。受羊爸爸影响，热爱中医，也一直在学习中医。喜欢做笔记，记录小豆丁的日常生活，一心为孩子的健康着想，鼓励并支持小豆丁学习中医文化。

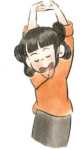

小花

小豆丁的好朋友，性格活泼开朗、热情大方，经常与小豆丁一起去找羊爸爸。

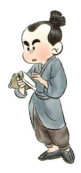

大壮

小豆丁邻居家的小孩，经常和小豆丁一起玩，喜欢欺负弱小，在羊爸爸和小豆丁的影响下，也慢慢喜欢上了中医，改掉了坏毛病，和大家成了好朋友。

子午流注图

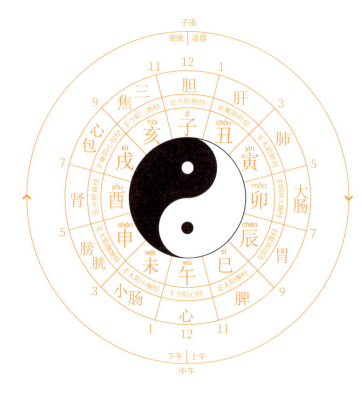

子午流注图表示的是人体生命系统在一天十二个时辰中的盛衰运行规律。

"子"代表阳生,为阳气之首;"午"代表阴生,为阴气之初;"流"代表阳生的过程;"注"代表阴藏的过程。"子午流注"意味着阳极生阴、阴极生阳的运动规律。

子午流注图把人的十二条经脉在十二个时辰中的盛衰规律有序地联系起来,又通过人体的五脏六腑与十二经脉相配的关系,预测出某脏腑经络的气血在某个时辰的盛或衰,以此为基础进行养生、治病,可以达到事半功倍的效果。

亥时 21:00—23:00
宜:心平气和,入睡。

子时 23:00—1:00
宜:睡觉,保护阳气。

丑时 1:00—3:00
宜:熟睡。

寅时 3:00—5:00
宜:熟睡或导引吐纳。

卯时 5:00—7:00
宜:起床喝温开水,排便。

辰时 7:00—9:00
宜:及时早餐,营养需均衡。

巳时 9:00—11:00
宜:适量饮水,抓紧时间学习、工作。

午时 11:00—13:00
宜:吃午餐,小憩养阳气。

未时 13:00—15:00
宜:多饮水,净化血液,调理小肠经。

申时 15:00—17:00
宜:适量饮水、运动,抓紧时间学习、工作。

酉时 17:00—19:00
宜:休息。

戌时 19:00—21:00
宜:吃晚餐,散步,做能让自己放松和心情愉快的事情。

二十四节气歌

春雨惊春清谷天，夏满芒夏暑相连，

秋处露秋寒霜降，冬雪雪冬小大寒。

每月两节不变更，最多相差一两天。

上半年来六廿一，下半年是八廿三。

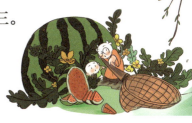

注："廿"读作niàn，意为二十。

☁ 节气的计算以阳历为准，每一节气开始的时间并不总是固定的，有时前后相差一两天。

☁ 上半年每个月的两个节气，前一个节气的日期在六号前后，后一个节气的日期在二十一号前后。

☁ 下半年每个月的两个节气，前一个节气的日期在八号前后，后一个节气的日期在二十三号前后。

☁ 春三月包括立春、雨水、惊蛰、春分、清明、谷雨这六个节气，时间在每年阳历的二月、三月和四月。

☁ 夏三月包括立夏、小满、芒种、夏至、小暑、大暑这六个节气，时间在每年阳历的五月、六月和七月。

☁ 秋三月包括立秋、处暑、白露、秋分、寒露、霜降这六个节气，时间在每年阳历的八月、九月和十月。

☁ 冬三月包括立冬、小雪、大雪、冬至、小寒、大寒这六个节气，时间在每年阳历的十一月、十二月和一月。

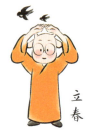

立春

2 月 3 日—5 日

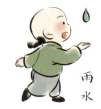

雨水

2 月 18 日—20 日

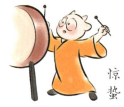

惊蛰

3 月 5 日—7 日

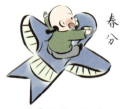

春分

3 月 20 日—21 日

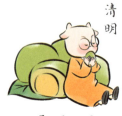

清明

4 月 4 日—6 日

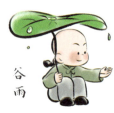

谷雨

4 月 19 日—21 日

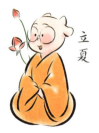

立夏

5 月 5 日—7 日

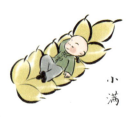

小满

5 月 20 日—22 日

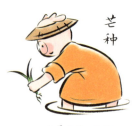

芒种

6 月 5 日—7 日

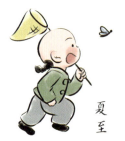

夏至

6 月 21 日—22 日

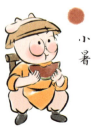

小暑

7 月 6 日—8 日

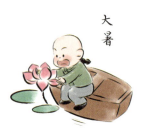

大暑

7 月 22 日—24 日

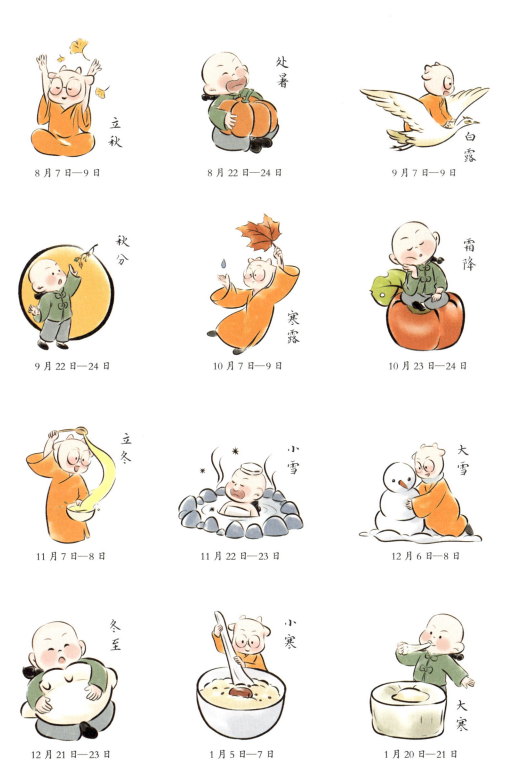

立秋

8 月 7 日—9 日

处暑

8 月 22 日—24 日

白露

9 月 7 日—9 日

秋分

9 月 22 日—24 日

寒露

10 月 7 日—9 日

霜降

10 月 23 日—24 日

立冬

11 月 7 日—8 日

小雪

11 月 22 日—23 日

大雪

12 月 6 日—8 日

冬至

12 月 21 日—23 日

小寒

1 月 5 日—7 日

大寒

1 月 20 日—21 日

一元复始
万象更新

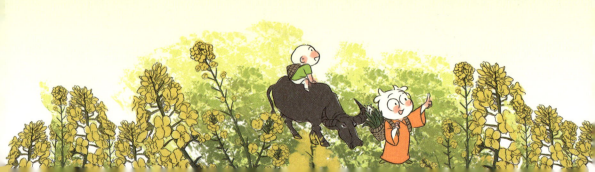

春三月，此谓发<ruby>发<rt>fā</rt></ruby>陈。

天地俱生，万物以荣。

夜卧早起，广步于庭，被<ruby>发<rt>pī</rt></ruby>发缓形，以使志生，生而勿杀，予而勿夺，赏而勿罚，此春气之应，养生之道也。

逆之则伤肝，夏为寒变，奉<ruby>长<rt>zhǎng</rt></ruby>者少。

——《黄帝内经·素问》

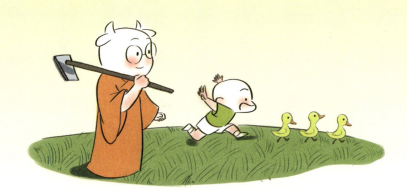

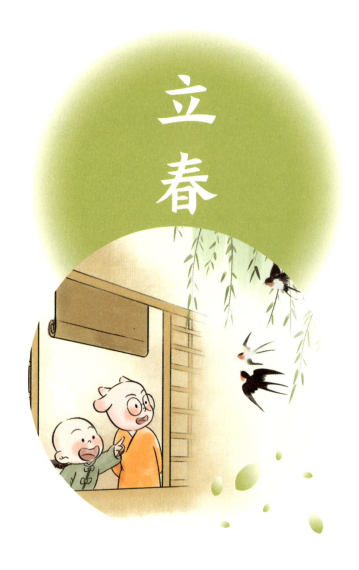

立春偶成

[宋] 张栻 ^{shì}

津回岁晚冰霜少，春到人间草木知。
便觉眼前生意满，东风吹水绿参差。

二十四节气之立春

万物始生，宜早睡早起，助阳升发

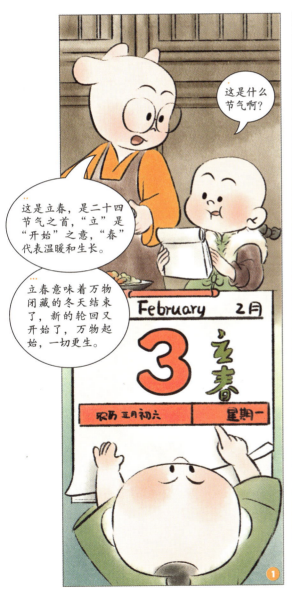

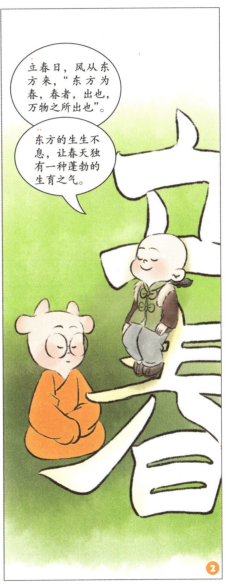

立春物候

物候是自然界中生物或非生物受气候和外界环境因素的影响而出现季节性变化的现象。

我国古代黄河中下游地区的物候历，以五日为一候，三候为一气，六气为一时，四时为一岁。一年分二十四节气，共七十二候。每候以一个物候现象相应，称"候应"，表示一年中物候和气候变化的一般情况。

【二候】蛰虫始振。

五日后，最先感受到春天气息的，是蛰伏在泥土里的小虫。

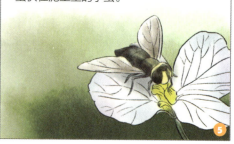

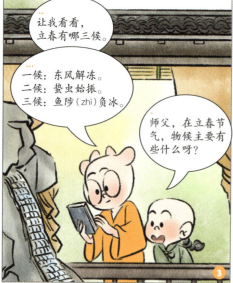

让我看看，立春有哪三候。

一候：东风解冻。
二候：蛰虫始振。
三候：鱼陟（zhì）负冰。

师父，在立春节气，物候主要有些什么呀？

此时它们并未醒来，只是懒懒地伸伸手脚，依然冬眠。

动了，动了，快看。

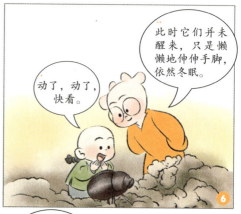

【一候】东风解冻。

立春日，东风送暖，大地开始解冻。

东风已经吹起来喽。

好冷哟！

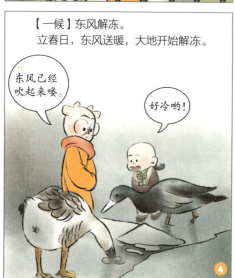

不仅美，古书里还教我们遵循自然节气的变化来养生。

师父，这春天里的自然也太美了吧。

【三候】鱼陟负冰。

再过五日，水中冰层开始融化。

鱼儿渐渐上游，靠近冰层，由于冰还没有完全融化，鱼儿就像在背着冰块游动。

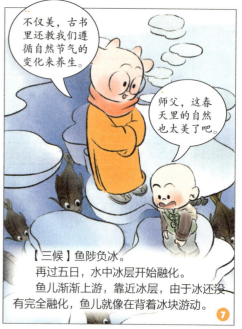

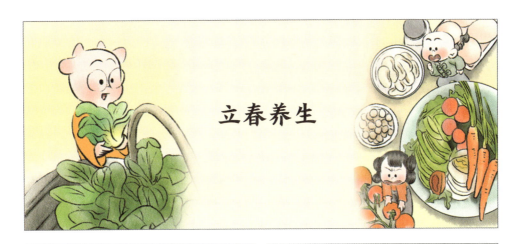

立春养生

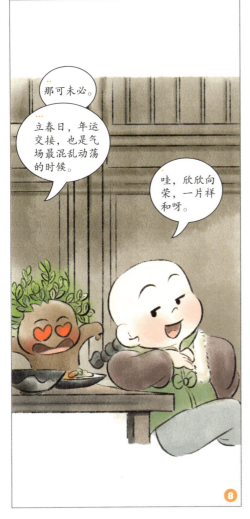

那可未必。

立春日，年运交接，也是气场最混乱动荡的时候。

哇，欣欣向荣，一片祥和呀。

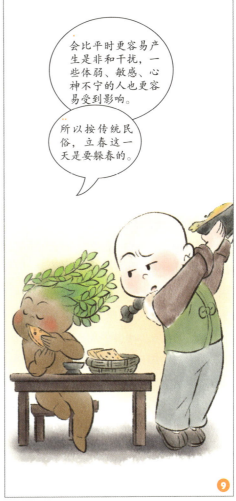

会比平时更容易产生是非和干扰，一些体弱、敏感、心神不宁的人也更容易受到影响。

所以按传统民俗，立春这一天是要躲春的。

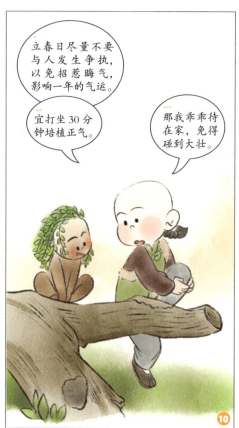

立春日尽量不要与人发生争执，以免招惹晦气，影响一年的气运。

宜打坐30分钟培植正气。

那我乖乖待在家，免得碰到大壮。

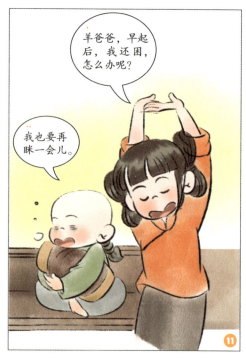

羊爸爸，早起后，我还困，怎么办呢？

我也要再眯一会儿。

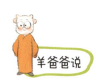

羊爸爸说

春三月，每朝梳头一二百下，寿自高。头部的经络主要有督脉、膀胱经和胆经，都是阳经，可谓"诸阳之会"。在春季的每天清晨抽出一段时间来多梳梳头，可振奋督脉的阳气，帮助膀胱经排除体内的垃圾，疏通胆气，还能祛风明目、健脑怡神、疏通血脉。

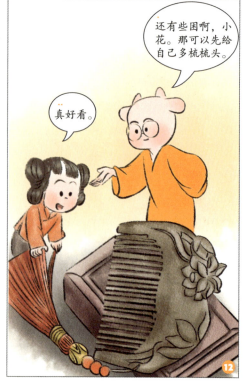

还有些困啊，小花。那可以先给自己多梳梳头。

真好看。

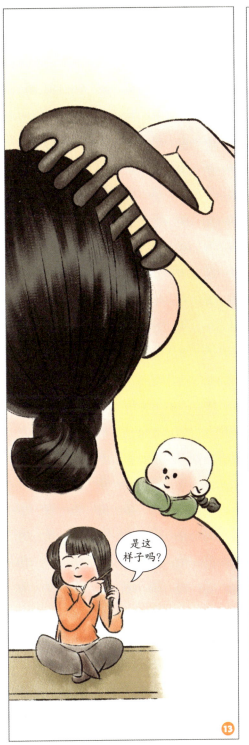

是这样子吗?

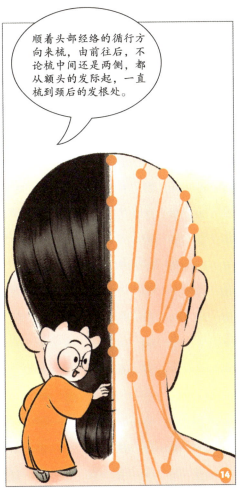

顺着头部经络的循行方向来梳，由前往后，不论梳中间还是两侧，都从额头的发际起，一直梳到颈后的发根处。

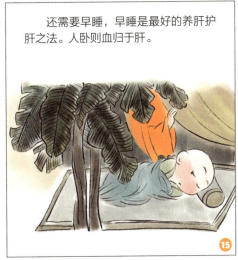

还需要早睡，早睡是最好的养肝护肝之法。人卧则血归于肝。

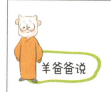

羊爸爸说

　　立春后，天地万物的阳气，由冬天的收藏状态转为春天的升发状态，自然中各种植物开始抽出嫩芽。身体里阳气也开始上升，寒湿之气开始融化。

　　中医认为肝主疏泄，指的是肝具有疏通、畅达、宣散、流通的功能。我们可以把经络比喻成河道，肝气一来，河道哗的一下就被肝气冲开了。

　　如果经络里面的寒、热、湿毒太多，肝气又不充足，河道就会淤堵。堵在皮肤，就可能会出疹子；堵在气管，就可能会咳嗽；堵在情绪，就可能会发脾气。

　　所以在早春，需要早睡早起，养肝护肝，以助阳升发。

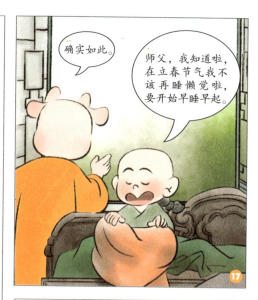

确实如此。

师父，我知道啦，在立春节气我不该再睡懒觉啦，要开始早睡早起。

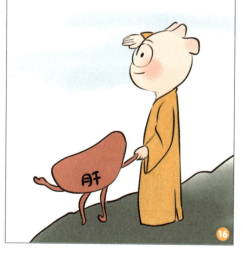

肝

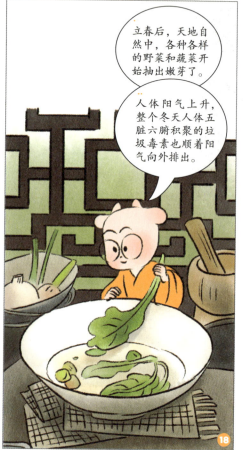

立春后，天地自然中，各种各样的野菜和蔬菜开始抽出嫩芽了。

人体阳气上升，整个冬天人体五脏六腑积聚的垃圾毒素也顺着阳气向外排出。

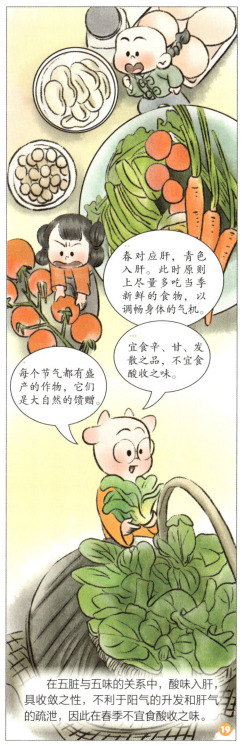

春对应肝，青色入肝。此时原则上尽量多吃当季新鲜的食物，以调畅身体的气机。

宜食辛、甘、发散之品，不宜食酸收之味。

每个节气都有盛产的作物，它们是大自然的馈赠。

在五脏与五味的关系中，酸味入肝，具收敛之性，不利于阳气的升发和肝气的疏泄，因此在春季不宜食酸收之味。

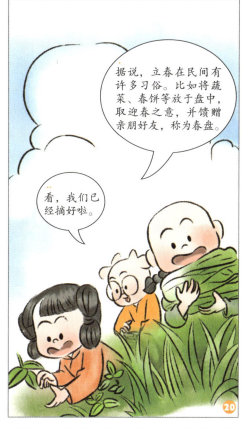

据说，立春在民间有许多习俗。比如将蔬菜、春饼等放于盘中，取迎春之意，并馈赠亲朋好友，称为春盘。

看，我们已经摘好啦。

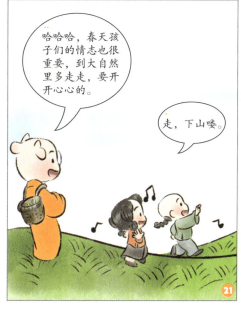

哈哈哈，春天孩子们的情志也很重要，到大自然里多走走，要开开心心的。

走，下山喽。

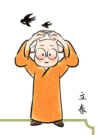

立春

立春养生漫画小结

　　立春这天，宜躲春，不与人争执；宜梳头，提正气，排浊气；宜早睡早起，升发阳气；宜吃当季新鲜的食物，宜食辛、甘、发散之品，比如春卷。

立春·药食同源

春卷

（祛阴散寒、滋润防燥）

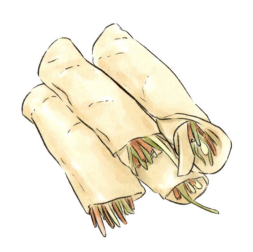

主料

韭菜	适量
豆芽	适量
胡萝卜（切丝）	适量
芽菜	适量
春卷皮	适量

做法

1. 将韭菜、豆芽、胡萝卜丝、芽菜进行水煮；

2. 煮水后清炒，放少量盐等佐料；

3. 用蒸熟的春卷皮包裹蔬菜即可食用；

4. 也可根据口味添加少量陈醋、酱油、辣椒油等调味。

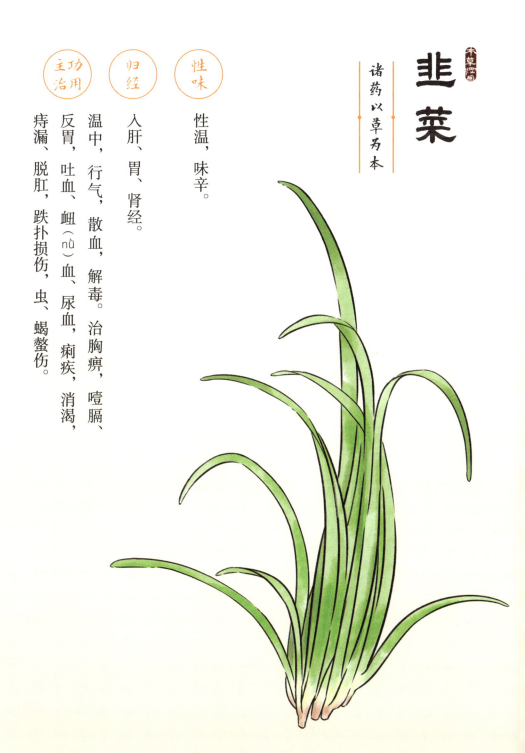

韭菜

本草撷灵

诸药以草为本

性味

性温，味辛。

归经

入肝、胃、肾经。

功用
主治

温中，行气，散血，解毒。治胸痹，噎膈、反胃，吐血、衄（nǜ）血、尿血，痢疾，消渴，痔漏、脱肛，跌扑损伤，虫、蝎螫伤。

注：本套书本草页性味、归经、功用主治内容均参考《中药大辞典》（上海科学技术出版社）。

助阳升发

立春后，阳气升发，万物始生，一年健康始于此。体弱者应于立春前1日，开始连续3天的保健调理。

配合如下柔肝养肝调理手法，可疏肝调脾、助阳升发。

（取手部）补脾经1分钟，补肾阳经3分钟，补肾阴经2分钟，清补肝经2分钟，顺运内八卦1分钟；

（取腹部）揉中脘穴1分钟；

（取腿部）揉足三里穴1分钟；

（取足部）揉太冲穴2分钟；

（取背部）揉脾俞穴2分钟、肝俞穴2分钟、胆俞穴2分钟，正捏脊10次。

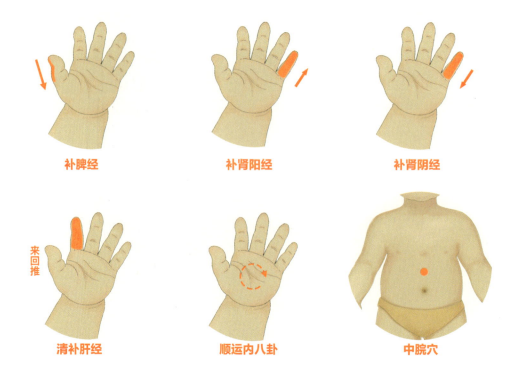

补脾经　　补肾阳经　　补肾阴经

清补肝经　　顺运内八卦　　中脘穴

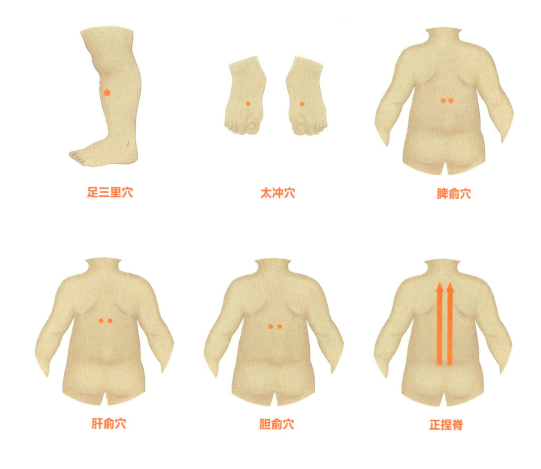

足三里穴　　　　太冲穴　　　　脾俞穴

肝俞穴　　　　胆俞穴　　　　正捏脊

立春·身心健康运动

跳绳

立春后做 3 个小动作，让全身都"通"：

1. 跳绳，疏通经络，又促长高；

2. 深蹲，见效快，最好每天做一做；

3. 开合跳，适合锻炼全身。

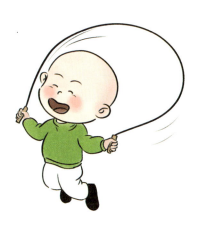

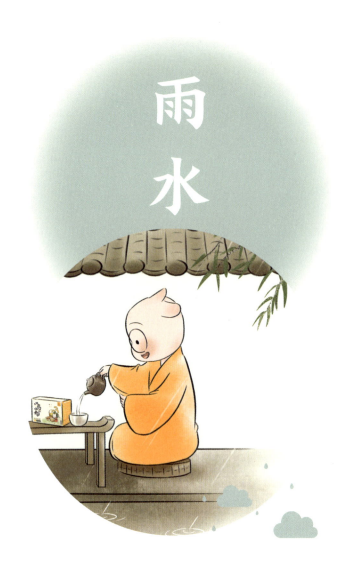

雨水

早春呈水部张十八员外

［唐］韩愈

天街小雨润如酥，草色遥看近却无。

最是一年春好处，绝胜烟柳满皇都。

二十四节气之雨水

乍暖还寒，祛湿健脾不能少

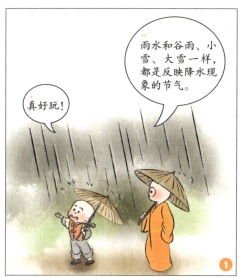

真好玩！

雨水和谷雨、小雪、大雪一样，都是反映降水现象的节气。

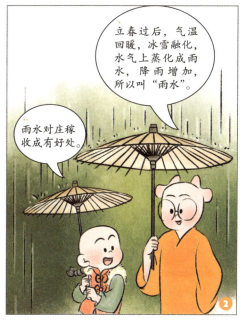

立春过后，气温回暖，冰雪融化，水气上蒸化成雨水，降雨增加，所以叫"雨水"。

雨水对庄稼收成有好处。

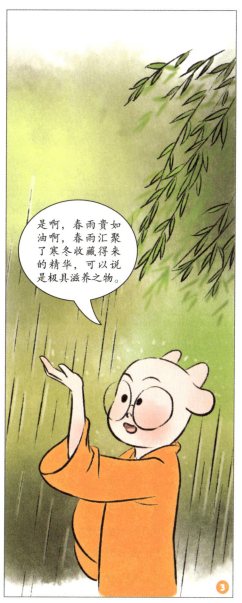

是啊，春雨贵如油啊，春雨汇聚了寒冬收藏得来的精华，可以说是极具滋养之物。

雨水物候

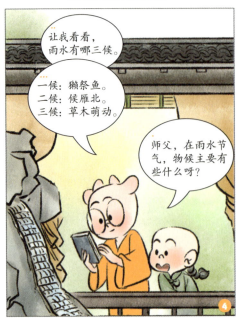

让我看看，雨水有哪三候。

一候：獭祭鱼。
二候：候雁北。
三候：草木萌动。

师父，在雨水节气，物候主要有些什么呀？

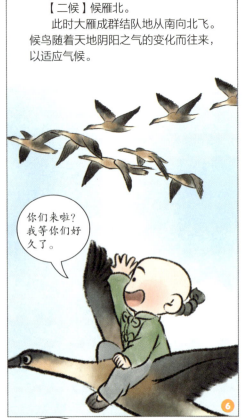

【二候】候雁北。
此时大雁成群结队地从南向北飞。候鸟随着天地阴阳之气的变化而往来，以适应气候。

你们来啦？我等你们好久了。

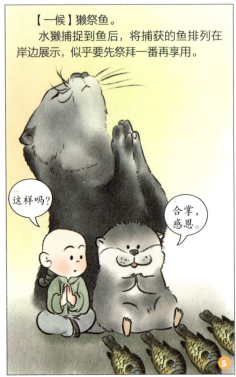

【一候】獭祭鱼。
水獭捕捉到鱼后，将捕获的鱼排列在岸边展示，似乎要先祭拜一番再享用。

这样吗？

合掌，感恩。

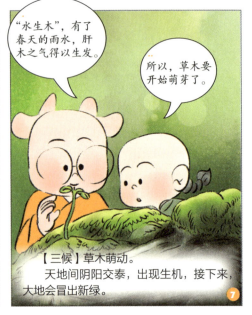

"水生木"，有了春天的雨水，肝木之气得以生发。

所以，草木要开始萌芽了。

【三候】草木萌动。
天地间阴阳交泰，出现生机，接下来，大地会冒出新绿。

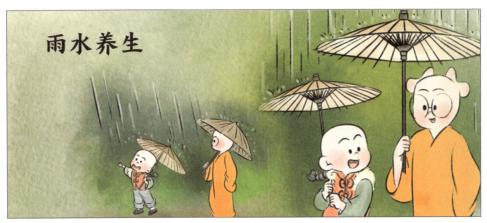

雨水养生

这段时间降雨增多，有助于草木萌动、生发。但是天气变化不定，忽冷忽热，乍暖还寒，所以民间常说雨水时节"反了春，冻断筋"。

阿嚏！

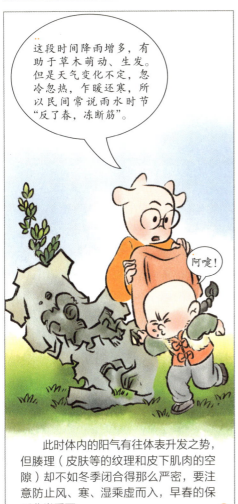

此时体内的阳气有往体表升发之势，但腠理（皮肤等的纹理和皮下肌肉的空隙）却不如冬季闭合得那么严密，要注意防止风、寒、湿乘虚而入，早春的保暖非常重要。

8

雨水节气，地湿之气渐升，湿气夹杂着春寒，确实整体感觉很阴冷。

又冷又湿，我就想躲在被窝里，再睡会儿……

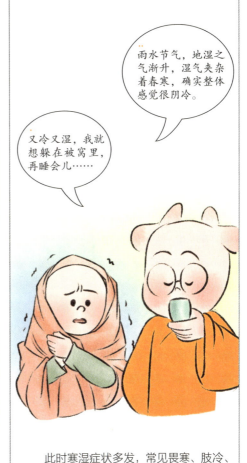

此时寒湿症状多发，常见畏寒、肢冷、腹胀、泄泻或浮肿等，还容易犯困，头脑发蒙，不清醒，提不起精神。

9

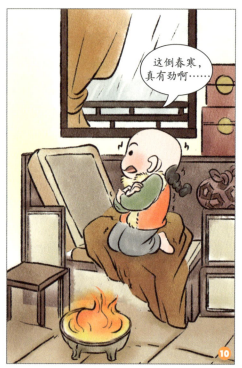

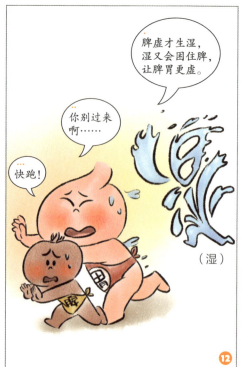

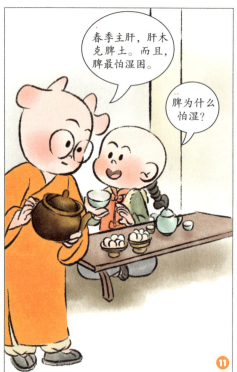

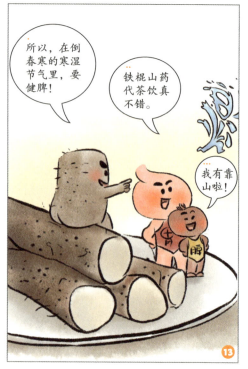

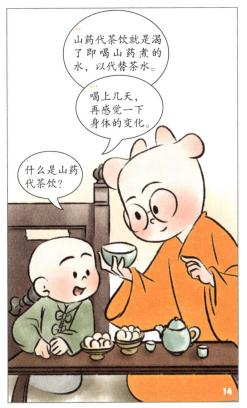

山药代茶饮就是渴了即喝山药煮的水，以代替茶水。

喝上几天，再感觉一下身体的变化。

什么是山药代茶饮？

14

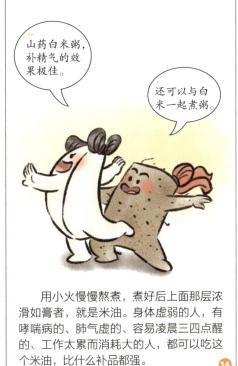

山药白米粥，补精气的效果极佳。

还可以与白米一起煮粥。

用小火慢慢熬煮，煮好后上面那层浓滑如膏者，就是米油。身体虚弱的人，有哮喘病的、肺气虚的、容易凌晨三四点醒的、工作太累而消耗大的人，都可以吃这个米油，比什么补品都强。

16

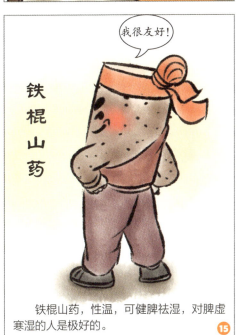

我很友好！

铁棍山药

铁棍山药，性温，可健脾祛湿，对脾虚寒湿的人是极好的。

15

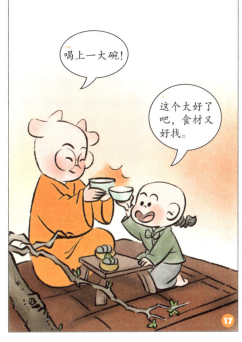

喝上一大碗！

这个太好了吧，食材又好找。

17

按摩五大穴祛湿

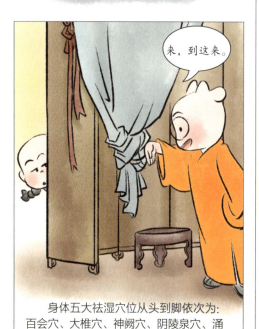

来，到这来。

身体五大祛湿穴位从头到脚依次为：百会穴、大椎穴、神阙穴、阴陵泉穴、涌泉穴。 ⑱

一、百会穴

湿入百会穴，容易头痛、头胀，脑袋有沉重感。按揉百会穴可以理气行气，消除积滞，还可健脑宁神。

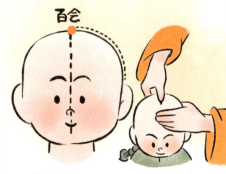

操作手法：
手握成拳状敲打或按揉百会穴 3~5 分钟，最好有发热之感。 ⑲

二、大椎穴

湿气入侵大椎穴，易造成肩膀、颈椎酸痛不适等。按揉大椎穴可避免风寒湿邪的侵袭，提高免疫力。

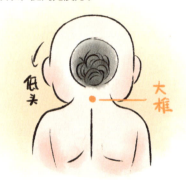

操作手法：
低头，双手十指交叉放到大椎穴的部位，用双手大拇指同时用力来回揉擦大椎穴，直至大椎穴发热。 ⑳

三、神阙穴

湿气入侵神阙穴，会导致脾胃不适、腹胀、大便黏腻。腹部应以保暖为主，刺激神阙穴有助于健脾祛湿、和胃理肠。

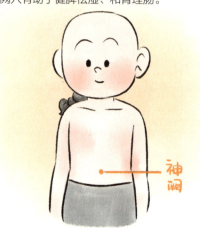

操作手法：
以神阙穴为中心，顺时针按揉腹部。 ㉑

四、阴陵泉穴

湿气入侵阴陵泉穴，容易导致膝盖疼痛、两脚笨重、行走不畅。按揉阴陵泉穴，可以清利湿热、通经活络，可缓解腹胀、膝痛等。

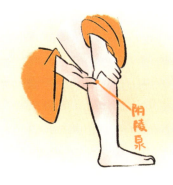

操作手法：
以按为主，每次按摩 100~160 下，每日早晚各一次。㉒

五、涌泉穴

湿气入侵涌泉穴，会导致膝关节痛、风湿及全身疲劳、浮肿。

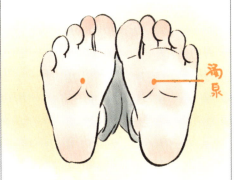

操作手法：
早晚按揉涌泉穴 3~5 分钟，略有酸痛感为宜，两脚交替进行。㉓

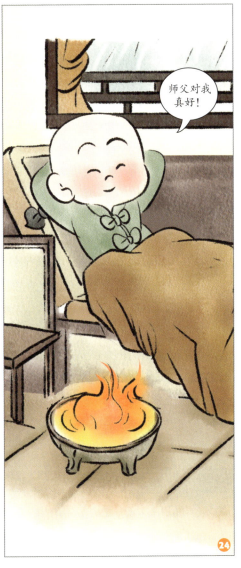

师父对我真好！

㉔

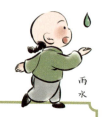

雨水养生漫画小结

雨水节气，春雨来了，乍暖还寒，气候湿冷，寒湿症状多发。

原本脾胃虚弱、阳气不足的人，容易犯困、提不起精神、食欲不佳，我们需要做的是健脾祛湿。

饮食上宜多食少酸多甘的食物，如山药、芋头、薏仁、小米、绿叶菜、猪肝等，可以祛湿、养肝、补脾。推荐薏仁党参粥。

天气逐渐转暖，风邪也渐增，人们还容易出现口舌干燥、口腔溃疡等上火症状。可以多吃新鲜蔬果，以补充人体水分，少食油腻之品。

还可按摩五大祛湿穴位：百会穴、大椎穴、神阙穴、阴陵泉穴、涌泉穴。

雨水 · 药食同源

薏仁党参粥

（健脾祛湿、固肠止涩）

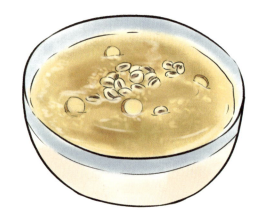

主料

薏仁	20 克
粳米	100 克
党参片	10 克
冰糖	少许

做法

1. 将薏仁、粳米、党参片分别洗净；

2. 用冷水浸泡薏仁 3 小时，浸泡粳米半小时，捞出后沥干水分；

3. 在锅里加入清水，放入薏仁、粳米、党参片；

4. 先用旺火烧沸，搅拌数次，改用小火，慢慢熬煮，待粥将成时，放冰糖，稍焖片刻即可。

注：①小孩吃，需减量；②一般给 3 岁以上脾虚的孩子吃。

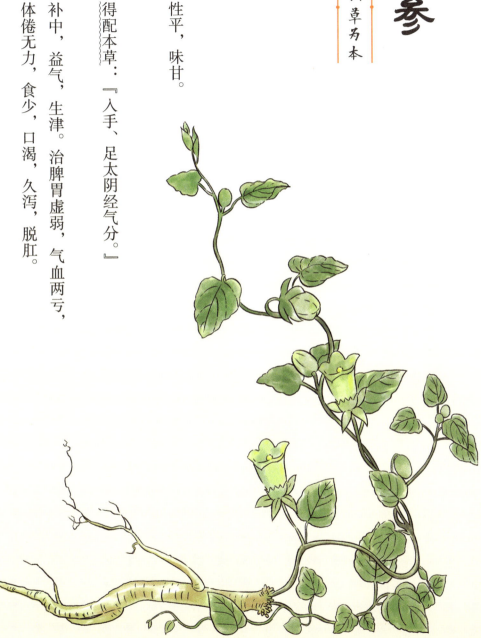

党参

本草纲目

诸药以草为本

性味

性平，味甘。

归经

得配本草：『入手、足太阴经气分。』

功用主治

补中，益气，生津。治脾胃虚弱，气血两亏，体倦无力，食少，口渴，久泻，脱肛。

防倒春寒

乍暖还寒之际，人体最易感风寒邪气，应注意春捂防寒。又有"湿气困于脾"，要小心脾胃受伤害。

配合如下调理手法，可肝脾同养，祛风除湿，振奋一身阳气。

（取手部）揉板门穴 2 分钟，平肝经 2 分钟，清胃经 2 分钟，补脾经 2 分钟，清大肠经 1 分钟，搓四横纹 2 分钟，捻手背 2 分钟；

（取腹部）揉中脘穴 1 分钟；

（取腿部）揉阴陵泉穴 2 分钟、足三里穴 1 分钟；

（取背部）揉肝俞穴 2 分钟、脾俞穴 1 分钟。

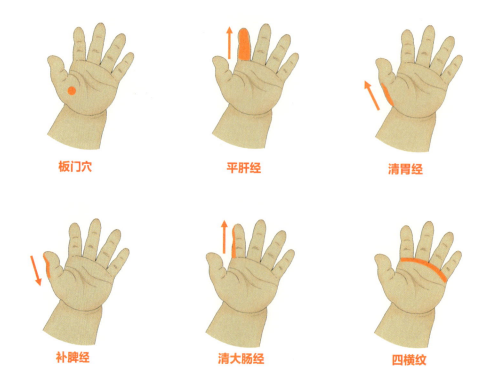

板门穴　　　　平肝经　　　　清胃经

补脾经　　　　清大肠经　　　　四横纹

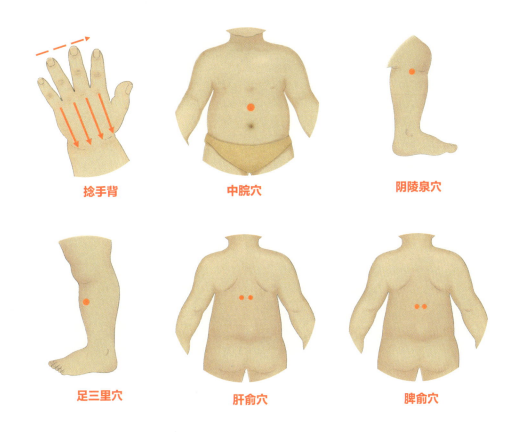

捻手背　　　　　　中脘穴　　　　　　阴陵泉穴

足三里穴　　　　　肝俞穴　　　　　　脾俞穴

握固

　　春有雨水，肝木之气得以生发，但天气忽冷忽热，人的情绪易受波动，出现消沉、胸闷等状况。可握固调理，握固是道家养生中一种常用手势。

　　动作要领：大拇指尖扣在无名指根，其余四指握住大拇指，不松不紧。

　　行走、站立、坐姿均适用，时间多多益善。可以安魂定神，疏肝理气，收摄精气，调和气血。

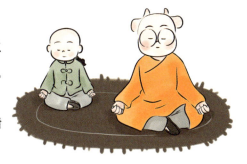

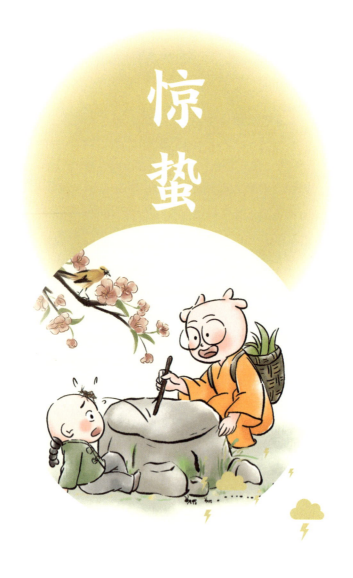

惊蛰

走笔谢孟谏议寄新茶

［唐］卢仝

闻道新年入山里，蛰虫惊动春风起。

天子须尝阳羡茶，百草不敢先开花。

二十四节气之惊蛰

春雷响、万物长，抓住升阳护肝好时机！

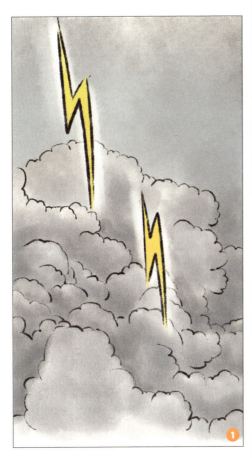

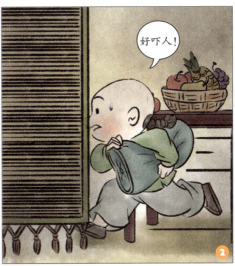

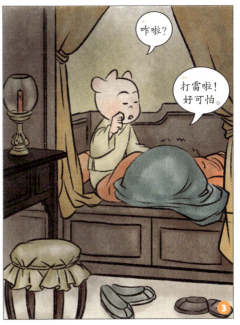

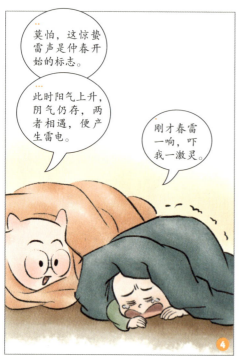

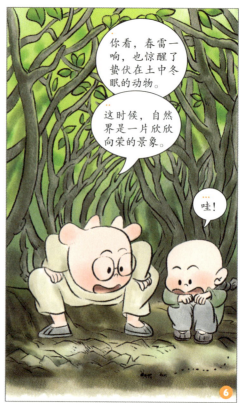

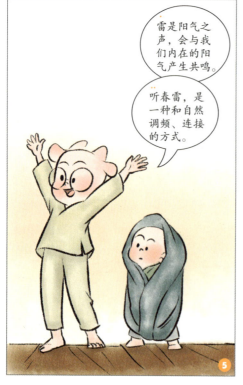

羊爸爸说

惊蛰是一年中初次阳气大动的时机。此时地气通，地气是阳春初出的清新之气。需顺势早起，在春光中舒展四肢，最适宜踏青。人在自然中可以接收大地初出的"清"气，抒出胸中恶气，把郁结的肝气、烦闷都疏散、抖落掉。

惊蛰物候

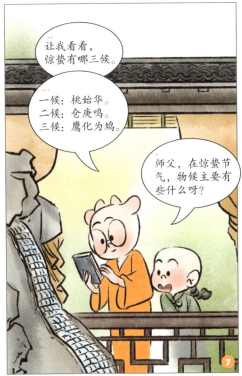

让我看看，惊蛰有哪三候。

一候：桃始华。
二候：仓庚鸣。
三候：鹰化为鸠。

师父，在惊蛰节气，物候主要有些什么呀？

⑦

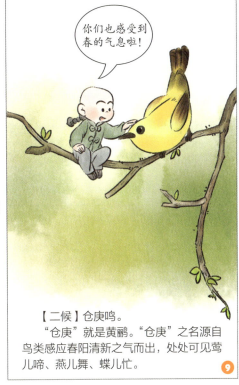

你们也感受到春的气息啦！

【二候】仓庚鸣。
"仓庚"就是黄鹂。"仓庚"之名源自鸟类感应春阳清新之气而出，处处可见莺儿啼、燕儿舞、蝶儿忙。

⑨

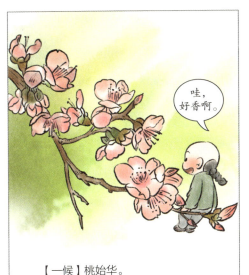

哇，好香啊。

【一候】桃始华。
桃花在这个月开放，山野尽是桃花红、李花白、菜花黄。

⑧

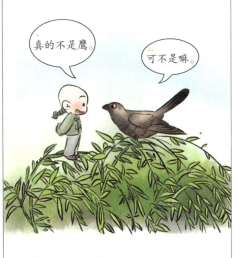

真的不是鹰。

可不是嘛。

【三候】鹰化为鸠。
鹰在每年的三四月开始在巢里繁殖，天空不见了鹰的踪影。只有斑鸠或布谷飞出来，古人以为是鹰变成了鸠，故作此候。

⑩

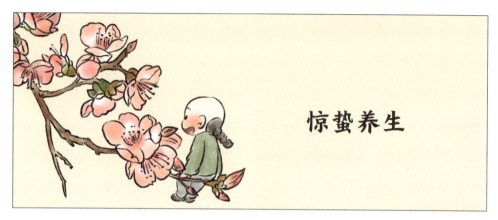

惊蛰养生

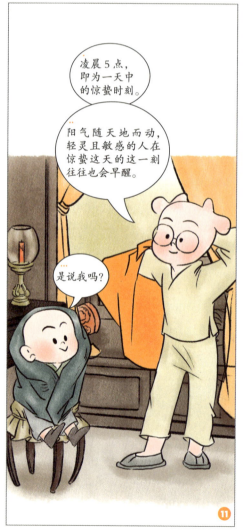

凌晨 5 点，即为一天中的惊蛰时刻。

阳气随天地而动，轻灵且敏感的人在惊蛰这天的这一刻往往也会早醒。

是说我吗？

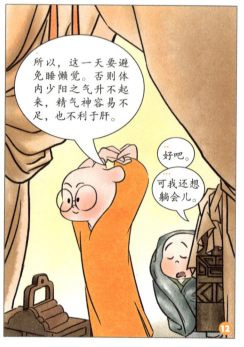

所以，这一天要避免睡懒觉。否则体内少阳之气升不起来，精气神容易不足，也不利于肝。

好吧。可我还想躺会儿。

羊爸爸说

小孩子像小苗一样，正需要春天木气的长养，此时若错过了一年阳春清晨的"清新阳气"，肝木之气可能会不够畅达，影响脾胃的运化和全身气机的运行和畅达。孩子也容易闷闷不乐、郁郁寡欢。

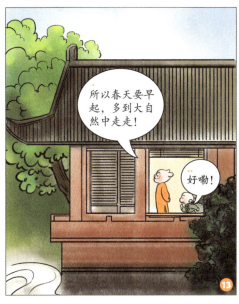

所以春天要早起，多到大自然中走走！

好嘞！

13

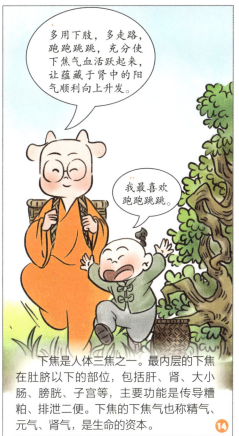

多用下肢，多走路，跑跑跳跳，充分使下焦气血活跃起来，让蕴藏于肾中的阳气顺利向上升发。

我最喜欢跑跑跳跳。

下焦是人体三焦之一。最内层的下焦在肚脐以下的部位，包括肝、肾、大小肠、膀胱、子宫等，主要功能是传导糟粕、排泄二便。下焦的下焦气也称精气、元气、肾气，是生命的资本。

14

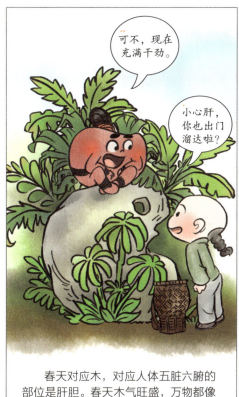

可不，现在充满干劲。

小心肝，你也出门溜达啦？

春天对应木，对应人体五脏六腑的部位是肝胆。春天木气旺盛，万物都像春天里的种子，有一股宛若新生的行动力和冲劲，都在轰轰烈烈地生长着。

15

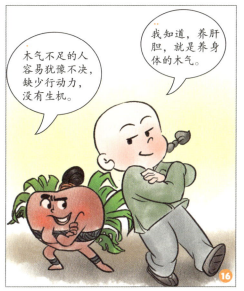

我知道，养肝胆，就是养身体的木气。

木气不足的人容易犹豫不决，缺少行动力，没有生机。

16

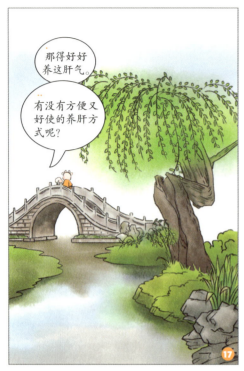

那得好好养这肝气。

有没有方便又好使的养肝方式呢？

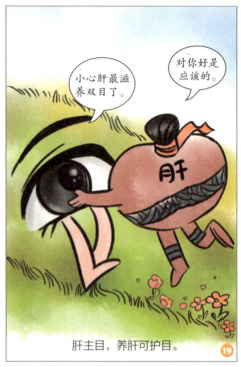

小心肝最滋养双目了。

对你好是应该的。

肝主目，养肝可护目。

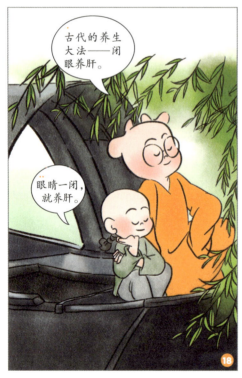

古代的养生大法——闭眼养肝。

眼睛一闭，就养肝。

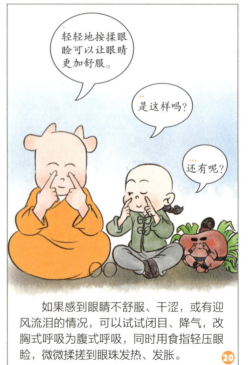

轻轻地按揉眼睑可以让眼睛更加舒服。

是这样吗？

还有呢？

如果感到眼睛不舒服、干涩，或有迎风流泪的情况，可以试试闭目、降气，改胸式呼吸为腹式呼吸，同时用食指轻压眼睑，微微揉搓到眼珠发热、发胀。

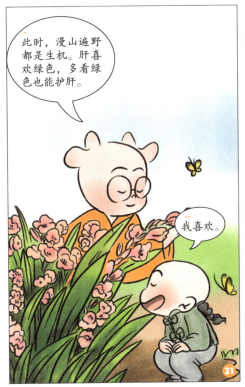

此时，漫山遍野都是生机。肝喜欢绿色，多看绿色也能护肝。

我喜欢。

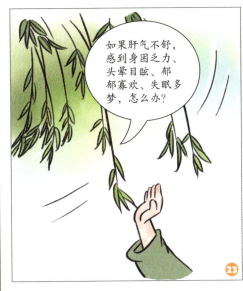

如果肝气不舒，感到身困乏力、头晕目眩、郁郁寡欢、失眠多梦，怎么办？

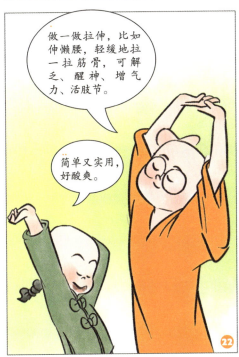

做一做拉伸，比如伸懒腰，轻缓地拉一拉筋骨，可解乏、醒神、增气力、活肢节。

简单又实用，好酸爽。

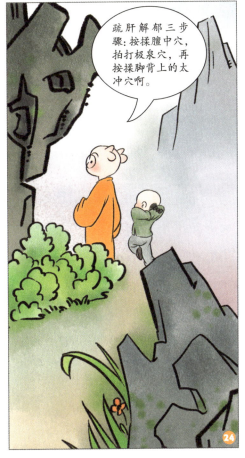

疏肝解郁三步骤：按揉膻中穴，拍打极泉穴，再按揉脚背上的太冲穴啊。

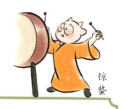
惊蛰

惊蛰养生漫画小结

　　惊蛰是一年中初次阳气大动的时机，我们需要顺应这个节气的频率，升发阳气，舒展肝气，感受春季万物生发的能量。

　　惊蛰节气前后要多做：听春雷，多到大自然中走走，闭目养神，伸伸懒腰，按揉膻中穴、极泉穴、太冲穴。

　　要少做：睡懒觉，生闷气或犹豫不决。

惊蛰 · 药食同源

小米红枣粥

（补中益气、健脾养胃、益精强志）

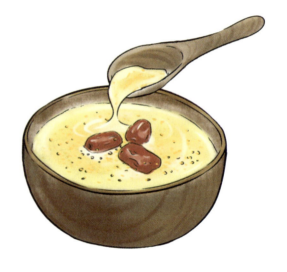

主料

小米	30克
红枣	10颗
冰糖	少许

做法

1. 将小米淘水清洗，去除杂质；

2. 红枣去核，用清水洗干净后浸泡；

3. 锅内倒入小米、红枣、冰糖，加适量清水；

4. 大火煮沸后，小火熬煮至粥稠即可。

红枣

本草纲目

诸药以草为本

性味

性温，味甘。

归经

入脾、胃经。

功用主治

补脾和胃，益气生津，调营卫，解药毒。治胃虚食少，脾弱便溏，气血津液不足，营卫不和，心悸怔忡（zhēng chōng），妇人脏躁。

养肝护肝

惊蛰是肝病高发季，也是养肝好时机。成人阳气不足，易肝区疼痛，孩童"肝常有余"，易肝火旺盛。时令养生以疏肝、健脾为主。

配合如下调理手法，可疏肝理气，消腹部胀气。

（取手部）分阴阳 1 分钟，平肝经 2 分钟，清补脾经 2 分钟，补脾经 2 分钟，顺运内八卦 1 分钟，捻手背 2 分钟；

（取腿部）揉足三里穴 2 分钟；

（取足部）揉太溪穴 2 分钟；

（取背部）揉肝俞穴 2 分钟、脾俞穴 2 分钟，正捏脊 10 次。

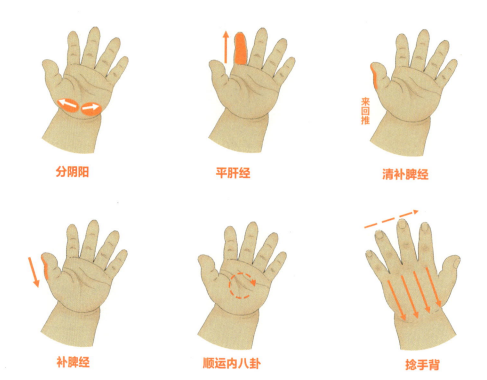

分阴阳　　平肝经　　清补脾经

补脾经　　顺运内八卦　　捻手背

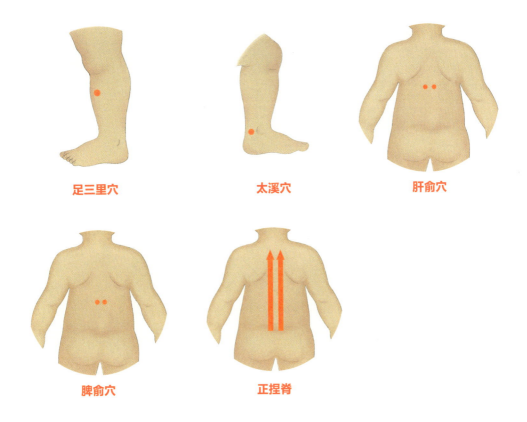

足三里穴

太溪穴

肝俞穴

脾俞穴

正捏脊

伸懒腰

惊雷响，蛰虫动，万物始生。人在大自然中，亦要生发。

晨起在床上，或者白日里忙碌的间隙，多伸懒腰，可提升阳气。

要领：十指交叉，吸气上举，拔直脊柱，仰面上看，抬高下巴，屏息 3 秒。

疲劳时做 2~3 次，可加强肺部换气，缓解肩颈疲劳，提神醒脑。

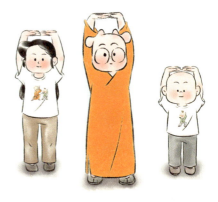

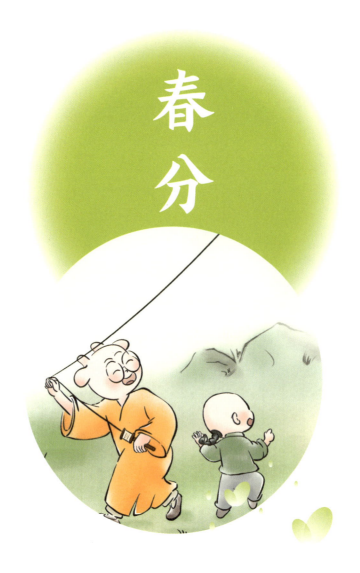

春日

［宋］朱熹

胜日寻芳泗水滨，无边光景一时新。
等闲识得东风面，万紫千红总是春。

二十四节气之春分

自然中正平和，顺势调理人体阴阳

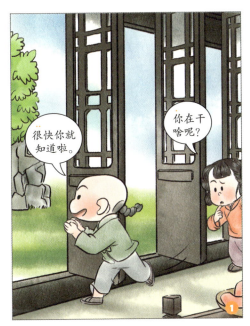

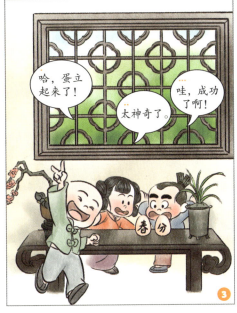

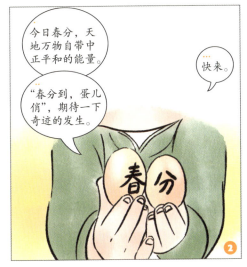

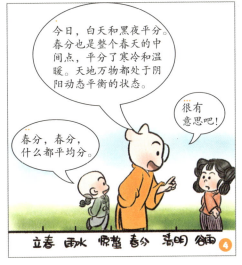

春分物候

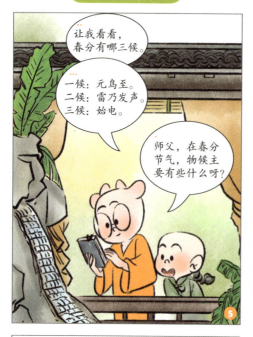

让我看看，春分有哪三候。

一候：元鸟至。
二候：雷乃发声。
三候：始电。

师父，在春分节气，物候主要有些什么呀？

【一候】元鸟至。

元鸟，古时多称玄鸟，即燕子。在北方，秋分前后，燕子迁徙到温暖的南方，待春分前后，燕子便从南方飞来，"衔泥附炎热，飞花入户香"，天就慢慢变暖了。

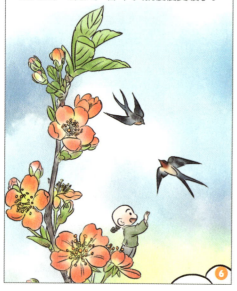

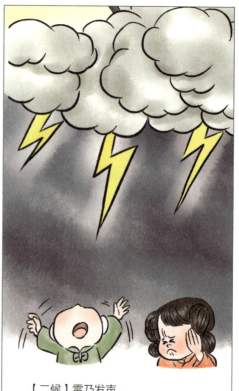

【二候】雷乃发声。

阴阳相搏为雷，雷为振，为阳气之声，天雷惊动地火，大地要开始蓬勃起来了。

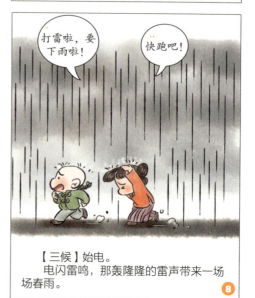

打雷啦，要下雨啦！

快跑吧！

【三候】始电。

电闪雷鸣，那轰隆隆的雷声带来一场场春雨。

春分养生

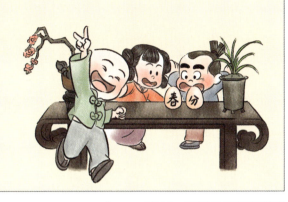

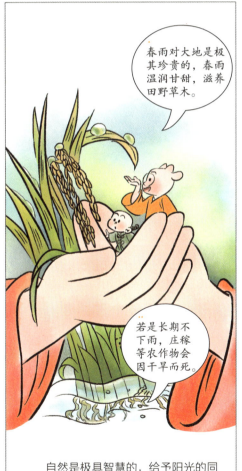

春雨对大地是极其珍贵的，春雨温润甘甜，滋养田野草木。

若是长期不下雨，庄稼等农作物会因干旱而死。

自然是极具智慧的，给予阳光的同时，也会降一场甘露，让世间万物在阳光与雨水的平衡中生长。

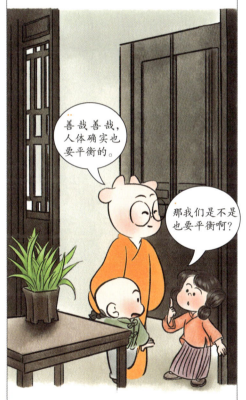

善哉善哉，人体确实也要平衡的。

那我们是不是也要平衡啊？

春分是一年里最"中正"的节气，也是平衡的开始。这一天，阴阳各半，天地万物处于阴阳相对平衡的状态，人也理应借助大自然这股平和的气机，好好地调养起来。

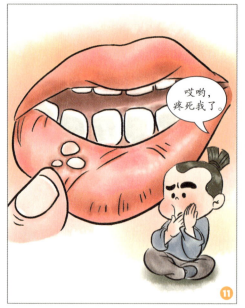

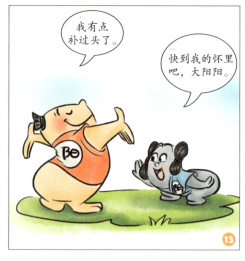

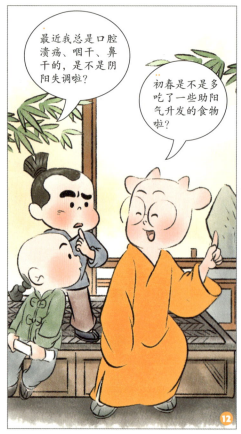

羊爸爸说

一吃点补的食物，就上火，这便是阴不纳阳。意思是人体内阴阳失衡，阴液不足以制阳，阳气偏盛，补进去的阳气就会往上跑，往外散。

《黄帝内经》里讲"春生夏长"，春生就是春天强大的生发之气。这股生发之气在人体中表现为肝气的生发。

中医讲"气为血之帅，血为气之母"，人体的气与血是相互制约、共同合作的。如果体内肝血（阴）不足，无力制约春季体内旺盛的肝气（阳）时，也就是阴不纳阳时，肝气就会过于生发，生发过了就会"上火"。

这容易导致人体头部和面部出现问题，比如头晕、耳鸣、口腔溃疡、长痘痘或嗓子肿痛等。还容易导致烦躁、易怒等情绪变化。

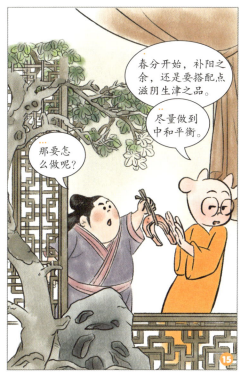

大壮妈从街上回来，手上提着一提肥厚的肉，准备给大壮补一补。**14**

那咋整呢？

这些都要给大壮补的。

春分开始，补阳之余，还是要搭配点滋阴生津之品。

尽量做到中和平衡。

那要怎么做呢？

15

乌梅姜茶饮

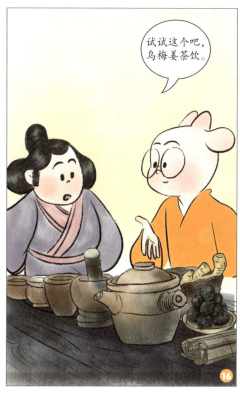

试试这个吧，乌梅姜茶饮。

16

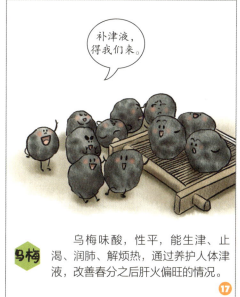

补津液，得我们来。

乌梅 乌梅味酸，性平，能生津、止渴、润肺、解烦热，通过养护人体津液，改善春分之后肝火偏旺的情况。**17**

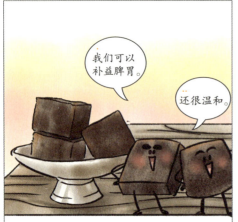

 红糖能补益脾胃，还可以中和乌梅的酸性。所以乌梅加红糖，能"酸甘化阴"，酸甘生津，滋养我们的五脏六腑。

18

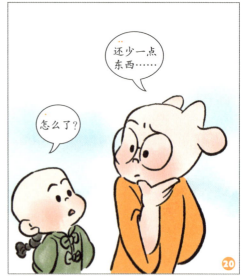

20

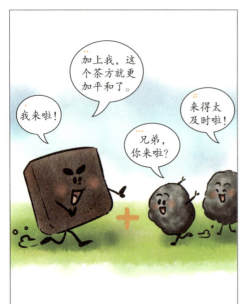

 春天是木气生发的季节，虽然酸味主收敛，但加一些甜味中和一下，可以减弱乌梅的收敛之性，这个茶方就更平和了。

19

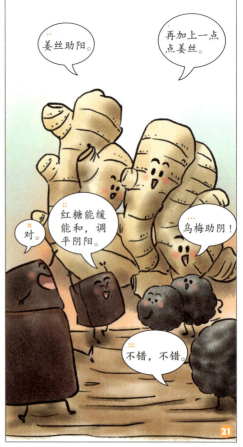

21

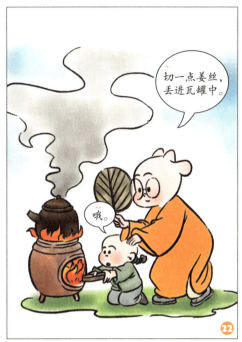

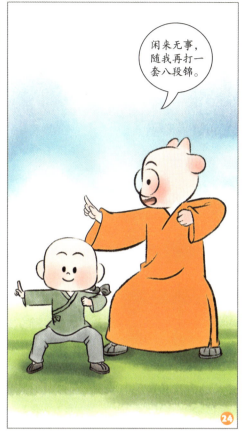

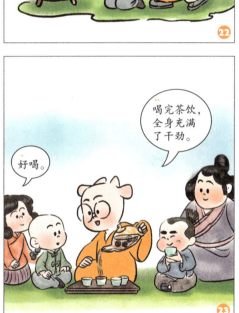

八段锦健身功法练习要领，请见本册附录1。

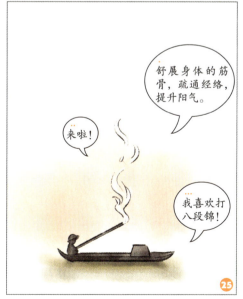

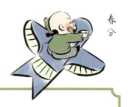

春分养生漫画小结

　　春分节气，天地万物自带中正平和的能量。我们要趁着大自然的阴阳平衡之势，调节身体的阴阳平衡。

　　在春季，肝气上升，身体可能出现上火的症状，这是阴不纳阳、阴阳不平衡的表现。可以喝乌梅姜茶饮来补阴助阳，帮助身体恢复平衡。还可以每天打一段八段锦，松紧结合、动静相宜，疏通经络，升阳滋阴。

春分·药食同源

乌梅姜茶饮

（滋阴生津、缓解疲劳）

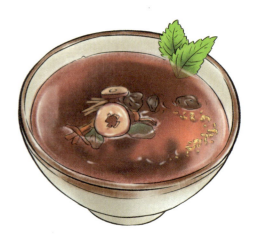

主料

生姜	2~3 片
乌梅	1~2 个
红糖适量	（1~2 人份）

做法

1. 乌梅去核、肉切碎，生姜去皮、切丝；
2. 乌梅、姜丝连同红糖一起放入养生壶，加开水煮 20 分钟即可。

乌梅

诸药以草为本

性味

性温，味酸。

归经

入肝、脾、肺、大肠经。

功用主治

收敛生津，安蛔驱虫。治久咳，虚热烦渴，久疟，久泻，痢疾，便血，尿血，血崩，蛔厥腹痛、呕吐、钩虫病，牛皮癣，衄（nǔ）肉。

调体助长

春分后，阳气渐长于阴气，顺应自然之势，最宜调体。背部冷、腹部热的体弱者，宜平衡气血；生长发育期的孩童，宜理脾胃、助长高。

睡前摩小腹，至腹部肌肉软而发热即可。可引气血通全身，温暖手脚，助阳气升发。

配合如下调理手法，可平衡阴阳、调畅气机，助力长高。

（取手部）揉板门穴 2 分钟，清补肝经 3 分钟，清肺经 2 分钟，清胃经 2 分钟，清补脾经 2 分钟，补脾经 3 分钟，搓四横纹 1 分钟，揉内劳宫穴 1 分钟，顺运内八卦 1 分钟，捻手背 2 分钟；

（取背部）揉肝俞穴 2 分钟、胆俞穴 2 分钟、脾俞穴 2 分钟；

（取腹部）揉腹 10 分钟。

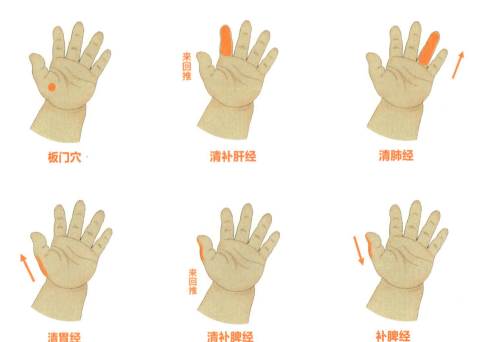

板门穴　　　　　　清补肝经　　　　　　清肺经

清胃经　　　　　　清补脾经　　　　　　补脾经

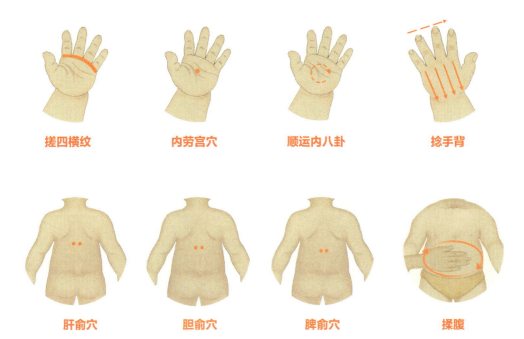

搓四横纹　　内劳宫穴　　顺运内八卦　　捻手背

肝俞穴　　胆俞穴　　脾俞穴　　揉腹

金鸡独立

　　"吃了春分饭，一天长一线。"顺应自然界的生机勃发之气，儿童要开始进入"快速长高期"。

　　每日做做金鸡独立小游戏，可拉伸筋骨、助长高。比比谁能坚持得更久。

　　动作要领：向后抬起任意一只脚，脚后跟抵住臀部，同侧手抓住同侧脚面，尽可能向上拉，绷紧脚背。两脚交替进行。

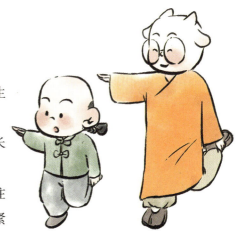

清明

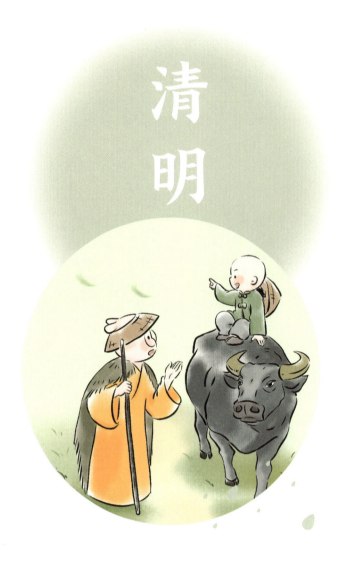

清明

[唐] 杜牧

清明时节雨纷纷，路上行人欲断魂。
借问酒家何处有，牧童遥指杏花村。

二十四节气之清明

天清地明，宜升清降浊、赶走湿和滞

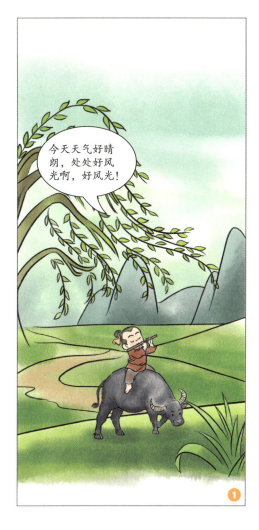

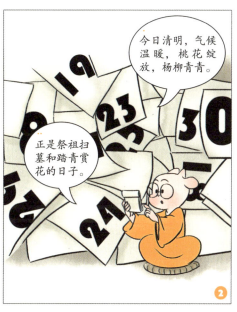

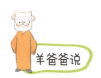

羊爸爸说

清明风至，万物生长至此，皆清净明洁，故谓之"清明"。

接下来，就是全年最清净明洁的 15 天。

清明物候

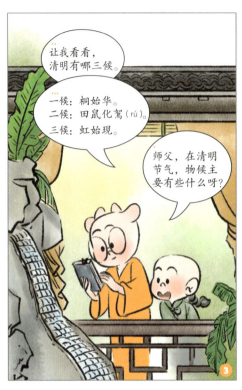

让我看看，清明有哪三候。

一候：桐始华。
二候：田鼠化鴽（rú）。
三候：虹始现。

师父，在清明节气，物候主要有些什么呀？

【二候】田鼠化鴽。
喜欢阴凉的田鼠不见了，全部回到了地下的洞中。而喜欢阳光的鹌鹑开始出来活动了，古人误以为田鼠变成了鹌鹑。

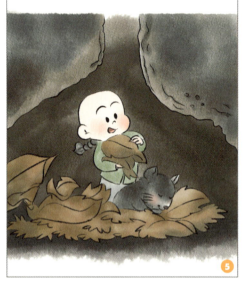

【一候】桐始华。
清明前后5天左右，白桐花开放。

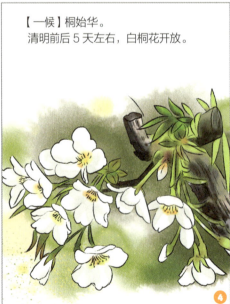

【三候】虹始现。
清明时节多雨，空气清洁，可以从雨后的天空见到彩虹了。

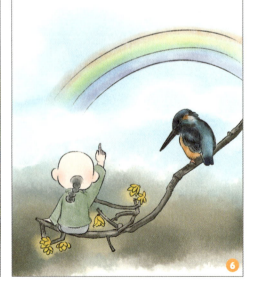

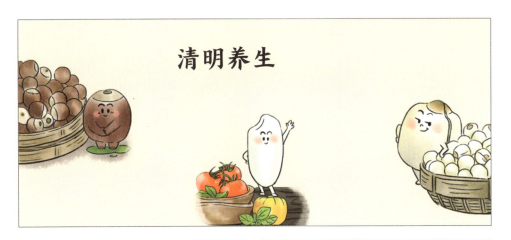

清明养生

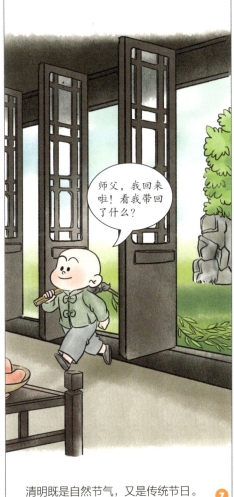

师父，我回来啦！看我带回了什么？

清明既是自然节气，又是传统节日。⑦

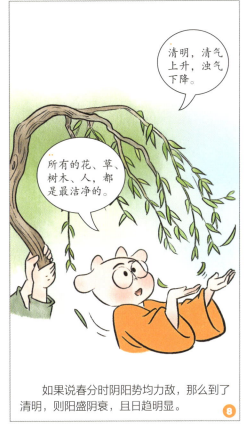

清明，清气上升，浊气下降。

所有的花、草、树木、人，都是最洁净的。

如果说春分时阴阳势均力敌，那么到了清明，则阳盛阴衰，且日趋明显。⑧

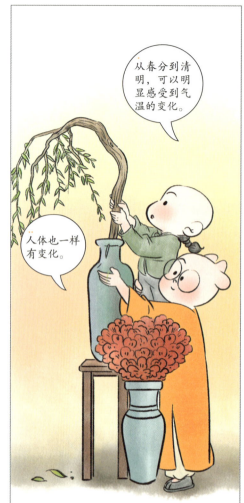

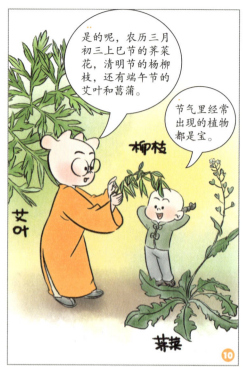

地上的阳气不断升腾，阴气继续下沉，钻入地下，阳为清，阴为浊。当清阳以绝对优势布散于地面时，天地间一派气清景明之相。万物变得清新明朗。

正常情况下，人体此时会"清阳出上窍，浊阴出下窍"，清阳升而浊阴降，各顺其道。

如果清气停留在下部，会出现腹泻；浊气停留在上部、不能下降，则会感觉胀满。"清浊相干，乱于胸中"，人会出现严重的胸闷。

在气清景明的自然环境中，打一段八段锦，可推动身体升清降浊。

⑨

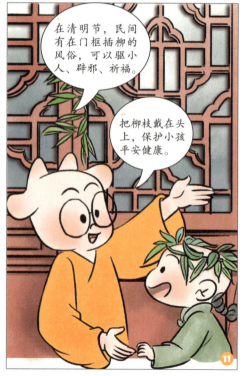

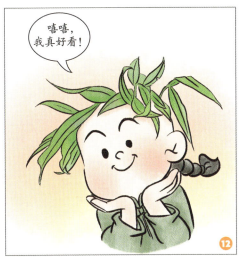

嘻嘻，我真好看！

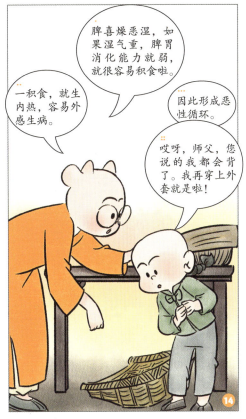

脾喜燥恶湿，如果湿气重，脾胃消化能力就弱，就很容易积食啦。

一积食，就生内热，容易外感生病。

因此形成恶性循环。

哎呀，师父，您说的我都会背了。我再穿上外套就是啦！

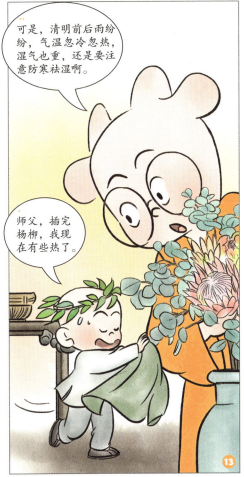

可是，清明前后雨纷纷，气温忽冷忽热，湿气也重，还是要注意防寒祛湿啊。

师父，插完杨柳，我现在有些热了。

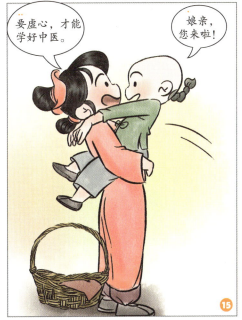

要虚心，才能学好中医。

娘亲，您来啦！

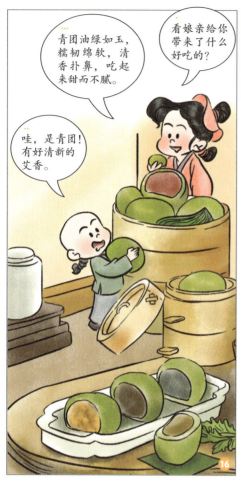

青团油绿如玉，糯韧绵软，清香扑鼻，吃起来甜而不腻。

看娘亲给你带来了什么好吃的？

哇，是青团！有好清新的艾香。

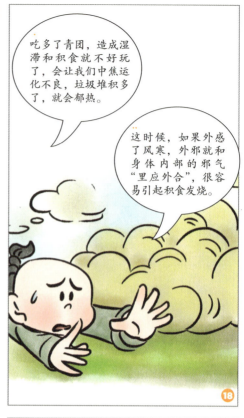

吃多了青团，造成湿滞和积食就不好玩了，会让我们中焦运化不良，垃圾堆积多了，就会郁热。

这时候，如果外感了风寒，外邪就和身体内部的邪气"里应外合"，很容易引起积食发烧。

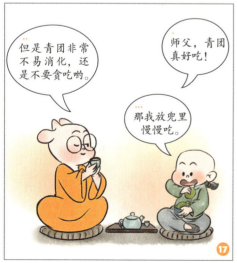

但是青团非常不易消化，还是不要贪吃哟。

师父，青团真好吃！

那我放兜里慢慢吃。

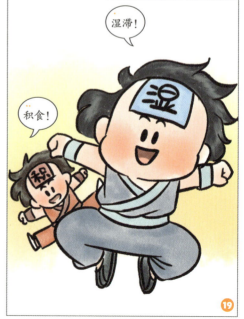

湿滞！

积食！

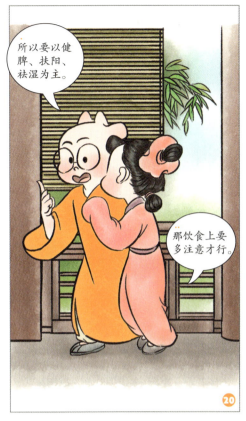

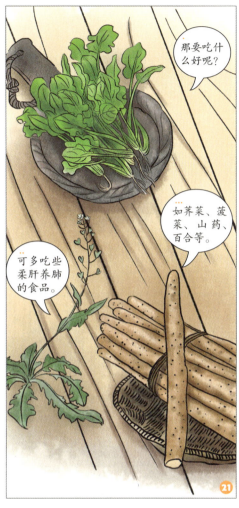

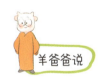

羊爸爸说

在清明节气吃青团，相当于把青团中艾草蕴藏的大自然的葱茏生机和纯阳之气吃进了体内，可以帮助体内阳气升发，增强正气。青色入肝，也有助于肝气顺畅升发。青团里的糯米粉还能够温暖脾胃、补中益气。

哪些人不适合吃青团呢？糯米粉性温黏滞，肠胃功能比较弱的小孩和老人要注意少吃，防止消化不良或者噎着。

同时，艾草被称为"纯阳之草"，属温性食材，阴虚火旺加上血热的人不宜食用，感冒发热的人同样禁食。

清明期间的饮食要清淡、偏素，尽量选用当季蔬菜。至于寒凉、油腻、黏滞之品，易伤脾胃阳气，尽量少食。

芡实莲子大米粥

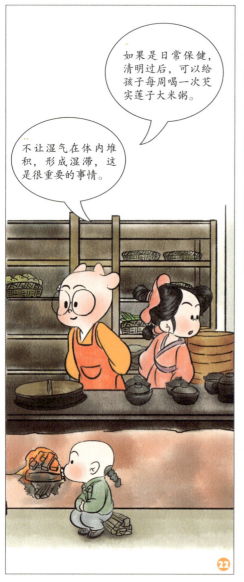

如果是日常保健，清明过后，可以给孩子每周喝一次芡实莲子大米粥。

不让湿气在体内堆积，形成湿滞，这是很重要的事情。

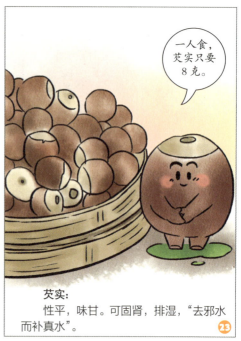

一人食，芡实只要8克。

芡实：

性平，味甘。可固肾，排湿，"去邪水而补真水"。

㉓

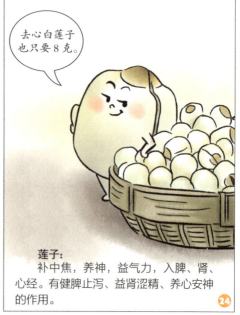

去心白莲子也只要8克。

莲子：

补中焦，养神，益气力，入脾、肾、心经。有健脾止泻、益肾涩精、养心安神的作用。

㉔

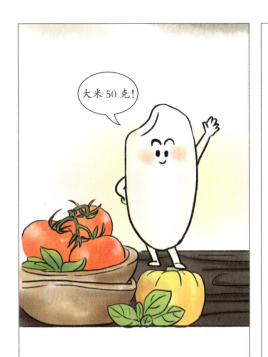

大米 50 克!

做法:
1. 芡实提前用清水浸泡 3 小时;
2. 所有材料入锅,加适量水,用小火煮开,炖煮 1 小时至软烂成粥。

25

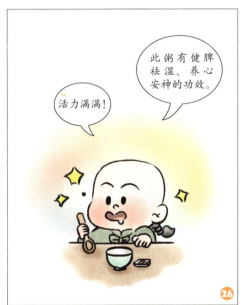

此粥有健脾祛湿、养心安神的功效。

活力满满!

26

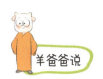

羊爸爸说

　　清明时节,除了吃芡实莲子大米粥,我们还可以去晒太阳。晒后背晒到微微出汗,也可以排寒除湿,尤其排肺中的阴寒,增强肺部功能,可减少秋冬时节咳嗽等呼吸系统发病的概率。

　　同时,对于平时手脚不温的人,晒太阳可以提振阳气。晒一晒,手脚暖和了,整个人的精气神状态看起来更好了,这个就是阳气足了、气血运行更活跃的表现。

　　还宜踏青、登高、游湖、放风筝……在春光中舒展四肢,使自己精神愉悦,可增强体质,提高抗病能力。

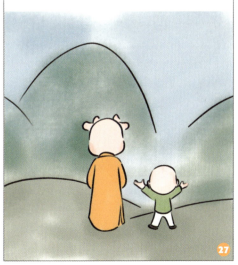

27

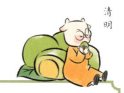

清明养生漫画小结

清明时节，天地间气清景明。人体内正在形成清阳上升、浊阴下降的格局。

这段时间天气往往阴晴不定，气温忽冷忽热，湿气也比较重，身体要注重防寒、祛湿，小心外感生病。

饮食上，选择清淡好消化的饮食，绿色蔬菜可以多吃些。吃青团有助于阳气升发和肝气顺畅，可补中益气，但青团不易消化，不能多吃。

大人和孩子也可以喝芡实莲子大米粥，健脾祛湿、养心安神，每周 1~2 次。

还可以踏青、登高、游湖、放风筝等，在春光中舒展四肢。

清明·药食同源

芡实莲子大米粥

（健脾祛湿、养心安神）

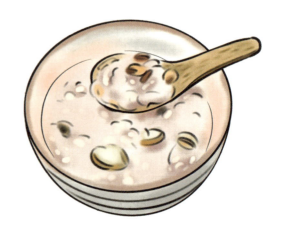

主料

芡实	8 克
去心白莲子	8 克
大米	50 克

做法

1. 芡实提前用清水浸泡 3 小时；
2. 所有材料入锅，加适量水，用小火煮开，炖煮 1 小时至软烂成粥。

芡实

诸药以草为本

性味

性平，味甘涩。

归经

入脾、肾经。

功用主治

固肾涩精，补脾止泄。治遗精，淋浊，带下，小便不禁，大便泄泻。

升清降浊

清明节后，万物生长至此，皆清洁而明净。此时顺天地之势，宜泻心火、降肝火，清除体内污浊邪气，可解春困、防过敏，待温热气候来临时，不易生病。

配合如下调理手法，可祛除脾胃水湿和腹胀，调和脾胃，柔肝养筋，调和阴阳，升清降浊。

（取手部）揉小天心穴 2 分钟，揉总筋 2 分钟，补脾经 2 分钟，补肾阴经 2 分钟，清补肝经 2 分钟，清补肺经 2 分钟，顺运内八卦 1 分钟，逆运内八卦 2 分钟；

（取足部）揉太冲穴 2 分钟；

（取腿部）揉三阴交穴 2 分钟；

（取腹部）揉腹 10 分钟。

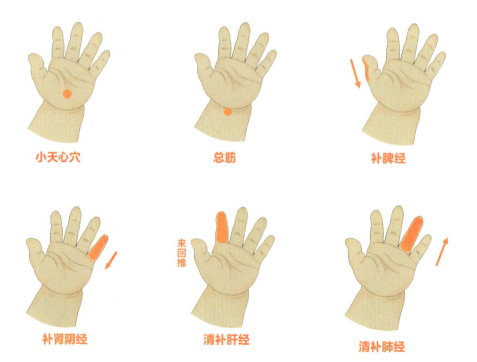

小天心穴　　　　　总筋　　　　　补脾经

补肾阴经　　　　清补肝经　　　　清补肺经

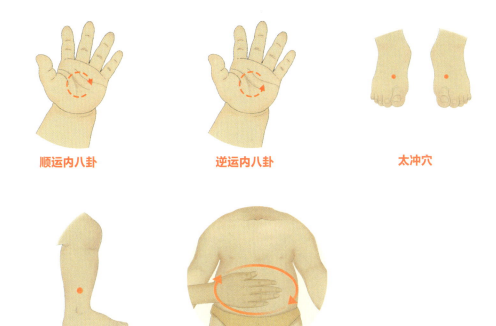

顺运内八卦　　　　逆运内八卦　　　　太冲穴

三阴交穴　　　　　　揉腹

刮眼眶

　　天地清明，眼亦要清明。"肝主藏血，开窍于目"，护眼就是护肝，护肝可明目。

　　刮眼眶可养肝。用指背轮刮眼眶 10~20 次，可缓解眼睛疲劳、胀痛，让眼睛清澈明亮。

　　可以多做做眼保健操，保护双眼。

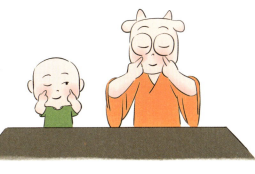

谷雨

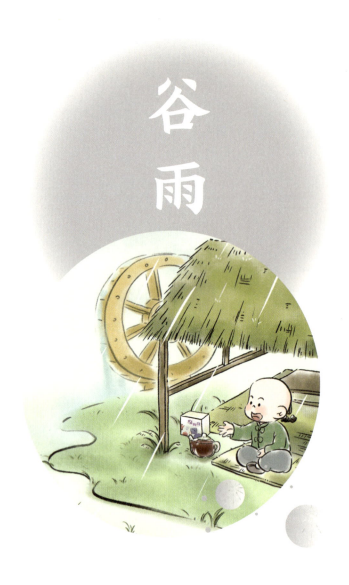

晚春田园杂兴

［宋］范成大

谷雨如丝复似尘，煮瓶浮蜡正尝新。

牡丹破萼樱桃熟，未许飞花减却春。

二十四节气之谷雨

雨生百谷，宜健脾胃、补气血

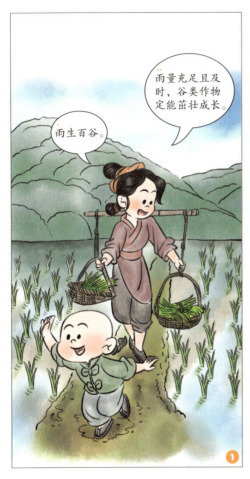

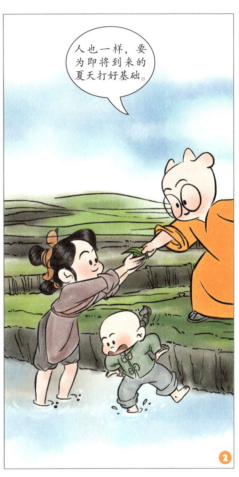

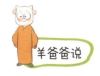

羊爸爸说

人跟万物一样，到谷雨节气，要从春天蓬勃的生发阶段，过渡到夏季旺盛的养长阶段，要特别注意健脾胃、补气血。

谷雨物候

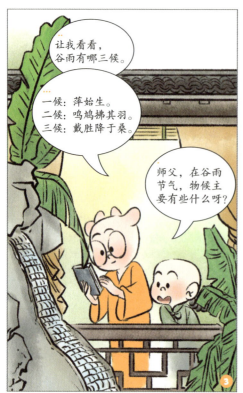

让我看看，谷雨有哪三候。

一候：萍始生。
二候：鸣鸠拂其羽。
三候：戴胜降于桑。

师父，在谷雨节气，物候主要有些什么呀？

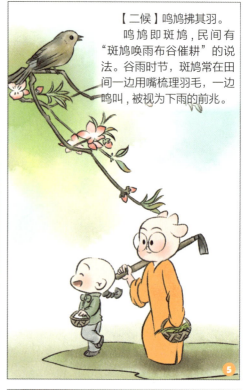

【二候】鸣鸠拂其羽。
鸣鸠即斑鸠，民间有"斑鸠唤雨布谷催耕"的说法。谷雨时节，斑鸠常在田间一边用嘴梳理羽毛，一边鸣叫，被视为下雨的前兆。

【一候】萍始生。
这个时候降雨量慢慢增多，浮萍开始生长。

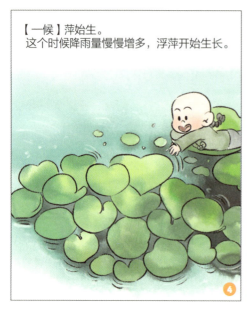

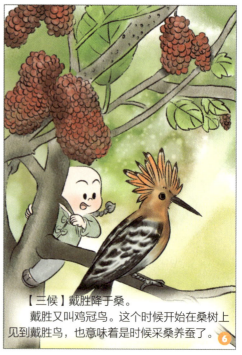

【三候】戴胜降于桑。
戴胜又叫鸡冠鸟。这个时候开始在桑树上见到戴胜鸟，也意味着是时候采桑养蚕了。

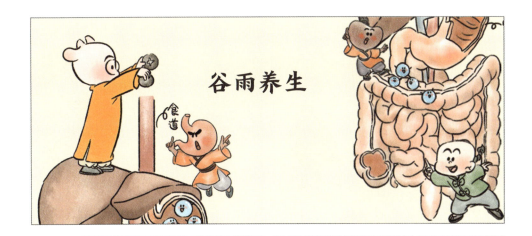

谷雨养生

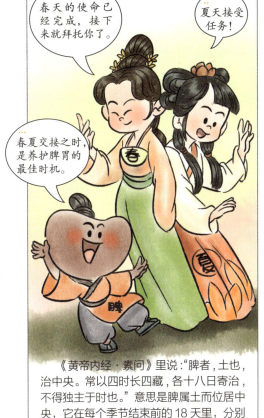

　　《黄帝内经·素问》里说:"脾者,土也,治中央。常以四时长四藏,各十八日寄治,不得独主于时也。"意思是脾属土而位居中央,它在每个季节结束前的18天里,分别支持肝、心、肺、肾四脏,而不单独主一个季节。夏季主养心,而谷雨正是春夏交接的节气,此时心、脾之气逐渐旺盛,消化吸收的能力更为强盛。 **7**

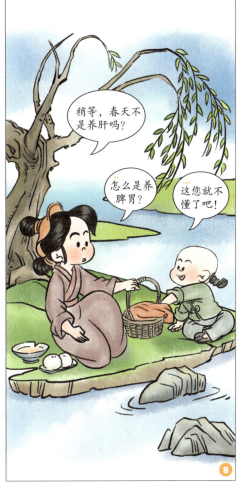

8

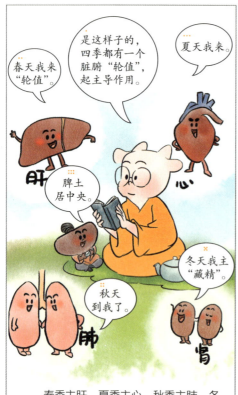

春季主肝，夏季主心，秋季主肺，冬季主肾，而脾属土，掌握治理"中央"的位置，在四季里主要是配合肝、心、肺、肾四脏运作。到了各季的最后18天，脾会配合当季的脏腑进行治理交接。**9**

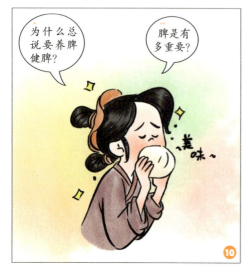

10

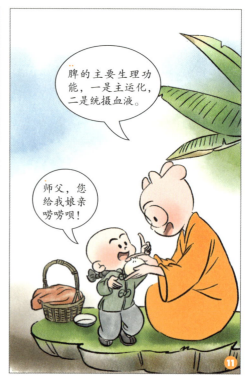

11

羊爸爸说

脾的运化功能，就是脾具有把饮食水谷转化为水谷精微（营养物质），并把它们吸收、传输到全身各脏腑的功能。《黄帝内经·素问》里讲"脾为孤藏，中央土以灌四傍"，表达的就是这个意思。

胃有"太仓"的别名，"主受纳水谷"，起着容纳食物的作用，并把吃进去的食物简单加工，腐熟后形成食糜。

食糜在脾气的催化下，进一步发酵。脾将发酵后的食糜中的精华部分抽离，运化为水谷精微物质，再把它们输送到其他四脏，内养五脏六腑，外养四肢百骸。

脾运化食物图　　　脾运化水液图

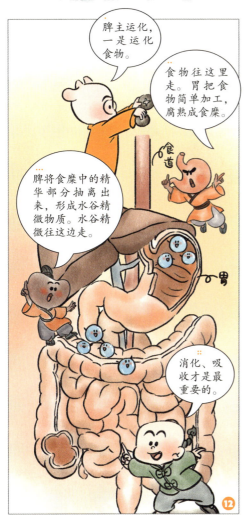

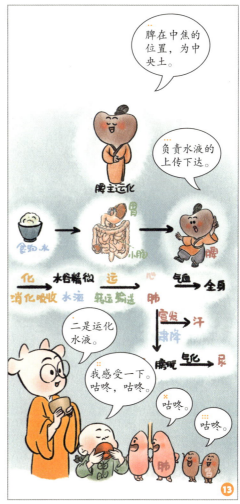

脾主运化

羊爸爸说

脾是人体中焦的脏器系统之一，是水液升降、布散、输送的枢纽，负责把中下焦的水液，输送给上焦的肺，使水液上行下达，畅通无阻。然后肺发挥宣发作用，让水液滋润皮毛腠理和头面等。

人体分布于胸腔和腹腔的空腔分上焦、中焦和下焦，合称三焦，是六腑之一。

横膈以上的胸部为上焦，主要包括心、肺、心包、膈等脏器系统，主呼吸、宣发卫气。横膈以下到脐之间为中焦，主要包括脾、胃等脏器系统，主运化水谷，化生精微，生成脾胃之气，是后天之本。脐以下至二阴为下焦，主藏先天精气、元气，是生命的资本，还传导糟粕，排泄二便。

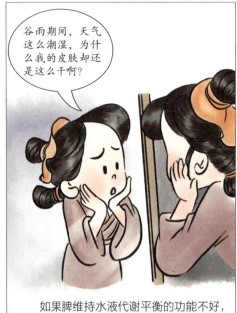

谷雨期间，天气这么潮湿，为什么我的皮肤却还是这么干啊？

如果脾维持水液代谢平衡的功能不好，水液会在体内停聚，进而产生痰湿，甚至水肿。或者因为脾无法将水液有效上行到肺部宣发，导致皮肤干燥脱皮。

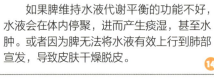

⑭

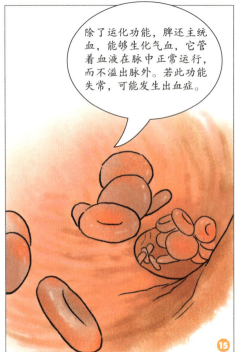

除了运化功能，脾还主统血，能够生化气血，它管着血液在脉中正常运行，而不溢出脉外。若此功能失常，可能发生出血症。

⑮

脾，其华在唇。

也就是说，观察我们的唇色，也能知道脾的工作状态。

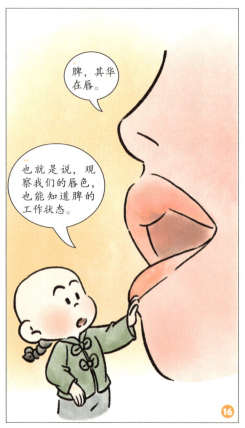

⑯

唇色淡白、没有光泽的，说明脾统摄血的功能出现了障碍。

看来脾真的很重要。

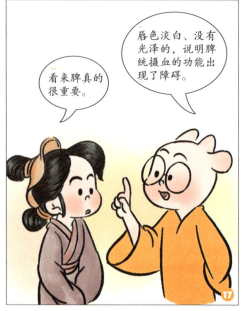

⑰

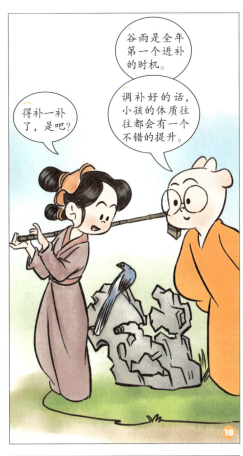

谷雨是全年第一个进补的时机。

调补好的话，小孩的体质往往都会有一个不错的提升。

得补一补了，是吧？

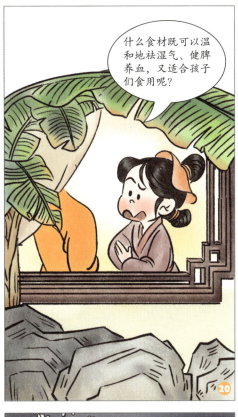

什么食材既可以温和地祛湿气、健脾养血，又适合孩子们食用呢？

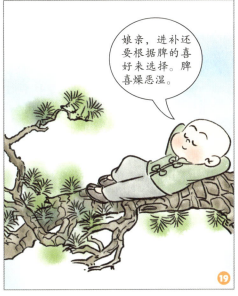

娘亲，进补还要根据脾的喜好来选择。脾喜燥恶湿。

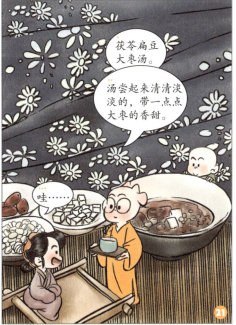

茯苓扁豆大枣汤。

汤尝起来清清淡淡的，带一点点大枣的香甜。

哇……

茯苓扁豆大枣汤

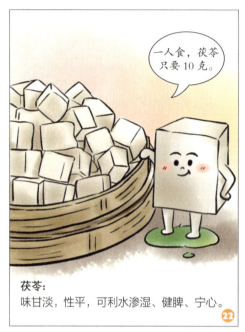

茯苓：
　　味甘淡，性平，可利水渗湿、健脾、宁心。 ㉒

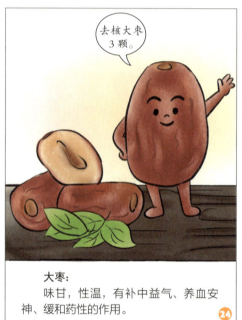

大枣：
　　味甘，性温，有补中益气、养血安神、缓和药性的作用。 ㉔

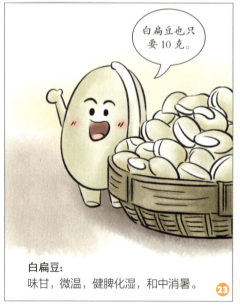

白扁豆：
　　味甘，微温，健脾化湿，和中消暑。 ㉓

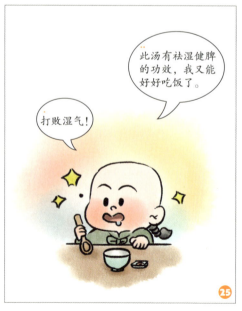

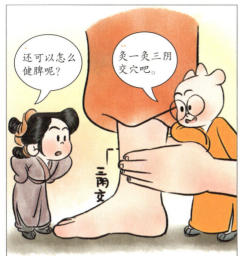

艾灸三阴交穴，可治疗脾胃虚弱、消化不良、腹胀、肠鸣、腹泻。因肝经和肾经的气血也交汇于此，艾灸此穴可健脾益血，也可调肝补肾，一举多得。㉖

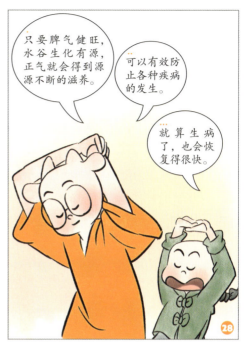

只要脾气健旺，水谷生化有源，正气就会得到源源不断的滋养。

可以有效防止各种疾病的发生。

就算生病了，也会恢复得很快。㉘

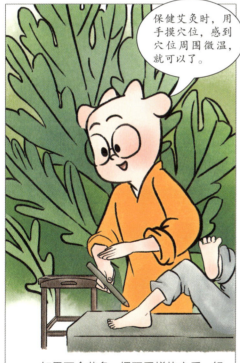

保健艾灸时，用手摸穴位，感到穴位周围微温，就可以了。

如果不会艾灸，把双手搓热之后，轻轻地用掌心捂住三阴交穴也是可以的。㉗

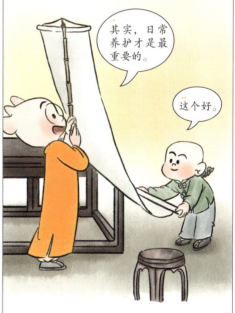

其实，日常养护才是最重要的。

这个好。

祛湿健脾，最重要的是日常养护：早睡，多运动，饮食清淡，少油腻，少食生冷，饭吃七分饱。坚持中医正养，脾一定会越来越健壮。㉙

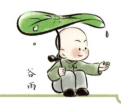

谷雨养生漫画小结

在谷雨节气，雨量充足。人和天地万物一样，也将从春天蓬勃的生发阶段进入夏季旺盛的生长阶段。

此时特别需要注意养护脾胃。

可以给老人和小孩吃茯苓扁豆大枣汤。还可以艾灸三阴交穴，健脾益血、调肝补肾。

谷雨·药食同源

茯苓扁豆大枣汤

（健脾化湿、补中益气、养血安神）

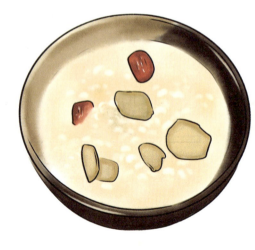

主料

茯苓	10 克
白扁豆	10 克
红枣（去核取肉）	3 颗

做法

1. 白扁豆干硬，先放入炖盅，加 1 碗水，泡 1 小时；

2. 将茯苓、红枣放入炖盅；

3. 隔水炖煮 1 小时，不必放油和盐。

白扁豆

诸药以草为本

性味

性平，味甘。

归经

入脾、胃经。

功用主治

健脾和中，消暑化湿。治暑湿吐泻，脾虚呕逆，食少久泄，水停消渴，赤白带下，小儿疳积。

健脾补身

谷雨后脾胃气血最旺，消化功能提升，可适当进补身体，驱逐体内最后一点寒湿。

配合如下调理手法，可柔肝养筋，补脾益气，健康入夏。

（取手部）平肝经2分钟，清胃经2分钟，补脾经2分钟，顺运内八卦1分钟，捻手背2分钟；

（取足部）揉太冲穴2分钟、太溪穴2分钟；

（取背部）揉肝俞穴2分钟、肾俞穴2分钟，正捏脊10次；

（取腹部）揉腹10分钟。

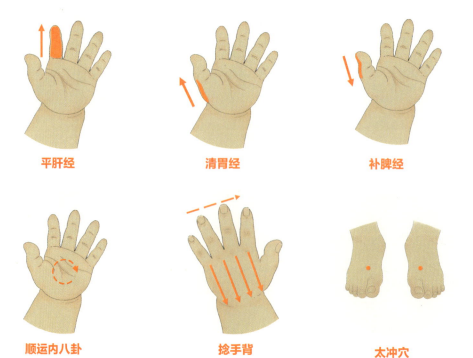

平肝经　　　　　清胃经　　　　　补脾经

顺运内八卦　　　捻手背　　　　　太冲穴

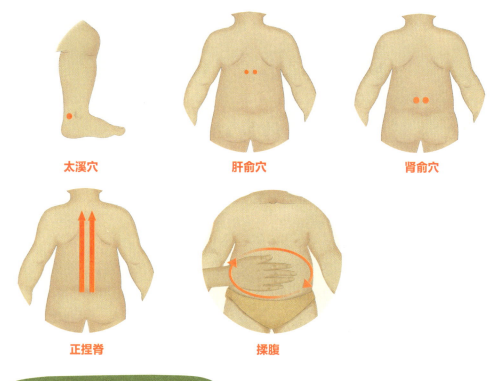

太溪穴　　　　　　　肝俞穴　　　　　　　肾俞穴

正捏脊　　　　　　　揉腹

站桩

　　春到此时，雨水绵绵，可在室内做一些温和平静的运动，如站桩。站桩是中国武术体系的重要部分，通过每日站桩练习，可使身心如木桩般稳定，可排浊通络，帮助身体吐故纳新，让被耗散掉的元气重新凝聚。适合身体虚弱、湿气重、思虑过重、精力不足的人。动作要领：

　　1. 穿宽松衣服、平底布鞋为宜，勿迎风站立，空腹最佳；

　　2. 双脚平行，足尖向前，与肩同宽，脚部重心放在前脚掌，脚跟虚悬；

　　3. 以腰为轴，腰部下沉，臀部似坐非坐，膝关节微有弯曲；

　　4. 肩部放松，沉肩坠肘，微微收胸，不可挺腹；

　　5. 手心向内，双手合抱，高不过眉、低不过脐；

　　6. 头正身直，面部放松，自然呼吸，气沉小腹，微闭双目，精神内视。

站桩不能僵化，自然、随顺、柔软第一。

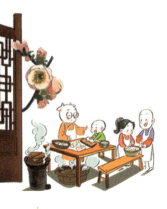

附录 I

八段锦健身功法

　　八段锦是一种中国古代的气功功法，也是一套独立而完整的健身功法，起源于北宋，至今已有 900 多年的历史。

　　八段锦功法的特点主要体现在动作连贯、柔和缓慢，松紧结合、动静结合，神形俱合，并巧妙地将形体运动和呼吸进行了结合，具有拉伸筋骨、疏通经络、防病治病的功效。它既可以缓解日常生活中久坐不动或长期伏案人群的肌肉紧张，又能增强人的心肺功能，提高身体抵抗力。

动作要领：

　　头向上顶，下颌微收，舌顶上腭，嘴唇轻闭，沉肩坠肘，腋下虚掩，胸部宽松，腹部松沉，收髋敛臀，上体中正。

扫码进入羊爸爸平台
观看八段锦视频版

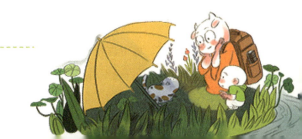

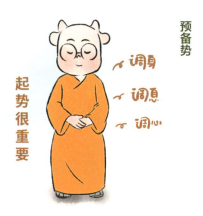

预备势

起势很重要

调身
调息
调心

动作要领:虚灵顶劲,百会上领, 引导头部摆正。

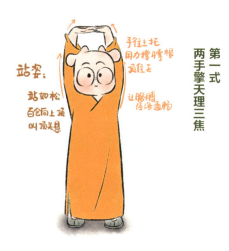

第一式
两手擎天理三焦

站姿:
站如松
百会向上顶
叫顶悬

手往上托
用力撑擎根
竖住王

让膀胱
气海通畅

动作要领:避免前俯后仰,伸直手臂,掌根发力。

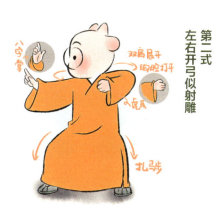

第二式
左右开弓似射雕

八字掌

双肩要开
肩腔打开

虎爪

扎马步

动作要领:双手搭腕于列缺穴,手变八字掌时掌根外撑,注意各手指位置。

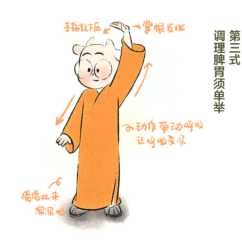

第三式
调理脾胃须单举

手指往下压

掌根发胀

动作带动呼吸
让呼吸变深

悠悠吐开
深深吸

动作要领:一托、二穿、三举,手上举时掌根上撑,手掌微旋拧,腋下悬空。

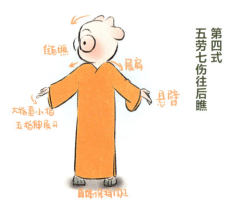

第四式
五劳七伤往后瞧

往后瞧
展肩
悬臂
大指退小指
五指伸展开
身体保持中正

动作要领：手指发力，手臂后旋，肩胛骨有挤压感，扩胸，回收双臂时含胸。

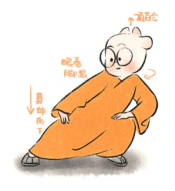

第五式
摇头摆尾去心火

头向合
眼看脚跟
身体向下

动作要领：尾闾上翘，头上扬；尾闾摆正，头摆正。

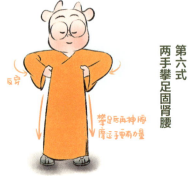

第六式
两手攀足固肾腰

反穿
攀足后再伸臂，�远手更有力量

动作要领：两腿绷直，抬头、塌腰、翘尾闾，用手臂带起身体。

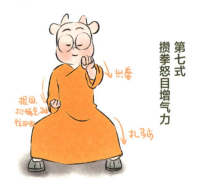

第七式
攒拳怒目增气力

出拳
扎马步
把回，把愤怒神往回

动作要领：左脚向左迈出一步成马步；双手握拳，左拳向前方冲（呼气），回收左拳至左腰间（吸气）；右拳向前方冲（呼气），回收右拳至右腰间（吸气）。

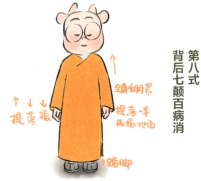

第八式
背后七颠百病消

锁绷紧
提落
提落一半
再颠地面
踮脚

动作要领：两臂自身侧上举过头，脚跟提起，同时配合吸气；两臂自身前下落，脚跟亦随之下落，并配合呼气。

人体生命系统与五行五季养生小科普

春

肝
喜青，
酸入肝
主藏血，主疏泄；
在体合筋，其华在爪，开窍于目，
在液为泪，在志为怒

心

夏

喜红，
苦入心
主血脉，主神明；
在体合脉，其华在面，
开窍于舌，在液为汗，
在志为喜

喜黑，
咸入肾

肾
主藏精，主水液代谢，
主纳气；
在体合骨，其华在发，
开窍于耳和二阴，
在液为唾，在志为恐

木
胆

相生

火
小肠

水
膀胱

相克

金
大肠

土
胃

冬

脾

主气、司呼吸，主宣发、
肃降，通调水道，朝百脉；
在体合皮，其华在毛，
开窍于鼻，在液为涕，
在志为忧

肺

喜黄，
甘入脾
主运化，主统血；
在体合肌肉，其华在唇，
开窍于口，在液为涎，
在志为思

喜白，
辛入肺

秋

长夏

在传统中医生命观中，人的躯体是由五脏为主，配合六腑，以经络和血脉分别作为气和血的运行网络联系躯体组织、器官等组成的有机整体。

我们大部分人熟悉的现代医学解剖学中的人的躯体，在传统中医文化中，用汉字"形"来表达，就是有形的、看得见的躯体和器官。

而在传统中医生命观中，人体不仅包括以下有形的血、津液、组织和器官：

五脏：心、肝、脾、肺、肾；

六腑：胆、胃、小肠、大肠、膀胱、三焦（以胸膈上部腔、上腹部腔及脐腹部腔分作上、中、下焦）；

奇恒之府：脑、髓、骨、脉、胆、女子子宫（男子精室）；

五体：筋、脉、肉、皮、骨；

五华：面、毛、发、爪、唇；

五窍：目、舌、口、鼻、耳；

五液：汗、涕、泪、涎、唾；

还包括五志（喜、怒、思、忧、恐五种情绪），以及精、气、神。

通常用"精""气""形""神"来表达人的整体身心。

人体五脏六腑

人体五脏，不单指"心、肝、脾、肺、肾"这五个解剖器官，还包括以这五个脏器为中心的生理系统。五脏从外形上看是实心的（心除外）；脏，通"藏"，有收藏、储藏的意思，共同特征是把精华都储藏起来，"藏精气而不泻也，故满而不能实"。

而六腑，"胆、胃、小肠、大肠、膀胱、三焦"，是中空的，共同生理功能是受盛和传化水谷，适时地排空内容物，是"传化物而不藏，故实而不能满也"。

1. 心

心脏位于胸腔中部偏左的位置，有心包卫护其外。心系统有两大生理功能：

第一，主血脉。心推动全身血液在脉中运行，促使脉管跳动。若心跳停止，脉跳亦停，血液不流，人体各组织器官就"断炊"而死亡。

第二，主神明。心主管着人的精神、意识、神志和思维活动。明代名医张景岳说："心为一身之君主……脏腑百骸，惟所是命，聪明智慧，莫不由之。"心就像是人体内的太阳，烛照万物，温煦全身。

2. 肝

肝脏位于人体腹腔的右上方。肝系统有两大生理功能：

第一，主藏血。肝具有储藏血液、调节血量、防止出血的功能。《黄帝内经·素问》中说："故人卧，血归于肝。"人在活动状态下，血液靠心主血脉的功能流通全身，而当静止的时候，血液就归藏于肝脏之中。

第二，主疏泄。"疏"为疏通、舒畅，"泄"为排泄、发泄。中医讲"气能行血""气行则血行"，人体血液和津液都靠气来运行输布，而气的运行是否畅通，靠肝的疏泄功能。

因此，肝可调畅情志。疏泄功能正常则精神舒畅；若疏泄功能不及，肝气郁结，人会抑郁、多愁善感；疏泄太过，人则性情急躁、易怒。

肝气疏泄对促进男子排精、调节女子排卵行经也有很大作用。肝疏泄功能正常，则月经周期正常。相反，女性在生气、郁闷的时候，往往容易月经紊乱。

3. 脾

脾脏位于人体腹腔的左上方。脾系统有两大生理功能：

第一，主运化。脾系统把饮食水谷转化为水谷精微，并吸收、传输到全身各脏腑。人出生后，依靠饮食而活，故脾被称为"后天之本"。若此功能发生障碍，会出现消化不良、食欲不振、脘腹胀满等症状。

第二，主统血。脾具有统摄、控制血液在脉中正常运行而不溢出脉外的作用。若此功能失常，可能发生出血症。

脾"喜燥恶湿"。湿气困住脾，会引起不思饮食、食欲不振等。湿从哪里来呢？主要和平日饮食有关，如暴饮暴食，吃过多油炸、油腻、含糖量高的食物，就容易超过脾脏运化水谷的能力。

4. 肺

肺脏，位于胸腔，左右各一，在人体脏腑中位置最高，故被称为"华盖"。肺系统有四大生理功能：

第一，主气、司呼吸。人体通过肺，将污浊之气排出去，把清新之气吸进来，主一身之气的生成和运行。全身气机（气的升降出入）随着呼吸而动。

第二，主宣发、肃降。"宣发"可呼出浊气，并把脾运化的水谷精微宣发至全身；"肃降"可吸入清气，把吸入的清气和脾转输来的水谷精华向下布散。

第三，通调水道。肺将水津宣发至体表化为汗液，排出体外；通过呼吸将水津化为水汽，呼出体外；同时使水液肃降下行，化为尿液。

第四，朝百脉。"百脉"之血都汇聚于肺，经过气体交换以后，又朝向百脉。也就是说，肺可辅助心维持正常的血液循环。若肺气虚弱，不能助心行血，身体就会出现血脉瘀阻、唇青舌紫等血瘀症状。

5. 肾

肾脏位于腰部脊椎两侧，左右各一。肾系统有三大生理功能：

第一，主藏精。肾是人体生命的本源，"肾为先天之本"，生产、封存、储藏精气。肾藏先天之精和后天之精。先天之精又称生殖之精，禀受于父母，与人的生育和繁殖有关。后天之精又称脏腑之精，由脏腑化生水谷精微而成，主人体生长和发育。

第二，主水液代谢。肾主持全身水液代谢、维持体内水液平衡。水液代谢包括两方面：一是津液输布全身，二是浊液排出体外。水液代谢过程的实现主要依赖肾的"气化"功能。

人体津液代谢是通过胃的摄入、脾的运化和布散、肺的宣发和肃降、肾的蒸腾和气化，然后以三焦为通道，输送到全身。肾在整个环节中起主宰作用，脾、肺等对津液的运化、宣发都依赖于肾中精气的促进。

第三，主纳气。肾可摄纳肺吸入的清气、防止呼吸表浅。"肺为气之主，肾为气之根。"肺吸入的清气必须下达于肾，储存起来。肾气虚弱会影响肺的吸气功能，所以人的年纪越大，呼吸就越浅，容易气喘，因为肾脏衰老、肾纳气不足了。

6. 五脏与六腑互为表里

人体各脏腑系统不仅在生理功能上相互制约、彼此依存，还以经络为联系通道，传递着各种信息。

五脏与六腑互为表里，一脏配一腑：心与小肠互为表里，肝与胆相表里，脾与胃相表里，肺与大肠相表里，肾与膀胱相表里。"三焦者，水谷之道路也"，三焦总司人体气化作用。

例如，心的经脉属心而络小肠。当心有实火的时候，病症往往是尿少、尿赤、尿痛，因为心火通过表里径路转移到了小肠。相反，如果小肠有热，小肠热亦可以循经上炎于心，出现心烦、舌赤、口舌生疮等上火症状。

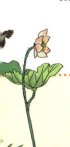

五行

五行包括金、木、水、火、土五种元素，代表了宇宙中五种基本的物质和能量状态。

《尚书》记载："五行，一曰水，二曰火，三曰木，四曰金，五曰土。"

"水曰润下"，水具有滋润、向下、寒凉的特性；具有滋润、下行、寒凉、闭藏等性质或作用的事物或现象，都可属水。

"火曰炎上"，火具有炎热、上升、光明的特性；具有温热、上升、光明等性质或作用的事物或现象，都可属火。

"木曰曲直"，树木的枝条具有生长、柔和、能屈能伸的特性；具有生长、生发、条达、舒畅等性质或作用的事物或现象，都可属木。

"金曰从革"，金属的质地刚硬，可做兵器以杀戮；具有沉降、肃杀、收敛等特性或作用的事物或现象，都可属金。

"土爰（yuán）稼穑"，土具有生化、承载、受纳的特性，可以支持人类种植和收获农作物；具有生化、承载、受纳等性质或作用的事物或现象，都可属土。

方位和季节的五行

日出东方，春主生长，与木生发的特性类似，所以东方属木、春属木。

南方炎热，夏天炎热，与火的特性类似，所以南方属火、夏属火。

天地之中土地肥沃、孕育万物，长夏蕴长万物，与土的性质类似，所以中央属土、长夏属土。

日落西方，秋季沉降、萧瑟，与金沉降、肃杀的特性相似，故西方属金、秋属金。

北方寒凉，冬天寒凉、闭藏，与水的特性相似，因此北方属水、冬属水。

五行之间相生相克，形成一种动态的平衡。相生，即一方孕育出另一方：木生火，火生土，土生金，金生水，水生木。相克，即一方克制着另一方：木克土，土克水，水克火，火克金，金克木。

五行与五脏

传统中医生命观认为，天地五行与人体五脏生理系统是对应的。

肝属木。生闷气的时候，肝所在的胸胁位置会不舒服，因为肝主生发，喜欢舒畅、不喜抑郁，与木的生发、舒畅的特性相符。

心属火。心主全身血脉，主神明，就像人体的太阳，为全身提供能量，有推动、温煦、向上的作用，与火的温热、光明的特性相符。

脾属土。脾为生化之源，运化水谷、化生精微以营养脏腑形体，与土之生化万物的特性相符。

肺属金。肺主呼吸，主宣发、肃降，与金沉降、肃杀的特性相符。

肾属水。肾主人体水液代谢、藏精，与水的下行、滋养、闭藏的特性相符。

所以，我们常说：肝木、心火、脾土、肺金、肾水。

1. 五行相生与五脏的资生关系

木生火，肝济心。木对应肝，火对应心，肝主生发，有助于心血的流通和心阳的生发，夜晚肝藏血以济心血。

火生土，心济脾。火对应心，土对应脾，脾喜燥恶湿，心阳温煦脾土，有助于脾运化水谷。

土生金，脾济肺。土对应脾，金对应肺，脾生化水谷精微上输于肺。

金生水，肺济肾。金对应肺，水对应肾，肺气下行以滋肾中精气，肺气肃降以助肾纳气。

水生木，肾济肝。水对应肾，木对应肝，肾生精、藏精以滋养肝血，肾阴资助肝阴以防肝阳上亢、上实下虚（头晕目眩、腰膝酸软等）。

2. 五行相克与五脏的制约关系

脾土克肾水。脾运化水液，防止肾水失常泛滥。

肾水克心火。肾水上济于心，心肾相交，防止心火亢盛。

心火克肺金。心火的阳热，可制约肺气清肃太过。

肺金克肝木。肺气清肃下降，可抑制肝气生发太过。

肝木克脾土。肝气条达舒畅，可疏泄脾气的壅滞，防止脾过湿。

五脏与五体、五华、五窍、五液、五志等的关系

人体内部脏腑与外部五体、五华、五窍、五液、五志以及日常饮食的五色五味之间是相互联系的。

1. 五体、五华

肝在体为筋，其华在爪。肝血充足则筋力强健，运动灵活；肝血失养则肢体麻木、屈伸不利。爪就是指甲和趾甲，"爪为筋之余"，肝血的盈亏可以影响爪甲的枯荣。

心在体为脉，其华在面。脉管充盈、脉搏跳动与心有关。头面部血脉丰富，全身气血皆上注于面，通过观察面部色泽的变化，可以得知心的健康状态。

脾在体为肌肉，其华在唇。全身的肌肉，都赖于脾胃运化的水谷精微的营养滋润，才能壮实丰满。所以身材健硕之人，基本"吃嘛嘛香"。口唇的色泽可以反映脾精、脾气的盛衰。脾气健旺，则口唇色泽红润。脾失健运，则气血衰少，口唇淡白。

肺在体为皮，其华在毛。皮毛是一身之表，就像人体的衣服。人在感冒的时候怕冷，因为肺气"充皮肤"的作用受到遏制，皮毛不保暖了。

肾在体为骨，其华在发。肾主骨生髓的功能主要依赖于肾藏精的功能，精是髓的生成之源，髓又居于骨中。肾精充足则骨髓生化有源，骨骼得到骨髓的滋养才能

坚固有力。人到老的时候，肾精匮乏，骨质就会变得脆弱。头发的生长赖于血养，肾藏精、精化血，精血旺盛则毛发粗壮润泽。一些人年少白头，或者脱发，都和肾精不足有关。

2. 五窍

肝开窍于目。目明依赖于肝血的滋养和肝气的疏泄，所以说"清肝明目"。

心开窍于舌。如果把心比喻成一团火焰的话，舌头便是这团火焰的小火苗。

脾开窍于口。人的食欲、口味与脾气运化密切相关。

肺开窍于鼻。鼻是替肺站岗的哨兵。外部刺激来袭，鼻先替肺受着。反过来，肺失宣发，也会引起鼻塞，呼吸不畅。

肾开窍于耳和二阴。只有肾气充足，听觉方能敏捷。生殖器和肛门为人体二阴，功能正常与否，全靠肾气的推动与固摄。

3. 五液

肝在液为泪。泪水由肝精、肝血所化，有滋润眼睛的作用。如果肝血不足，眼睛就会觉得干涩。

心在液为汗。汗液为心血、心阳所化。夏天时出汗太多，耗及心血，人容易觉得心慌、心悸。

脾在液为涎。涎就是看见或闻见好吃的流出的哈喇子。脾气充足，涎液生化适量，上行于口而不溢出口外。如果睡觉的时候频繁流哈喇子，说明脾胃不和，脾气固摄的作用减弱。如果口干舌燥，涎分泌量少，说明脾虚。

肺在液为涕。气温骤降时容易流鼻涕，是因为寒冷空气影响了肺气的宣发，肺津被寒邪所凝，变成鼻涕留出体外。如果是肺热，流出来的是黄稠鼻涕。

肾在液为唾。液是唾液中的清稀部分，唾是唾液中的黏稠部分，有润泽口腔、滋润食物的功能。古代养生有"吞唾"做法，就是将唾液咽而不吐，以达到滋养肾脏的作用。

4. 五志

《黄帝内经·素问》里说："……百病生于气也，怒则气上，喜则气缓，悲则气消，恐则气下，思则气结。"情志病首先伤心神，心神不宁影响脏腑气血运行而百病生。

肝在志为怒。动怒易伤肝。肝气不疏，人的心情容易抑郁，需"疏肝解郁"。

心在志为喜。心主神明，神有余则笑不休。不过，喜太过也不行，乐极生悲。

脾在志为思。思虑太多，会影响脾的运化，人容易没有胃口，茶饭不思。

肺在志为忧。过度悲伤或忧伤会损伤肺气，导致肺气的宣降功能失调，人总是不自觉地唉声叹气，容易出现干咳、呼吸急促等。

肾在志为恐。过度的恐惧会使肾气不固，气泄于下而导致二便失禁。

5. 五色五味入五脏

肝喜青，酸味入肝。春季可多食绿色食物以疏肝强肝，如青梅、蒲公英、荠菜、菠菜、绿茶等。

心喜红，苦味入心。夏季可多食红色食物以滋补气血，如番茄、红豆、樱桃、杨梅、红枣、红苋菜等。

脾喜黄，甘味入脾。长夏和换季时节可多食黄色食物以助脾运化，如菠萝、小米、黄豆、玉米、南瓜等。

肺喜白，辛味入肺。秋季可多吃白色食物以滋阴润肺、缓解秋燥，如雪梨、山药、莲藕、银耳、百合等。

肾喜黑，咸味入肾。冬季可多食黑色食物以固肾藏精，如黑米、黑豆、黑芝麻、黑木耳等。

青豆读享 阅读服务

帮你读好这本书

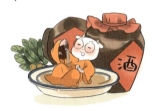

《二十四节气顺时正养》阅读服务：

🖐 **配套广播剧** 24 节音频，和孩子随时随地收听顺时养生智慧。

🖐 **节气清单** 24 张清单卡片，分节气列举带孩子应季打卡的 120 件"小事"，方便你把本书实践起来。

🖐 **趣味测试** 中华中医药学会发布的中医体质自测题，方便你测测自己属于哪种体质。

🖐 **作者访谈** 本书作者分享创作初心以及中医学习心路历程。

🖐 **编辑讲书** 编辑精讲本书的 3 个使用方法，方便你借助本书，带孩子践行中医养生。

🖐 ……

（以上内容持续优化更新中，具体呈现以实际上线为准。）

每一本书，都是一个小宇宙。

扫码进入
正版图书配套阅读服务

注：本套书前勒口、书签、春生册附录 1 的二维码及扫码获取的内容，均由羊爸爸团队负责。

《黄帝内经·素问（节选）》

拼音诵读本

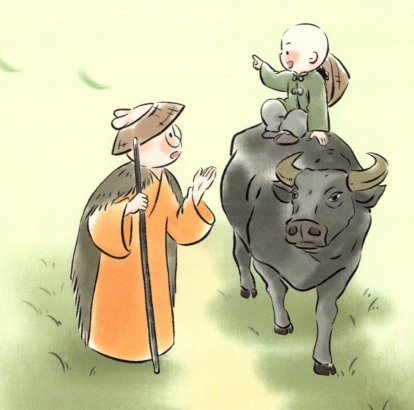

随书·附赠

字正腔圆、聚精会神地开口诵读，
畅通血脉，振动身心，开慧增智。

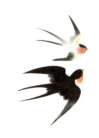

用中医智慧，赋能天下家庭

愿天下孩子，都能身心健康

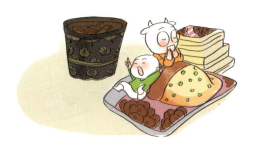

目录

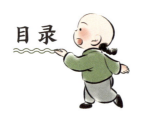

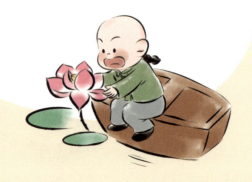

上古天真论 （节选）

昔在黄帝，生而神灵，弱而能言，幼而徇齐，长而敦敏，成而登天。

乃问于天师曰：余闻上古之人，春秋皆度百岁，而动作不衰；今时之人，年半百而动作皆衰者，时世异耶？人将失之耶？

岐伯对曰：上古之人，其知道者，法于阴阳，和于术数，食饮有节，起居有常，不妄作劳，故能形与神俱，而尽终其天年，度百岁乃去。今时之人不然也，以酒为浆，以妄为常，醉以入房，以欲竭其精，以耗散其真，不知持满，不时御神，务快其心，逆于生乐，起居无节，故半百而衰也。

夫上古圣人之教也，下皆为之。虚邪贼风，避之有时，恬惔虚无，真气从之，精神内守，病

1

ān cóng lái? shì yǐ zhì xián ér shǎo yù, xīn ān ér bú jù, xíng láo ér
安从来？是以志闲而少欲，心安而不惧，形劳而

bú juàn qì cóng yǐ shùn gè cóng qí yù jiē dé suǒ yuàn gù měi qí
不倦。气从以顺，各从其欲，皆得所愿。故美其

shí rèn qí fú lè qí sú gāo xià bù xiāng mù qí mín gù zì
食，任其服，乐其俗，高下不相慕，其民故自

pǔ shì yǐ shì yù bù néng láo qí mù yín xié bù néng huò qí xīn yú
朴。是以嗜欲不能劳其目，淫邪不能惑其心，愚

zhì xián bú xiào bú jù yú wù gù hé yú dào suǒ yǐ néng nián jiē dù bǎi
智贤不肖不惧于物，故合于道。所以能年皆度百

suì ér dòng zuò bù shuāi zhě yǐ qí dé quán bù wēi yě
岁而动作不衰者，以其德全不危也。

译文

古代的轩辕黄帝，生来就能与天地万物沟通，婴儿时就能自言自语，幼儿时所说皆真言，少年时身心共同完整地快速成长，明粹灵透，无欲无求，长大后敦厚朴实、勤勉努力又聪颖敏锐，成年后平定天下，铸鼎于荆山，鼎成而乘龙白日升天。

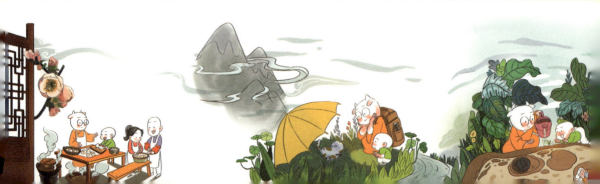

黄帝问天师岐伯道：我听说上古时代的人，每个人都活到了自己的命数，而且行动没有衰老的迹象；现在的人，年龄不到半百，就眼不明、耳不灵，动作衰老了。这是时代变了呢？还是人违背了养生之道的缘故呢？

　　岐伯回答说：上古时代的人大都懂得养生之道，效法于天地阴阳变化的规律，用适度的方法保养精气和身心，饮食有节制，起居有规律，不过分劳作，所以形体和精神能够协调统一，享尽自然的寿命，过百岁才离开世间。

　　现在的人就不同了，把浓酒当成甘泉贪饮，把任意妄为当成生活的常态，醉后还勉强行房，纵情声色，以致精气衰竭，真气耗散。不懂得保持精气的盈满，不明白节省精神，一味追求感官快乐，违背了生命的真正乐趣，起居没有规律，所以半百就衰老了。

　　上古时期，通晓养生之道的圣人身体力行，人们都能效仿。对于四时乘虚而入的虚邪贼风，能够及时回避，内在思想上清静安闲，对外无欲无求，真阳之气充足，精神持守于内而不耗散，这样，疾病怎么会发生呢？所以，他们私欲很少，心志闲静，心境安宁，没有恐惧，身体虽然在劳动，心里却不疲倦。真阳之气从容和顺，每个人的希望和要求，都能满足。人们吃自己喜欢吃的东西，穿自己合适的衣服，专注地做自己正在做的事情，按照本心活着，各守其职，不追求、不羡慕别人做的事，这就是自然朴实啊。所以，过度的欲望不会干扰他们的视听，淫乱邪说不会惑乱他们的心志，无论是愚笨的还是聪慧的，是有贤德的还是无能力的，都按照自己的天真本性作为，不被外界迷惑，能够不追求外物，所以合于道。他们都能够度过百岁而动作不衰老，是因为他们用的养生之法是合道且完整的。

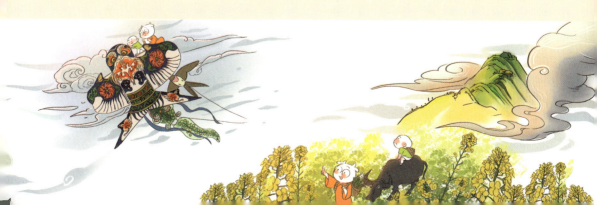

四气调神大论（节选）

春三月，此谓发陈。天地俱生，万物以荣。夜卧早起，广步于庭，被发缓形，以使志生，生而勿杀，予而勿夺，赏而勿罚，此春气之应，养生之道也。逆之则伤肝，夏为寒变，奉长者少。

夏三月，此谓蕃秀。天地气交，万物华实。夜卧早起，无厌于日，使志无怒，使华英成秀，使气得泄，若所爱在外，此夏气之应，养长之道也。逆之则伤心，秋为痎疟，奉收者少，冬至重病。

秋三月，此谓容平。天气以急，地气以明。早卧早起，与鸡俱兴，使志安宁，以缓秋刑，收敛神气，使秋气平，无外其志，使肺气清，此秋气之应，养收之道也。逆之则伤肺，冬为飧泄，奉藏者少。

冬三月，此谓闭藏。水冰地坼，无扰乎阳。
早卧晚起，必待日光，使志若伏若匿，若有私
意，若已有得，去寒就温，无泄皮肤，使气亟
夺，此冬气之应，养藏之道也。逆之则伤肾，
春为痿厥，奉生者少。

译文

　　春季三个月，是万物复苏的季节。大自然生机勃发，草木欣欣向荣。适应这种环境，
应当夜卧早起，在庭院里散步。披开束发，舒缓身体，以使神志随着生发之气而舒畅。神
志活动要顺应春生之气，而不要违逆它。这就与春生之气相应，是养生的方法。违背了这
个方法，会伤肝，到了夏天就会发生寒变（人怕冷，热不起来）。这是因为春天生养肝木的
基础差，供给夏天心火成长的条件也就差了。

　　夏季三个月，是草木繁茂秀美的季节。天地阴阳之气上下交通，各种草木开花结果。
适应这种环境，应夜卧早起，不要讨厌太阳。不要让自己的情绪憋着，使容色秀美，并使
腠理宣通，就像为所爱之物吸引一样，使阳气疏泄于外。这就是与夏长之气相应，是养长
的方法。如果违背了这个道理，会损伤心气，到了秋天就会患疟疾。这是因为夏天长养的
基础差，供给秋天收敛的能力也就差了，将重病于冬至之时。

　　秋季三个月，是草木自然成熟的季节。天气劲急，地气清明。适应这种环境，应当早
睡早起，早晨鸡叫的时候起床。保持意志安定，从而舒缓秋天劲急之气对身体的影响。精
神内守，不急不躁，使秋天肃杀之气得以平和。不使意志外驰，使肺气清和均匀。这就是
与秋收之气相应，是养收的方法。如果违背了这个方法，会损伤肺气，到了冬天就要生飧
泄病（消化不良、完谷不化的拉稀）。这是因为秋天收敛的基础差，供给冬天潜藏之气的能
力也就差了。

　　冬季三个月，是万物生机潜伏闭藏的季节。寒冷的天气，使河水结冰，大地冻裂。这
时不能扰动阳气。适应这种环境，应该早睡晚起，一定等到太阳出来时再起床。使神志精
神如伏似藏，好像自己有个宝贝，内心很喜悦，但又不能广而告之。还要避开寒凉，保持
温暖，护好皮毛，不要让皮肤开张出汗，而频繁耗伤阳气。这就是与冬藏之气相应，是养
藏的方法。如果违背了这个道理，会损伤肾气，到了春天，就要得痿厥病（手足无力、四
肢冰冷）。这是因为冬天闭藏的基础差，供给春季生养的能力也就差了。

逆春气，则少阳不生，肝气内变。逆夏气，则太阳不长，心气内洞。逆秋气，则太阴不收，肺气焦满。逆冬气，则少阴不藏，肾气独沉。

夫四时阴阳者，万物之根本也。所以圣人春夏养阳，秋冬养阴，以从其根，故与万物沉浮于生长之门。逆其根，则伐其本，坏其真矣。故阴阳四时者，万物之终始也，死生之本也，逆之则灾害生，从之则苛疾不起，是谓得道。道者，圣人行之，愚者佩之。从阴阳则生，逆之则死；从之则治，逆之则乱。反顺为逆，是谓内格。

是故圣人不治已病治未病，不治已乱治未乱，此之谓也。夫病已成而后药之，乱已成而后治之，譬犹渴而穿井，斗而铸锥，不亦晚乎？

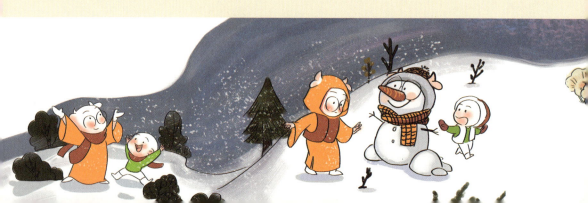

如果违背了春天之气，那么少阳胆之气就不能生发，会使肝气内郁而发生病变（肝胆相照）。如果违背了夏天之气，那么太阳小肠和膀胱之气就不能生长，体内小肠吸收不了营养，膀胱被憋，会使心气内虚、心血空泛（心与小肠相表里）。如果违背了秋天之气，那么太阴脾土之气就不能收敛，就无法运化水谷而生身体需要的精微物质，会使肺热而上焦胀满。如果违背了冬天之气，那么少阴肾之气不能潜藏，会使肾气衰弱。

四时阴阳的变化，是万物生长化收藏的根本。所以圣人顺应这个规律，在春夏养生发、生长之气，在秋冬保养收敛、收藏之气，懂得保养先天真阴真阳的动静之道，所以能与万物沉浮于生长之门。假如违背了这一根本原则，便会摧残本元，损坏身体。所以四时阴阳的变化，是万物生长化收藏的由来，是死生的本源。违背它，就要发生灾害；顺从它，就不会得重病。这就叫得道。不过这个涵养生命之道，只有圣人能够奉行，愚昧的人却会违背。如果顺从阴阳四气而调神，就会生；违背阴阳变化的规律，就会死；顺从这个规律就会安定，违背了就要发生祸乱。不顺从阴阳四时的变化而违逆，就会生病，病名叫关格（表现为水谷不入、二便不通）。

所以圣人不治已发生的病，而倡导未病先防；不治理已形成的动乱，而注重在未乱之前的疏导。假如疾病形成以后再去治疗，动乱形成以后再去治理，这就好像口渴了才去挖井，发生战斗了才去铸造兵器，那不是太晚了吗？

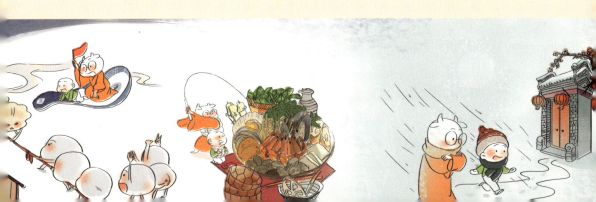

生气通天论（节选）

黄帝曰：夫自古通天者，生之本，本于阴阳。天地之间，六合之内，其气九州、九窍、五藏、十二节，皆通乎天气。其生五，其气三。数犯此者，则邪气伤人。此寿命之本也。

苍天之气，清净则志意治，顺之则阳气固。虽有贼邪，弗能害也，此因时之序。故圣人传精神，服天气，而通神明。失之则内闭九窍，外壅肌肉，卫气散解，此谓自伤，气之削也。

阳气者，若天与日，失其所，则折寿而不彰。故天运当以日光明。是故阳因而上，卫外者也。

······

故阳气者，一日而主外。平旦阳气生，日中而阳气隆，日西而阳气已虚，气门乃闭。是故暮而收拒，无扰筋骨，无见雾露。反此三时，形乃困薄。

岐伯曰：阴者，藏精而起亟也；阳者，卫外而为固也。阴不胜其阳，则脉流薄疾，并乃狂。阳不胜其阴，则五藏气争，九窍不通。是以圣人陈阴阳，筋脉和同，骨髓坚固，气血皆从。如是则内外调和，邪不能害，耳目聪明，气立如故。

风客淫气，精乃亡，邪伤肝也。因而饱食，筋脉横解，肠澼为痔。因而大饮，则气逆。因而强力，肾气乃伤，高骨乃坏。

凡阴阳之要，阳密乃固。两者不和，若春无秋，若冬无夏。因而和之，是谓圣度。故阳强不能密，阴气乃绝；阴平阳秘，精神乃治；阴阳离决，精气乃绝。

因于露风，乃生寒热。是以春伤于风，邪气留连，乃为洞泄。夏伤于暑，秋为痎疟。秋伤于湿，上逆而咳，发为痿厥。冬伤于寒，春必温病。四时之气，更伤五藏。

阴之所生，本在五味；阴之五宫，伤在五味。是故味过于酸，肝气以津，脾气乃绝。味过于咸，大骨气劳，短肌，心气抑。味过于甘，心气喘满，色黑，肾气不衡。味过于苦，脾气不濡，胃气乃厚。味过于辛，筋脉沮弛，精神乃央。是故谨和五味，骨正筋柔，气血以流，腠理以密。如是则气骨以精，谨道如法，长有天命。

译文

黄帝说：自古以来，人的生命活动与自然界的变化是息息相通的，这是生命的根本，生命的根本就是阴阳。在天地之间，在人体四方上下之内，无论是地之九州，还是人的九窍、五脏、十二节，都与自然之气相通。天之阴阳化生地之五行，地之五行又对应人体三阴三阳。如果经常违反阴阳变化的规律，那些邪气就会伤害人体。所以说，阴阳是寿命的根本。

自然界的天气清净，人的意志就平和，顺应这个道理，阳气就固密。即使有贼风邪气，也不能侵害人体。所以善于养生的圣人，能够聚集精神，呼吸天地精气，而与天气阴阳的变化一致。如果违背这个道理，在内会使九窍不通，在外会使肌肉壅阻，卫阳之气耗散，这是自己造成的伤害，而使阳气受到削弱。

人体的阳气，就像天上的太阳一样。太阳不能在其轨道上正常运行，万物就不能生存；人体的阳气不能正常运行于人体，就会缩短寿命而不能使生命成长壮大。所以，天地运行不息，是借着太阳的光明，同理，人体健康无病，是依赖阳气轻清上浮保卫于体表。

……

10

人体的阳气，在白天都运行于人体外部。日出时，人体的阳气开始生发，中午时，阳气最旺盛，到日落时，阳气衰退，汗孔也就关闭了。这时，应该休息，阳气收藏于内而拒邪于外，不要扰动筋骨，不要暴露于雾露。如果违反了平旦、日中、日暮时阳气的活动规律，形体就会为邪气所困而日趋衰弱。

岐伯说：阴把精气蓄藏于体内，而不断充养阳气；阳保卫人体外部而坚固腠理。如果阴不胜阳，那么经脉往来流动就会急迫快速，而发为狂病；如果阳不胜阴，那么五脏之气就会不调，以致九窍不通。所以圣人调整阴阳，使之各安其位，才能筋脉舒和，骨髓坚固，气血通畅。这样的话，内外阴阳之气就调和，邪气不能侵害，耳聪目明，真气运行正常。

风邪侵入人体，渐渐损害元气，精血就要消亡，这是由于邪气伤害了肝脏。这时，如果再过饱，会使胃的筋脉横逆弛缓，而形成下泻脓血的痢疾，进而引发痔疮。如果饮酒过度，肺气就会上逆。如果勉强入房，就会损伤肾气，使脊椎骨损坏。

大凡阴阳的关键，在于阳气固密于外，阴气才能持守于内。如果阴阳失去平衡，就像一年当中，只有春天没有秋天，只有冬天没有夏天一样。因此，调和阴阳，是最好的养生方法。如果阳气过于亢盛，不能固密，阴气就要亏耗而衰竭。阴气和平，阳气固密，精神就会旺盛；如果阴阳分离而不相交，那精气也就随之耗竭了。

如果人不阴平阳秘，阳气不能卫外，雾露风寒之邪就容易侵袭人体，寒一入里则生内热（为了驱寒而逼出来的热）。所以，春天被风邪所伤，邪气留滞不去，到了夏天，就会出现心脏的病变和腹泻。夏天被暑邪所伤，潜伏于内，到了秋天，就会发生疟疾。秋天被湿邪所伤，到了冬天，就会气逆而咳嗽，进而发展为痿厥病（肌肉萎缩，四肢冰冷）。冬天被寒邪所害，到了春天，必然发生温病（因时疫而出现发热等症状）。风寒暑湿这些四时之气，如果侵袭了人体，会交替伤害五脏。

阴精的产生，来源于饮食五味的营养，但是，储藏精血的五脏，又会因为人过食五味而受到伤害。所以，过食酸味，会使肝气集聚，脾气衰弱；过食咸味，会使骨气受伤，肌肉枯槁，心气郁滞；过食甜味，会使心气喘闷，肾气衰弱；过食苦味，会抑制脾的生化之机，使脾气濡滞，胃气薄弱；过食辛味，会使筋脉渐渐衰败，精神颓废。所以谨慎地调和五味，使得骨骼强健，筋脉柔和，气血通畅，腠理固密。真能做到这样的话，骨气就精壮有力。谨慎地按照正道正法去做，就可以享受自然的寿命。

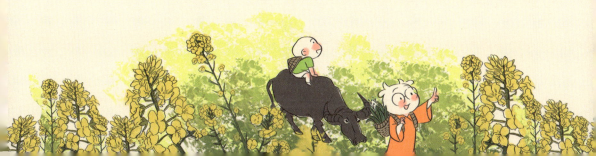

金匮真言论

黄帝问曰：天有八风，经有五风，何谓？

岐伯对曰：八风发邪，以为经风，触五藏，邪气发病。所谓得四时之胜者，春胜长夏，长夏胜冬，冬胜夏，夏胜秋，秋胜春，所谓四时之胜也。

东风生于春，病在肝，俞在颈项；南风生于夏，病在心，俞在胸胁；西风生于秋，病在肺，俞在肩背；北风生于冬，病在肾，俞在腰股；中央为土，病在脾，俞在脊。

故春气者，病在头；夏气者，病在藏；秋气者，病在肩背；冬气者，病在四支。

故春善病鼽衄，仲夏善病胸胁，长夏善病洞泄寒中，秋善病风疟，冬善病痹厥。

故冬不按跷，春不鼽衄；春不病颈项，仲夏
不病胸胁；长夏不病洞泄寒中，秋不病风疟，冬
不病痹厥、飧泄而汗出也。

译文

黄帝问道：天有从八方吹来的风，人的经络有五风，说的是什么呢？

岐伯回答说：八方之风会生发致病的邪气，风邪通过经络侵犯了五脏，邪气导致发病。所说的感受四时季节相克的关系，是指春季属木，克制长夏之土；长夏属土，克制冬季之水；冬季属水，克制仲夏之火；仲夏属火，克制秋季之金，秋季属金，克制春季之木，这就是四季之间相互克制的关系。

东风生于春季，病变多发生在肝，肝的经气输注于颈项；南风生于夏季，病变常发生在心，心的经气输注于胸胁；西风生于秋季，病变常发生在肺，肺的经气输注于肩背；北风生于冬季，病变常发生在肾，肾的经气输注于腰股；中央属土，病变常发生在脾，脾的经气输注于脊背。

所以春季邪气伤人，病多在头部；夏季邪气伤人，病多在心；秋季邪气伤人，病多在肩背；冬季邪气伤人，病多在四肢。

所以春天多发生鼽衄病（鼻塞、流鼻涕、出鼻血），仲夏多发生胸胁五脏病，长夏多生里寒洞泄病（肠胃受寒引起拉稀），秋天多生风疟病（忽冷忽热症，或风疹、荨麻疹等皮肤症），冬天多发生痹厥病（经脉不通、四肢冰冷）。

所以冬天不做剧烈运动而扰动潜伏的阳气，春天就不会发生鼽衄病、颈项病，仲夏也不会发生胸胁病，长夏不会发生里寒洞泄病，秋天不会发生风疟病，冬天也不会发生痹厥病、飧泄、汗出过多的病。

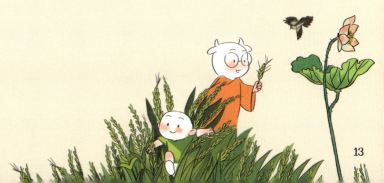

夫精者，身之本也。故藏于精者，春不病温。夏暑汗不出者，秋成风疟。此平人脉法也。

故曰：阴中有阴，阳中有阳。平旦至日中，天之阳，阳中之阳也；日中至黄昏，天之阳，阳中之阴也；合夜至鸡鸣，天之阴，阴中之阴也；鸡鸣至平旦，天之阴，阴中之阳也。故人亦应之。

夫言人之阴阳，则外为阳，内为阴。言人身之阴阳，则背为阳，腹为阴。言人身之藏府中阴阳，则藏者为阴，府者为阳。肝、心、脾、肺、肾五藏皆为阴，胆、胃、大肠、小肠、膀胱、三焦六府皆为阳。所以欲知阴中之阴、阳中之阳者，何也？为冬病在阴，夏病在阳；春病在阴，秋病在阳。皆视其所在，为施针石也。故背为阳，阳中之阳，心也；背为阳，阳中之阴，肺也；腹为阴，阴中之阴，肾也；腹为阴，阴中之阳，肝也；腹为阴，阴中之至阴，脾也。此皆阴阳、表里、内外、雌雄相输应也，故以应天之阴阳也。

14

　　精，是生命的根本。所以善于贮藏精气而不妄泄的人，在春天不容易患温病。夏天天气特别炎热却不出汗的人，到了秋天就容易患风疟病。这是医者诊察普通人四时发病的一般规律。

　　所以说，阴中有阴，阳中有阳。从清晨到正午（六时到十二时），自然中的阳气是阳中之阳，是阳中阳气最旺的时候；从正午到黄昏（从十二时到十八时），自然中的阳气是阳中之阴，阳气开始衰弱而阴气增加；从日落到半夜鸡鸣（从十八时到第二天凌晨两三点），自然中的阴气是阴中之阴，是阴中阴气最旺的时候；从半夜鸡鸣到清晨（凌晨两三点到清晨六时），自然的阴气是阴中之阳，阴气开始衰弱而阳气增加。所以，人的阴阳之气也是如此，人也应当顺从这种阴阳消长的规律而活。

　　按人体阴阳来说，外部为阳，内部为阴。单就身体部位的阴阳来说，背部属阳，腹部属阴。按脏腑的阴阳来说，脏属阴，腑属阳。肝、心、脾、肺、肾这五脏都属阴，胆、胃、大肠、小肠、膀胱、三焦这六腑都属阳。了解阴阳之中复有阴阳的道理是为什么呢？这是因为分析四时疾病到底在阴还是在阳，以作为治疗的依据。人体的病在冬天多发在阴处，在夏天多发在阳处，在春天多发在阳中之阴处，在秋天多发在阴中之阳处。要根据病人得病的部位，施用不同的针刺或砭石来治疗。此外，背部为阳，阳中之阳是心；背部为阳，阳中之阴是肺；腹部为阴，阴中之阴是肾；腹部为阴，阴中之阳是肝；腹部为阴，阴中之至阴是脾。这些都是人体阴阳、表里、内外、雌雄的相应关系，它们与自然的阴阳是相应的。

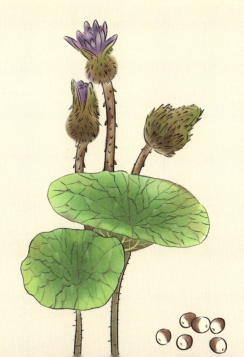

帝曰：五藏应四时，各有收受乎？

岐伯曰：有。东方青色，入通于肝，开窍于目，藏精于肝，其病发惊骇。其味酸，其类草木，其畜鸡，其谷麦。其应四时，上为岁星，是以春气在头也，是以知病之在筋也。其音角，其数八，其臭臊。

南方赤色，入通于心，开窍于舌，藏精于心，故病在五藏。其味苦，其类火，其畜羊，其谷黍。其应四时，上为荧惑星，是以知病之在脉也。其音徵，其数七，其臭焦。

中央黄色，入通于脾，开窍于口，藏精于脾，故病在舌本。其味甘，其类土，其畜牛，其谷稷。其应四时，上为镇星，是以知病之在肉也。其音宫，其数五，其臭香。

西方白色，入通于肺，开窍于鼻，藏精于肺，故病背。其味辛，其类金，其畜马，其谷稻，其应四时，上为太白星，是以知病之在皮毛也。其音商，其数九，其臭腥。

北方黑色，入通于肾，开窍于二阴，藏精于肾，故病在豀。其味咸，其类水，其畜彘，其谷豆。其应四时，上为辰星，是以知病之在骨也。其音羽，其数六，其臭腐。

故善为脉者，谨察五藏六府，一逆一从、阴阳、表里，雌雄之纪，藏之心意，合心于精。非其人勿教，非其真勿授，是谓得道。

译文

　　黄帝问：五脏除了与四时相应外，它们各自还与其他事物有相应之处吗？

　　岐伯说：有。东方对应青色，对应的是肝系统，肝开窍于目，贮藏精于肝脏，发病时多表现为容易受惊、精神失常、抽搐的症状。肝在五味中对应的是酸味，在五行中对应的是木，在五畜中对应的是鸡，在五谷中对应的是麦。肝在四时中对应的是春季，在天体中上应岁星（木星），春天阳气上升，其气在头，所以在春季头脸部多发疾病。因肝主筋，所以肝病多发生在筋（身体里一切有弹性的、能伸缩的都属于中医里的"筋"）。肝在五音中对应的是角音，在五行生成数中对应的是八，在气味中对应的是臊味。

南方对应赤色，对应的是心系统，心开窍于舌，贮藏精于心脏，发病多在五脏（只要心病了，五脏皆病）。心在五味中对应的是苦味，在五行中对应的是火，在五畜中对应的是羊，在五谷中对应的是黍（黏黄米）。心在四时中对应的是夏季，在天体中上应荧惑星（火星），心病多发生在血脉。心在五音中对应的是徵音，在五行生成数中对应的是七，在气味中对应的是焦味。

中央对应黄色，对应的是脾系统，脾开窍于口，贮藏精于脾脏，发病多在舌根（舌为心之苗，脾经经脉连舌本、散舌下）。脾在五味中对应的是甘味，在五行中对应的是土，在五畜中对应的是牛，在五谷中对应的是稷（黄米）。脾与春夏秋冬四时都相应，在天体中上应镇星（土星），脾病多发生在肌肉。脾在五音中对应的是宫音，在五行生成数中对应的是五，在气味中对应的是香味。

西方对应白色，对应的是肺系统，肺开窍于鼻，贮藏精于肺脏，发病多在背部。肺在五味中对应的是辛味，在五行中对应的是金，在五畜中对应的是马，在五谷中对应的是稻。肺在四时中对应的是秋季，在天体中上应太白星（金星），肺病多发生在皮毛。肺在五音中对应的是商音，在五行生成数中对应的是九，在气味中对应的是腥味。

北方对应黑色，对应的是肾系统，肾开窍于二阴，贮藏精于肾脏，发病多在肘膝腕踝。肾在五味中对应的是咸味，在五行中对应的是水，在五畜中对应的是猪，在五谷中对应的是豆。肾在四时中对应的是冬季，在天体中上应辰星（水星），肾病多发生在骨骼。肾在五音中对应的是羽音，在五行生成数中对应的是六，在气味中对应的是腐味。

所以善于治病的人，都能谨慎地观察五脏六腑的运作情况，清楚地了解人体精气运转的逆顺，明白阴阳、表里、雌雄的相应关系，将其烂熟于心，用心精思以知常处变，灵活运用。这些医理甚为珍贵，不遇到那些真心实意想要学习的人，不遇到具备了一定条件和素养的人，切勿轻易传授，这才是真正的医道（医道通天道，通性命之道，需慎之又慎）。

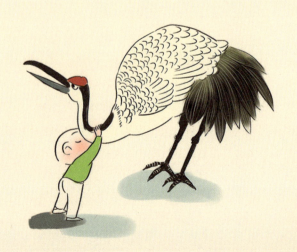

阴阳应象大论（节选）

黄帝曰：阴阳者，天地之道也，万物之纲纪，变化之父母，生杀之本始，神明之府也。治病必求于本。

故积阳为天，积阴为地。阴静阳躁，阳生阴长，阳杀阴藏。阳化气，阴成形。寒极生热，热极生寒。寒气生浊，热气生清。清气在下，则生飧泄，浊气在上，则生䐜胀。此阴阳反作，病之逆从也。

故清阳为天，浊阴为地。地气上为云，天气下为雨；雨出地气，云出天气。故清阳出上窍，浊阴出下窍；清阳发腠理，浊阴走五藏；清阳实四支，浊阴归六府。

水为阴，火为阳。阳为气，阴为味。味归形，形归气，气归精，精归化；精食气，形食

19

味，化生精，气生形。味伤形，气伤精，精化为气，气伤于味。

阴味出下窍，阳气出上窍。味厚者为阴，薄为阴之阳；气厚者为阳，薄为阳之阴。味厚则泄，薄则通；气薄则发泄，厚则发热。壮火之气衰，少火之气壮，壮火食气，气食少火，壮火散气，少火生气。气味辛甘发散为阳，酸苦涌泄为阴。

译文

　　黄帝道：阴阳是宇宙间的一般规律，是一切事物的纲纪，是万事万物变化的根源，是生长毁灭的根本，是神明的府邸。凡医治疾病，必须求得治本的方法，道理也不外乎阴阳。

　　拿自然界变化来比喻，清阳之气聚于上，而成为天，浊阴之气积于下，而成为地。阴是比较静止（厚德载物）的，阳是比较躁动（自强不息）的；阳主生（瞬间之事），阴主长（需经年累月）；阳主杀伐启动，阴主收藏运化。阳主万物的气化，阴主万物的成形。寒到极点会生热（收敛、收藏到了极点，精气极为充足后，自然就能生发、生长），热到极点会生寒（生发、生长、输布到极点，自然就会收敛、收藏）。寒气能产生浊阴（收敛、收藏、凝聚之气汇聚成生命的元精，寒邪也使人体垃圾聚集），热气能产生清阳（生发、生长、发散之气使元精气化升腾为能量元气，过度发散的热邪使人体精气向上、向外飘散而不能汇聚）。清阳之气居下而不升，就会发生泄泻之病（拉稀）。浊阴之气居上而不降，就会发生胀满之病（胸腹胀满、运化不动）。这是违反了阴阳的运行规律，因此疾病也就有逆证和顺证的分别。

所以天地的清阳之气上升为天，浊阴之气下降为地。地气蒸发，上升为云，天气凝聚，下降为雨；雨是地气上升为云转变成的，云是天空中的水蒸气形成的。这些都是由于阴阳相互转化造成的。人体的变化也是这样，清阳之气出于上窍，浊阴之气出于下窍；清阳发散于腠理（皮肤间隙和纹路），浊阴内注于五脏；清阳充实于四肢，浊阴内走于六腑。

如果把水火分为阴阳，水的性质寒凉，又有滋润和向下流动的特点，属阴；火的性质炎热，又有向上燃烧的特点，属阳。若把饮食的气和味分阴阳，那么来自天气而得寒热温凉之性的没有具体形质的气属阳，而来自大地生养的有形质的味属阴。饮食之味使人的形体充实；形体充满则人体气旺；人体的气有余，必然汇聚在丹田成为人体的精（作为储备）；精充足了，自然化成气而上升，充盈大脑。人体的精依赖饮食之气而生，人的形体依赖饮食之味而得到充实和生长；饮食经过人体脾胃生化成人体的精，而人体的精气化后又充养着人的形体。饮食之味太过会损伤人的形体，人的气太盛则耗人的精。人的精充足，能够化为人体的气，人体的气又会因饮食之味太过而损伤。

味属阴，所以趋向下窍；气属阳，所以趋向上窍。五味之中，味厚的为纯阴或阴中之阴，而味薄的为阴中之阳。气厚的为纯阳或阳中之阳，气薄的为阳中之阴。味厚的有泄下的作用，味薄的有疏通作用。气薄的则能向外宣泄邪气，气厚的能助阳发热。热性很大的药物（做事用力过猛、脾气过急过大、艾灸过度、吃药过度等同理）能使人的气衰弱，温和的药物可以使人的气充足。这是因为大热的药物能消耗人的气，而温和的药物反而能补养人的气。药物和饮食的气味可以为分阴阳两类：气味辛甘的，辛走气而性散，甘入脾以灌溉四旁，均具有发散的作用，属阳；气味酸苦的，酸主内收，苦主泄下，两者合并能上涌作吐、下行作泄，均属阴。

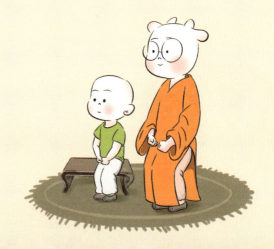

21

阴胜则阳病，阳胜则阴病。阳胜则热，阴胜则寒。重寒则热，重热则寒。寒伤形，热伤气；气伤痛，形伤肿。故先痛而后肿者，气伤形也；先肿而后痛者，形伤气也。风胜则动，热胜则肿，燥胜则干，寒胜则浮，湿胜则濡泻。

天有四时五行，以生长收藏，以生寒暑燥湿风。人有五藏化五气，以生喜怒悲忧恐。故喜怒伤气，寒暑伤形；暴怒伤阴，暴喜伤阳。厥气上行，满脉去形。喜怒不节，寒暑过度，生乃不固。故重阴必阳，重阳必阴。故曰：冬伤于寒，春必温病；春伤于风，夏生飧泄；夏伤于暑，秋必痎疟；秋伤于湿，冬生咳嗽。

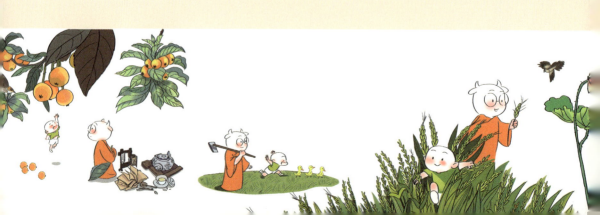

　　阴气偏盛则伤阳气，阳气偏盛则伤阴。阳气偏胜会生热，阴气偏胜会生寒。寒到极点，会出现热象，热到极点会出现寒象。寒邪易伤人的形体，热邪能伤人的气。气受伤而运行不畅，人体会产生疼痛；形体受伤会引起肿胀。故先疼痛而后肿的，是气伤在先而后影响到形体；先肿而后疼痛的，是形体先伤而后影响气。风邪太盛，会引起头晕目眩、痉挛动摇；热邪太过，易生红肿热痛；燥邪太盛，津液就会干涸，表现为各种干燥症状；寒邪太过，使阳气不能正常运行，会引起浮肿；湿邪太过，会引起大便滞留或泄泻。

　　自然界春夏秋冬四时的推移，促成了生物生长收藏的过程；木火土金水五行生克的变化，产生了寒暑燥湿风的气候更替。与自然界的四时五行相应，人体有心肝脾肺肾五脏，五脏化生五气产生喜怒悲忧恐五种情志。所以，过喜过怒等能伤人的五脏之气，寒暑外侵能伤人的形体。大怒伤肝，使气血上逆；大喜使心阳受伤，心气涣散。如果喜怒等情志太过，会使气血突然紊乱上冲、血脉阻塞，导致神气脱离形体而散失，从而出现昏厥甚或死亡。所以说，不节制情志，会使脏腑气血从内部受伤，不调适寒暑四季，可使邪气从外部侵袭，给人体造成内外夹攻的形势，那么人就有性命之忧了。因物极必反，故阴气过盛可以转化为阳，阳气过盛可以转化为阴。所以，在冬天受到寒邪的伤害过多，到来年春天容易发生温病；在春天受到风邪的侵害过多，到夏天容易发生飧泄（拉稀）；在夏天受到的暑邪伤害过多，到秋天就容易发生疟疾；在秋天受到的湿邪伤害过多，到冬天就容易发生咳嗽。

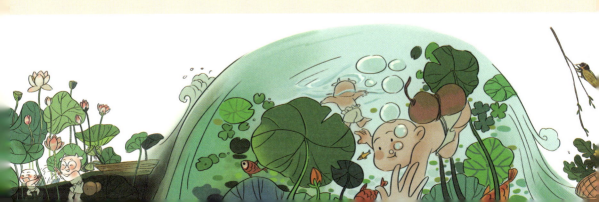

帝曰：余闻上古圣人，论理人形，列别藏府，端络经脉，会通六合，各从其经；气穴所发，各有处名；谿谷属骨，皆有所起；分部逆从，各有条理；四时阴阳，尽有经纪。外内之应，皆有表里。其信然乎？

岐伯对曰：东方生风，风生木，木生酸，酸生肝，肝生筋，筋生心，肝主目。其在天为玄，在人为道，在地为化。化生五味，道生智，玄生神。神在天为风，在地为木，在体为筋，在藏为肝，在色为苍，在音为角，在声为呼，在变动为握，在窍为目，在味为酸，在志为怒。怒伤肝，悲胜怒；风伤筋，燥胜风；酸伤筋，辛胜酸。

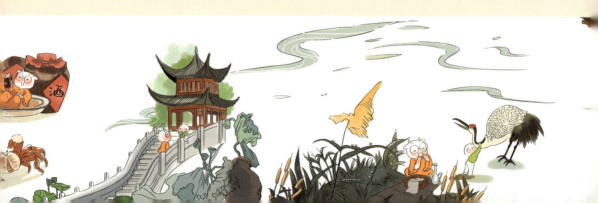

　　黄帝问道：我听说古代圣人谈论人体的形态，辨别脏腑的阴阳，会通四方上下六合来审察十二经脉、阴阳六合的起止循行与络属关系；每条经脉都因气的不同而各有其名称；气穴各有它所发的部位、功用和名称；在豁谷出的身体穴位连属于骨骼，有它们的起止点，也因其功用而起名；身体的每一个部分属阴属阳，为顺为逆，也各有条理；四时阴阳变化，有一定规律；外在环境与人体内部的对应关系也都有表有里。真是这样的吗？

　　岐伯回答说：东方属春，阳气上升而生风，风把万物的种子吹到天地间，能滋养木气。木既有条达生发之"直"，又有盘曲收敛之"曲"，木气能生酸收，让生机慢慢螺旋式上升，而不至于过旺；酸味能养肝，让肝能疏泄、凝聚、藏血；肝血又能养筋（伸缩张弛有度），筋又能养心。肝气上通于目。天道不可思议，可用人的身体来谈"道"，用大地化生无穷来显现。万物因化而生五味，因道而生智慧，因玄而生神明。神在天为六气里的风，风是生发的根源；神在地为五行里的木，木代表生机；神在人体为筋，筋代表生命的弹性与活力；神在五脏中为肝，肝的生机最旺。神在五色中为苍（从北方黑色到东方青色的过渡），在五音（音是曲调）中为角（细腻温婉，让生命温润、清畅），在五声（声是人遇到紧急情况时下意识的出声反应）中为呼，在人体病变时表现为握（手抖、拘挛、抽筋、弯腰后直不起来等身体开合不利），在七窍中为目，在五味中为酸（酸收才能养血），在情志中表现为愤怒。憋闷的怒能伤肝，但哭出来的悲伤能对治憋闷的怒；只生发不收敛的风能伤筋，让筋没了弹性，但燥的肃降能够抑制风的生发；过食酸味也伤筋，但辛味的发散又能抑制酸收过度。

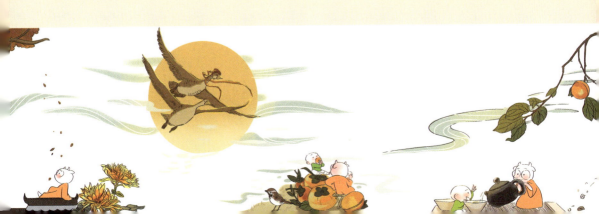

南方生热，热生火，火生苦，苦生心，心生血，血生脾，心主舌。其在天为热，在地为火，在体为脉，在藏为心，在色为赤，在音为徵，在声为笑，在变动为忧，在窍为舌，在味为苦，在志为喜。喜伤心，恐胜喜；热伤气，寒胜热；苦伤气，咸胜苦。

中央生湿，湿生土，土生甘，甘生脾，脾生肉，肉生肺，脾主口。其在天为湿，在地为土，在体为肉，在藏为脾，在色为黄，在音为宫，在声为歌，在变动为哕，在窍为口，在味为甘，在志为思。思伤脾，怒胜思；湿伤肉，风胜湿；甘伤肉，酸胜甘。

西方生燥，燥生金，金生辛，辛生肺，肺生皮毛，皮毛生肾，肺主鼻。其在天为燥，在地为金，在体为皮毛，在藏为肺，在色为白，在音为商，在声为哭，在变动为咳，在窍为鼻，在味为辛，在志为忧。忧伤肺，喜胜忧；热伤皮毛，寒胜热；辛伤皮毛，苦胜辛。

北方生寒，寒生水，水生咸，咸生肾，肾生骨髓，髓生肝，肾主耳。其在天为寒，在地为水，在体为骨，在藏为肾，在色为黑，在音为羽，在声为呻，在变动为栗，在窍为耳，在味为咸，在志为恐。恐伤肾，思胜恐；寒伤血，燥胜寒；咸伤血，甘胜咸。

故曰：天地者，万物之上下也；阴阳者，血气之男女也；左右者，阴阳之道路也；水火者，阴阳之征兆也；阴阳者，万物之能始也。故曰：阴在内，阳之守也；阳在外，阴之使也。

南方属夏，阳气大盛而生热，热能生火，火气过旺则生焦苦之味。苦降之味对心火上炎是一个制约，苦能养心；心能生血，血能养脾。心气上通于舌。南方系统在天为六气中的热，在地为五行中的火，在人体中为血脉，在五脏中为心，在五色中为赤，在五音中为徵（主喜乐、宣散），在五声中为笑，在人体病变中为忧（憋闷、抑郁、憋到发疯等），在七窍中为舌（舌头上的一切病变都跟心有关，包括言语的口误等），在五味中为苦，在情志中为喜。喜乐过度而没有收敛，会损伤心之正气，但恐可以抑制喜；过热能伤气，但寒可以抑制热；过于苦降能伤气，但咸味可以抑制苦味。

中央属长夏，蒸发而生湿，湿能使土气生长，土能产生甘味，甘味可滋养脾气，脾气能够滋养肌肉，肌肉健壮能使肺气充实。脾气通于口。中央系统在天为六气中的湿，在地为五行中的土，在人体中为肌肉，在五脏中为脾，在五色中为黄，在五音中为宫，在五声中为歌，在人体病变中为干哕（打嗝或呕吐），在七窍中为口，在五味中为甘，在情志中为思。过于思虑可以伤脾，但怒可以抑制思虑；湿过重能伤肌肉，但风可以抑制湿；过食甘味能伤肌肉，但酸味可以抑制甘味。

西方属秋，天气劲急而生燥，燥能使金气旺盛，金能产生辛味，辛味能够直通肺气，肺气能够滋养皮毛，皮毛润泽又能滋生肾水。肺气通于鼻。西方系统在天为六气中的燥，在地为五行中的金，在人体中为皮毛，在五脏中为肺，在五色中为白，在五音中为商，在五声中为哭，在人体病变中为咳，在七窍中为鼻，在五味中为辛，在情志中为忧。过于忧能伤肺，但喜可抑制忧；过热能伤皮毛，但寒可以抑制热；过辛能伤皮毛，但苦味可以抑制辛味。

北方属冬，阴凝而生寒，寒能使水气旺，水能产生咸味，咸味能滋养肾气，肾气能滋养骨髓，骨髓充实又能养肝。肾气上通于耳。北方系统在天为六气中的寒，在地为五行中的水，在人体中为骨髓，在五脏中为肾，在五色中为黑，在五音中为羽，在五声中为呻吟，在人体病变中为战栗（打冷战，起鸡皮疙瘩），在七窍中为耳，在五味中为咸，在情志中为恐。过恐能伤肾，但思可以抑制恐；过寒能伤骨，但燥可以抑制寒；过咸能伤骨，但甘味可以抑制咸。

所以说：天在上为阳，地在下为阴，而万事万物便产生在天地之间；气属阳，血属阴，阴阳生化气血，是形成雌雄生命体的动源。左边为升，为阳之道；右边为降，为阴之道。阴阳无形，水为阴，为阴之征，火为阳，为阳之兆，故水火是阴阳的象征。总之，阴是万物的开始，阳是天地的开始，阴阳的变化是一切事物生成的根本。阴阳两者既相互对立，又相互为用。阴静而居内，有阳作为它外在的护卫；阳动而居外，有阴作为它内在的佐使。

帝曰：法阴阳奈何？岐伯曰：阳盛则身热，腠理闭，喘粗为之俯仰，汗不出而热，齿干以烦冤，腹满，死，能冬不能夏。阴胜则身寒，汗出，身常清，数栗而寒，寒则厥，厥则腹满，死，能夏不能冬。此阴阳更胜之变，病之形能也。

帝曰：调此二者，奈何？岐伯曰：能知七损八益，则二者可调，不知用此，则早衰之节也。年四十，而阴气自半也，起居衰矣；年五十，体重，耳目不聪明矣；年六十，阴痿，气大衰，九窍不利，下虚上实，涕泣俱出矣。故曰：知之则强，不知则老。故同出而名异耳。智者察同，愚者察异。愚者不足，智者有余，有余则耳目聪明，身体轻强，老者复壮，壮者益治。是以圣人为无为之事，乐恬惔之能，从欲快志于虚无之守，故寿命无穷，与天地终，此圣人之治身也。

黄帝问：人如何具体运用阴阳变化的法则呢？

岐伯回答说：阳邪偏盛，卫外太过，则身体发热、腠理闭塞，人就更得调动呼吸，会气粗而喘，呼吸困难，身体俯仰摆动。阳热耗伤阴精，汗出不来而高热，口齿干燥，心里烦闷，若再有腹部胀满，就是死症。此类患者在冬季或许还能支持，但却耐受不得夏季的炎热。阴邪太过，身体就会恶寒，出汗，全身常觉得寒冷，甚至时常打寒战，寒重逆至手脚冰凉，寒至手肘，寒至膝盖，寒至腹部，腹部胀满，同样是死症。此类患者在夏季或许还能支持，却耐受不住严寒的冬季。这就是阴阳偏盛形成的变化造成的疾病形态的不同。

黄帝问：那怎么调节阴阳呢？

岐伯回答说：如果懂得了七损（身寒、汗出、身常清、数栗、寒、厥、腹满）八益（身热、腠理闭、喘粗、俯仰、汗不出而热、齿干、烦躁、腹满）的真谛，补益真阴而使真阳不衰，人体阴阳就可以调摄；如果不明白这个真谛，就会使阴阳失调，而引起过早衰老。就一般人来说，年龄到四十岁，肾气已减损了一半，起居动作也衰退了；到五十岁左右，就身体沉重，行动不灵活，耳不聪，目不明了；到六十岁左右，阴痿，阳气大衰，五脏和九窍功能减退，五脏六腑化不掉重浊，上部邪实，下部和四肢都虚，眼泪、鼻涕也会经常不知不觉地流出来。所以说，懂得养生、调摄阴阳的人，阴气阳气的运化功能都强盛，能固守真精而不漏，筋骨强壮；不懂得养生的人，身体就容易衰老。都一样地来到世上生活，最后的强弱结果却不相同。凡是有智慧的人，看的是人与天地阴阳之气同源的元气，而愚者总是从具体病症等名号上找原因。所以愚者常正气不足，体力衰弱；而有智慧的人，正气旺盛，耳聪目明，精力充沛，身体轻捷强健，即使年老了，也依然强壮；越强壮，就越情况稳定、正常。所以圣人懂得顺乎自然，没有妄念，让生命照它的本来面目去运化生长，以安闲清静为最大快乐，让自己的心志持守于无忧无虑的虚无之道（而不是物质之乡），因而可以长寿，快乐明朗的灵魂与天地同寿。这就是圣人的治身养生的方法。

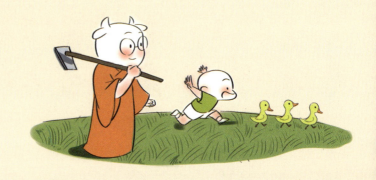

夫四时阴阳者，万物之根本也。
所以圣人春夏养阳，秋冬养阴，以从其根，
故与万物沉浮于生长之门。
——《黄帝内经·素问》

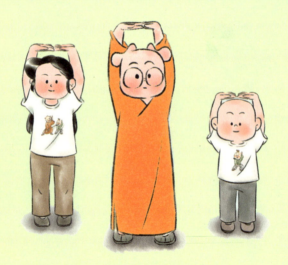